ATLAS OF AIDS IMAGING
艾滋病影像图谱

刘晋新　唐小平　主编

清华大学出版社
北京

内 容 简 介

本书共 20 章,内容主要包括艾滋病常见及少见的机会性感染、肿瘤。本书内容涵盖了头颈、胸腹、骨骼、肌肉等多个部位,以影像图片为主、文字描述为辅,结合镜下彩色病理图片,通过对动态的艾滋病患者的影像资料的叙述,以每一病例病变发生发展的过程说明艾滋病患者的影像特点;结合每一病例的临床资料,阐述艾滋病患者的各种机会性感染、肿瘤性病变的发病、演变、治疗及转归。

本书在艾滋病机会性感染及肿瘤的诊治方面具有较大的参考价值,适合临床医学及影像医学工作者阅读。

图书在版编目(CIP)数据

艾滋病影像图谱 = ATLAS OF AIDS IMAGING / 刘晋新,唐小平主编. —北京:清华大学出版社,2023.12
ISBN 978-7-302-62929-0

Ⅰ. ①艾… Ⅱ. ①刘… ②唐… Ⅲ. ①获得性免疫缺陷综合征-影像诊断-图谱 Ⅳ. ① R512.910.4-64

中国国家版本馆 CIP 数据核字(2023)第 038500 号

责任编辑:李　君
封面设计:何凤霞
责任校对:李建庄
责任印制:沈　露

出版发行:清华大学出版社
网　　　址:https://www.tup.com.cn, https://www.wqxuetang.com
地　　　址:北京清华大学学研大厦 A 座　　邮　编:100084
社 总 机:010-83470000　　邮　购:010-62786544
投稿与读者服务:010-62776969, c-service@tup.tsinghua.edu.cn
质量反馈:010-62772015, zhiliang@tup.tsinghua.edu.cn
印 装 者:三河市龙大印装有限公司
经　　销:全国新华书店
开　　本:210mm×285mm　　印　张:27.5　　字　数:838 千字
版　　次:2023 年 12 月第 1 版　　印　次:2023 年 12 月第 1 次印刷
定　　价:398.00 元

产品编号:083625-01

编委名单

主　　审	马大庆　林怡蔼　郭玉鑫	
主　　编	刘晋新　唐小平	
副 主 编	雷春亮　蔡卫平　张烈光　李　锋　江松峰　于海生	

编　　委（以姓氏拼音为序）

蔡卫平　陈碧华　陈万山　陈谐捷　丁　岩　甘清鑫　关家龙
官宛华　郭晓峰　何浩岚　胡天丽　黄德扬　江　芮　江松峰
雷春亮　李　锋　李凌华　李美瑜　李粤平　林　琳　凌洲焜
刘晋新　龙　滨　瞿　静　唐小平　王　建　肖艳华　谢树怡
杨彦鸿　于海生　余成成　詹远京　张　桦　张坚生　张烈光
张志平　郑海鹏

主编助理　胡天丽　林　琳　官宛华

I

前　言

　　时光飞逝，岁月如梭，《艾滋病胸腹部影像诊断图谱》首版已十年有余，突如其来新型冠状病毒感染疫情打破了人们的生活节奏，也打乱了我们的再版计划，特别是 2021 年 5 月 21 日的突发的广州本土新冠变异株（SARS-CoV-2 Delta variant（B.1.617.2））感染的疫情使我们的一切努力付之东流！我们广州医科大学附属市八医院从 2020 年 1 月 20 日以来连续工作 17 个月，一直承担着广州地区的新型冠状病毒感染患者的收治任务（目前为广州市唯一的收治医院，共收治了 3000 多例的 COVID-19 相关病例），放射科每天都承担着繁重的、高危的新冠患者的影像检查、诊断、疗效评价、追踪观察的任务，长时间身穿防护服工作的艰辛是常人难以想象的，为此特在此向科内的同事们说一声辛苦了！谢谢大家的付出！！

　　岁月催人老，转年笔者也即将退休。本书的编著也是对笔者从事 23 年传染病影像诊断工作的一个阶段性的总结，为此只能抓紧时间尽快完成新增章节、原有章节修改补充的编著工作。

　　本书与前两次笔者主编的清华大学出版社出版的艾滋病影像专著相比，增加了许多新的内容及病例。本书共有 20 章，第 1～15 章中有 7 章进行了内容的修改、病例的替补或重新编著，第 16～20 章是新增章，本书更能全面地诠释相关疾病的影像特点，但写书永远是件遗憾的事情，虽然从 2010 年之后的十多年时间，我们手中积累的艾滋病相关的影像资料已过万例，但仍不能显示艾滋病相关疾病的全貌，还需其他的同道不断地去补充、完善。

　　今年恰逢建党百年华诞，同时也是我们医院建院百年庆典，《艾滋病影像图谱》的正式付梓交稿也可以说是一个小小的献礼。

　　今年我们医院由广州市第八人民医院正式更名为广州医科大学附属市八医院，同时医院的三期建设即将动工，不远的将来，一座具备 3100 床位的大型的平战结合、以传染病为特色的高水平综合医院将以新的面貌为大广州地区的百姓服务，期待那一天早日到来。

刘晋新

2021 年 7 月 1 日

目　录

第1章　艾滋病合并
常见肺部细菌感染的影像表现

一、概述

艾滋病（AIDS）患者机会性感染的发生率与病原菌的毒力及患者的免疫水平有关，患者外周血CD4$^+$ T淋巴细胞（表1-1）的水平是机体免疫状态的最好体现，当CD4$^+$ T淋巴细胞计数水平降低时，会发生各种机会性感染；在机会性细菌感染中肺部感染发生率最高，AIDS合并细菌性肺炎占HIV/AIDS患者肺部感染的30%以上，可发生于HIV疾病的各阶段，且常发生于早期，即CD4$^+$ T淋巴细胞计数相对较高时；AIDS合并肺部细菌感染的发生率是HIV阴性人群的5倍，其病原体以葡萄球菌属为主，其次是肺炎链球菌、流感嗜血杆菌、铜绿假单胞菌等。

临床表现以反复发热、咳嗽、咳痰、乏力、消瘦为主要表现，部分患者伴胸痛、腹泻、浅表淋巴结肿大。

表1-1　HIV感染分类及AIDS诊断标准［美国疾病控制中心（CDC）1993修订］

CD4$^+$ T淋巴细胞计数（具有AIDS指征的T淋巴细胞计数）	HIV感染临床分类		
	A 无症状性、急性HIV感染或PGL*	B 有症状，但不同于A或C	C AIDS指征的疾病
≥500/μl	A1	B1	C1
200～499/μl	A2	B2	C2
<200/μl	A3	B3	C3

* PGL指持续全身淋巴结肿大。

二、影像表现

病例1-1（图1-1A～G）

患者，男，25岁。2周前出现发热，最高达40℃，无明显畏寒，无咳嗽、咳痰，无咽痛。1周前开始出现腰痛，并逐渐加重，伴全身肌肉酸痛。入院体温38.8℃。咽部轻度充血，双侧扁桃体无肿大。双肺呼吸音粗，未闻及干、湿性啰音。左下肢可见多个5mm×5mm大小的脓疱。全身浅表淋巴结无肿大。CD4$^+$ T淋巴细胞计数28/μl（1/μl＝1×10^6/L）。肺泡灌洗液、血、骨髓及脓疱液培养：金黄色葡萄球菌阳性。诊断为AIDS（C3）合并金黄色葡萄球菌肺炎。

图1-1　金黄色葡萄球菌肺炎

胸片示双肺多发大小不一的结节影，边缘模糊，部分病灶内见低密度区（A）。胸部CT示双肺多发结节影，以胸膜下区域为主，病灶大小不一，边缘模糊，大部分病灶内见空洞，壁厚薄不一，部分空洞内见液气平面（B～G）。

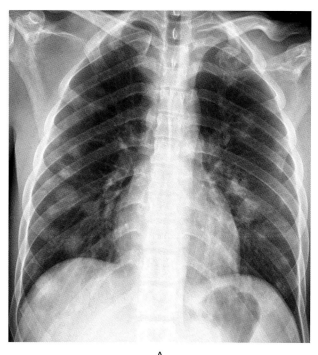

A

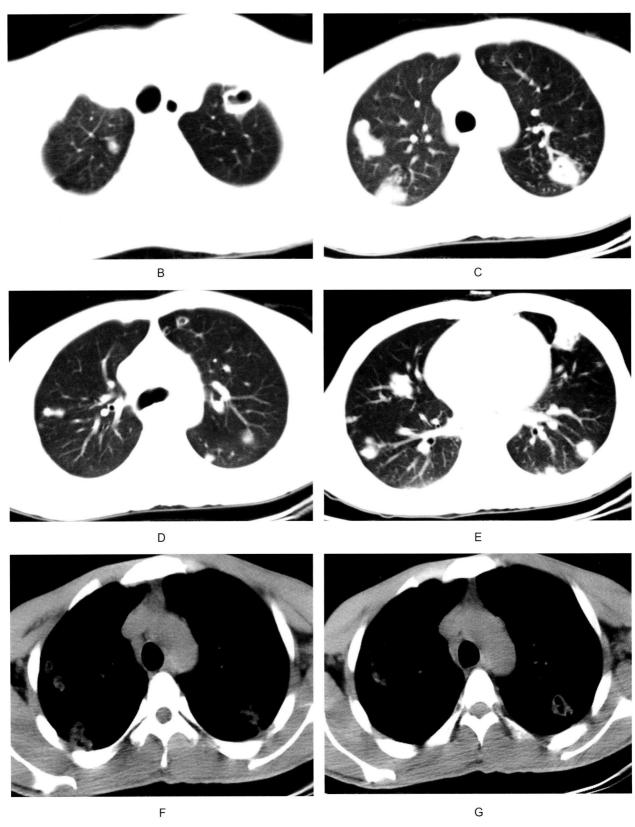

B

C

D

E

F

G

图1-1（续）

病例1-2（图1-2A～G）

患者，男，25岁。2个月前出现发热，伴畏寒，体温最高达40.0℃，伴咳嗽，咳痰，间有血丝痰，病情加重1个月。入院体温37.2℃。咽部充血，扁桃体无肿大。双肺闻及呼气相干性啰音。全身见散在皮疹，部分见溃疡，有焦痂。全身浅表淋巴结无肿大。CD4$^+$ T淋巴细胞计数4/μl。肺泡灌洗液、血、骨髓培养：金黄色葡萄球菌阳性。诊断为AIDS（C3）合并金黄色葡萄球菌肺炎、败血症。

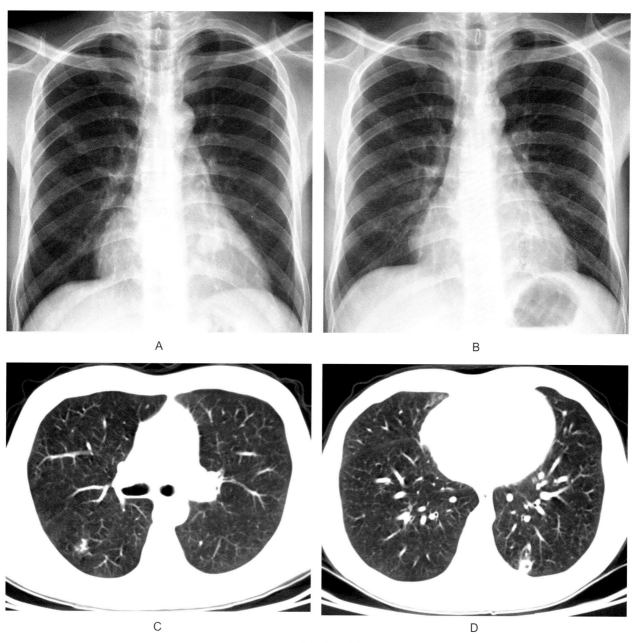

图1-2　金黄色葡萄球菌肺炎

胸片示右上肺多个小的囊状病灶，壁较薄；左下肺心后区结节影；心影增大，呈烧瓶状（A）。治疗15天后复查，胸片示右肺病灶基本吸收，左下肺心后区结节影缩小（B）；胸部CT肺窗示双肺多发小结节影，左下肺病灶内见小空洞（C、D）；纵隔窗示纵隔淋巴结肿大（E），心包积液（F）。治疗25天后复查，胸片示双肺病灶已吸收，心影正常（G）。

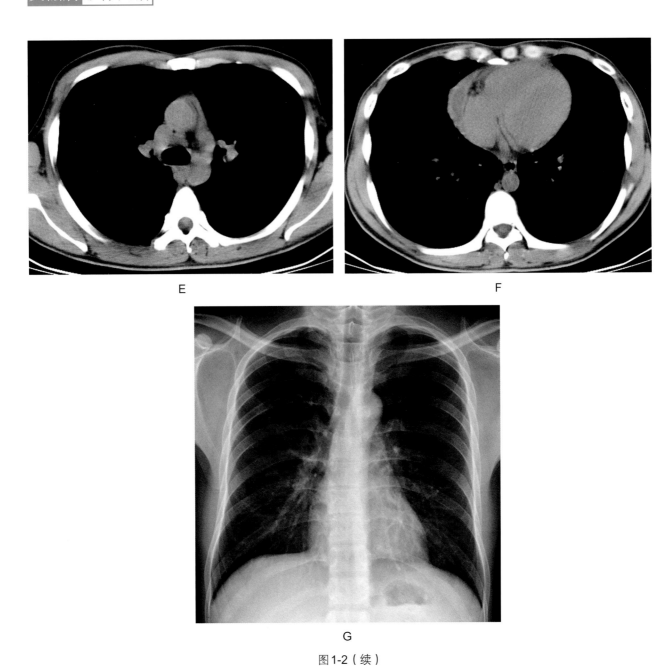

E

F

G

图1-2（续）

病例1-3（图1-3A～J）

患者，男，42岁。1周前出现发热，体温在38～39℃，呈持续性发热，伴有咳嗽，咳少量黄白色黏稠痰，伴轻微畏寒。2天前自觉症状加重，咳嗽明显。入院体温37.8℃。呼吸平顺，双肺呼吸音粗、闻及少许湿性啰音。全身可见散在皮疹，部分溃疡，有焦痂，全身浅表淋巴结无肿大。CD4$^+$T淋巴细胞计数388/μl。肺泡灌洗液、血培养：金黄色葡萄球菌阳性。诊断为AIDS（B2）合并金黄色葡萄球菌肺炎、败血症。

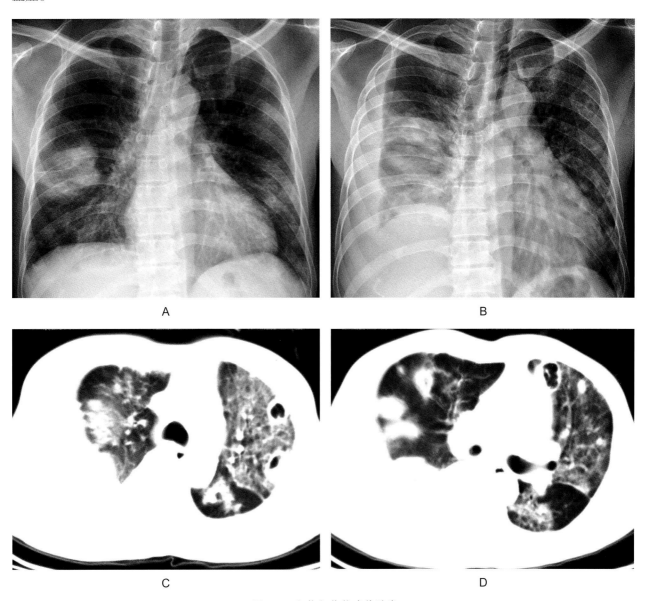

A

B

C

D

图1-3　金黄色葡萄球菌肺炎

胸片示双肺多发大小不一团块状、斑片状密度增高影，边缘模糊，双肺纹理增多、增粗、模糊（A）。治疗4天后复查，胸片示双肺病变明显加重，病灶内见多个小空洞；右侧中量胸腔积液（B）。胸部CT肺窗示双肺多发大小不一的结节，部分结节内见空洞，双肺上叶呈磨玻璃样影像（C、D）；纵隔窗示部分结节内多个透光影；右侧胸腔积液；纵隔淋巴结肿大（E、F）。治疗17、29、38、73天后复查，胸片示双肺病灶和右侧胸腔积液逐步吸收（G～J）。

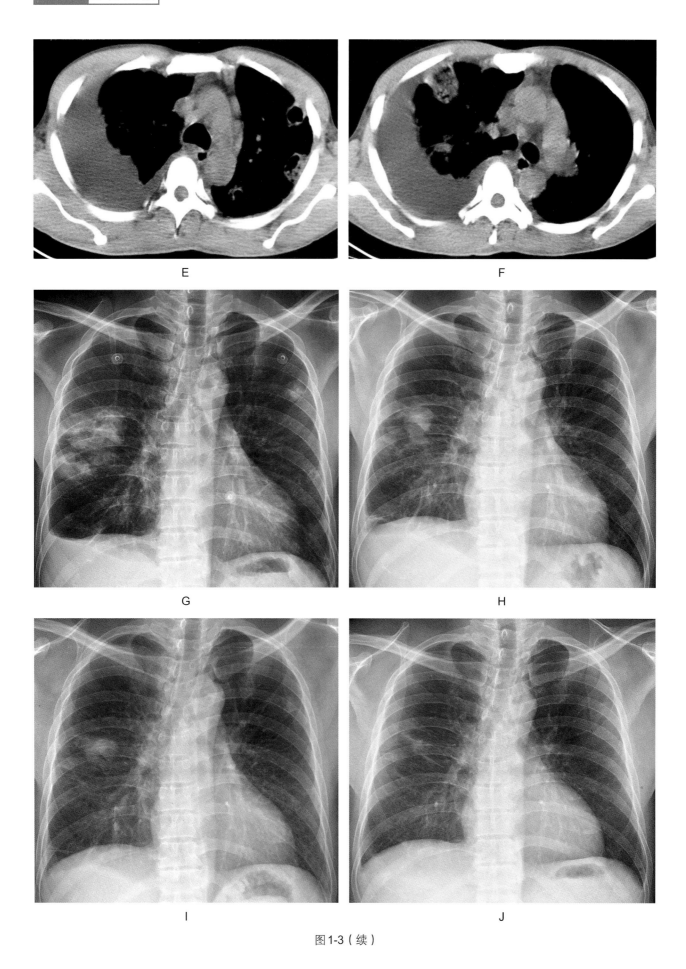

E

F

G

H

I

J

图 1-3（续）

病例1-4（图1-4A～H）

患者，男，67岁。20天前无明显诱因感胸闷，以全胸部为主，伴气促，活动时明显，仍可行走，10天前出现发热，体温最高39℃以上，以下午明显，伴畏寒，偶有寒战，多汗，3天前咳嗽、咳痰，以白色稀痰为主，量中等。全身浅表淋巴结无肿大。右侧中、下肺野无呼吸音，双肺未闻及干、湿性啰音，无胸膜摩擦音。CD4$^+$ T淋巴细胞计数302/μl。多次细菌培养（血、胸水、BALF）：肺炎克雷伯杆菌阳性。诊断为AIDS（B2）合并肺炎克雷伯杆菌感染。

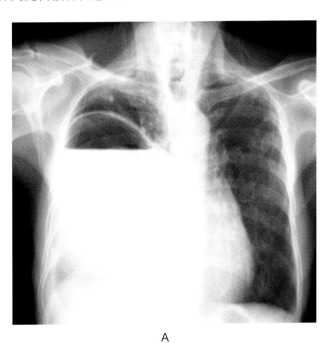

A

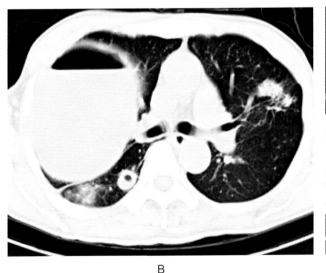

B

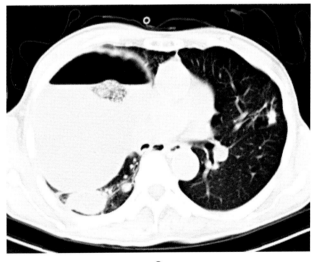

C

图1-4　肺炎克雷伯杆菌感染

胸片示右侧中、下肺野呈大片状致密影，局部见气液平影，双上肺见多发结节状及条片状高密度影（A）；胸部CT示双肺上叶及右肺下叶可见多发斑片、结节影，其内可见空洞形成，右肺上叶、中叶内见巨大囊状空腔影，大小约158mm×15mm×13mm，囊腔可见液气平面（B～E）。治疗后右肺下叶背段空洞较前缩小，右肺中叶内巨大囊状空腔影，最大截面约94mm×73mm，囊腔内可见液气平面，积液较前减少（F～H）。

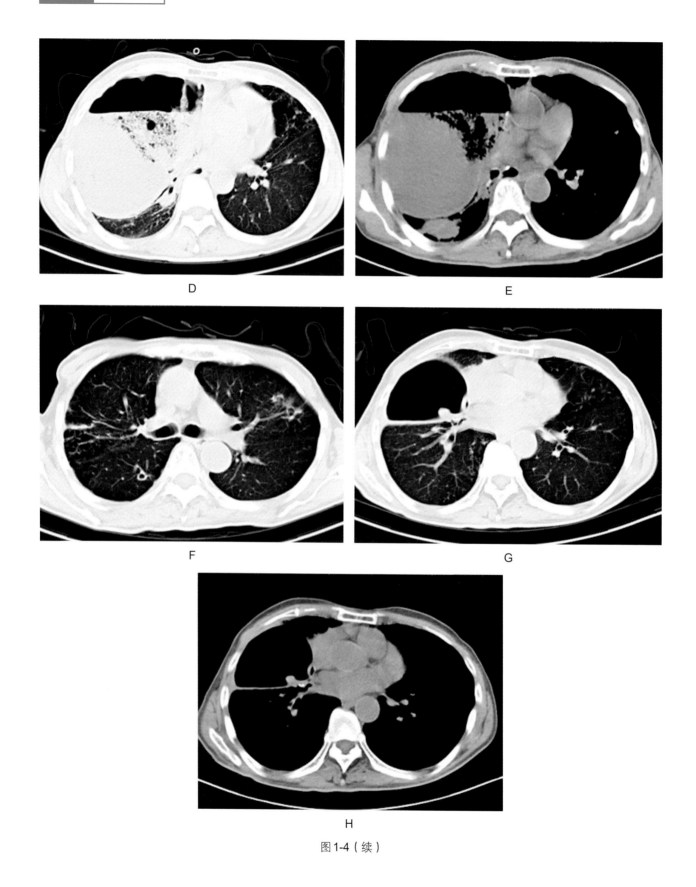

D

E

F

G

H

图1-4（续）

病例1-5（图1-5A～C）

　　患者，男，27岁。10余天前无明显诱因出现呼吸困难、呼吸不畅，活动后明显，休息后减轻，伴有阵发性单声咳，无咳痰，伴有低热，体温最高达37.5℃，伴有全身乏力，间有右侧胸部隐痛，无畏寒、寒战。双肺呼吸音清晰，未闻及干、湿性啰音，无胸膜摩擦音。细菌培养（痰/咽拭子）：肺炎克雷伯杆菌阳性。诊断为AIDS（C3）合并肺部感染（肺炎克雷伯杆菌）。

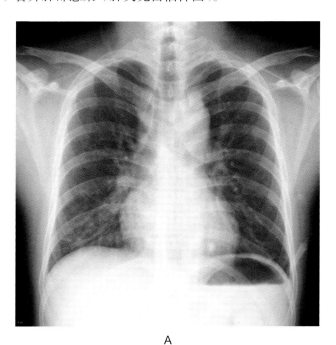

A

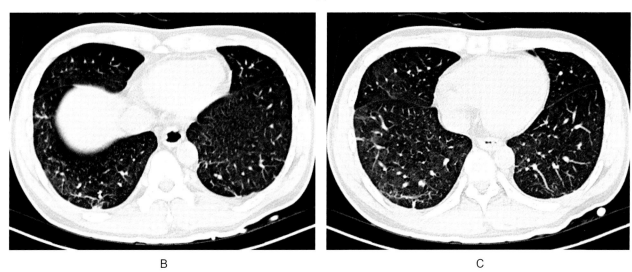

B　　　　　　　　　　　　　　　　　　　　　　C

图1-5　肺炎克雷伯杆菌感染

　　胸片示双肺纹理增粗、增多、模糊；双肺见多发斑片状淡薄模糊影（A）。胸部CT肺窗示双肺见多发磨玻璃影，双肺下叶为甚，右肺下叶局部可见斑片影；双肺下叶见少量条索影，边界清楚（B、C）。

病例1-6（图1-6A～D）

患者，男，62岁。1周前无明显诱因出现咳嗽，白天为主，表现为阵发性连声咳嗽，咳少量黄白色黏痰，无咯血、胸痛、呼吸困难，无发热。全身浅表淋巴结无肿大；双肺呼吸音略粗，未闻及干、湿性啰音。CD4$^+$ T淋巴细胞计数401/μl。细菌培养（BAL、纤支镜）：肺炎克雷伯杆菌阳性。诊断为艾滋病（C2）合并肺部感染（肺炎克雷伯杆菌）。

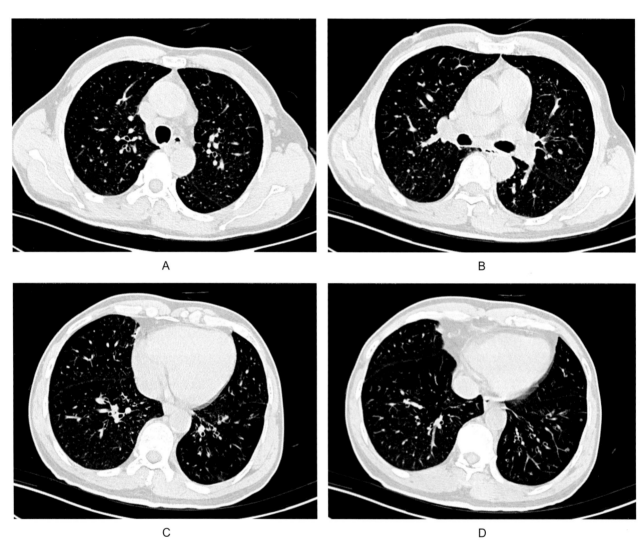

A

B

C

D

图1-6　肺炎克雷伯杆菌感染

胸部CT肺窗示双肺野可见轻度磨玻璃样改变，双肺支气管血管束增多，紊乱，双肺野可见散在小结节状密度增高影（A～D）。

病例1-7（图1-7A～F）

患者，男，31岁。10天前开始出现发热，以午后及夜间为主，体温峰值多为中等度热，最高39.1℃，伴畏寒，无寒战，无明显咳嗽、咳痰，CD4$^+$ T淋巴细胞计数63/μl。诊断为AIDS（C3）合并肺部感染（恶臭单胞菌）。

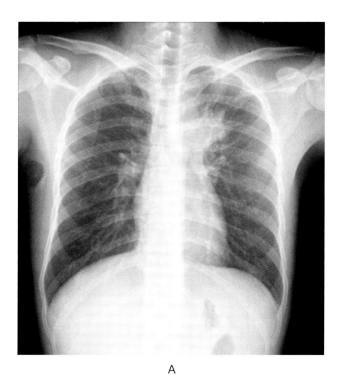

A

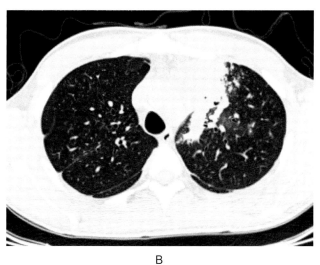

B

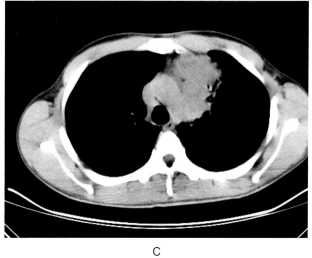

C

图1-7　恶臭单胞菌感染

胸片示左上肺近肺门见片状高密度影，与肺门分界不清（A）。胸部CT示左肺上叶纵隔旁见不均匀高密度影，边界不清，主动脉弓旁淋巴结明显肿大（B、C）。治疗1个月后复查，病变较前吸收、范围缩小，肿大淋巴结较前缩小（D、E）。出院后3个月复查胸片，病变明显缩小（F）。

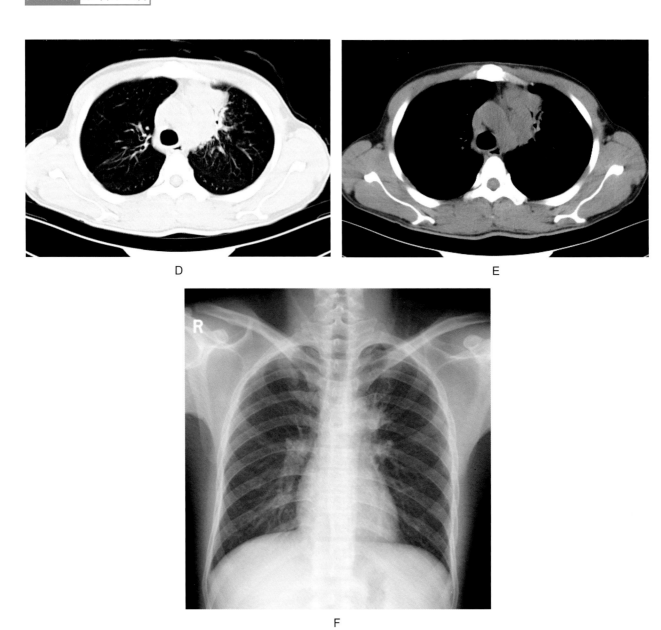

D

E

F

图1-7（续）

病例1-8（图1-8A～F）

患者，男，28岁。4天前无明显诱因出现咳嗽，咳黄色黏性痰，白天咳嗽明显，伴发热，最高体温达39.5℃，无咯血、胸闷、胸痛，无伴畏寒、肌肉酸痛。CD4$^+$ T淋巴细胞计数279/μl。诊断为AIDS（C3）合并流感嗜血杆菌肺炎。

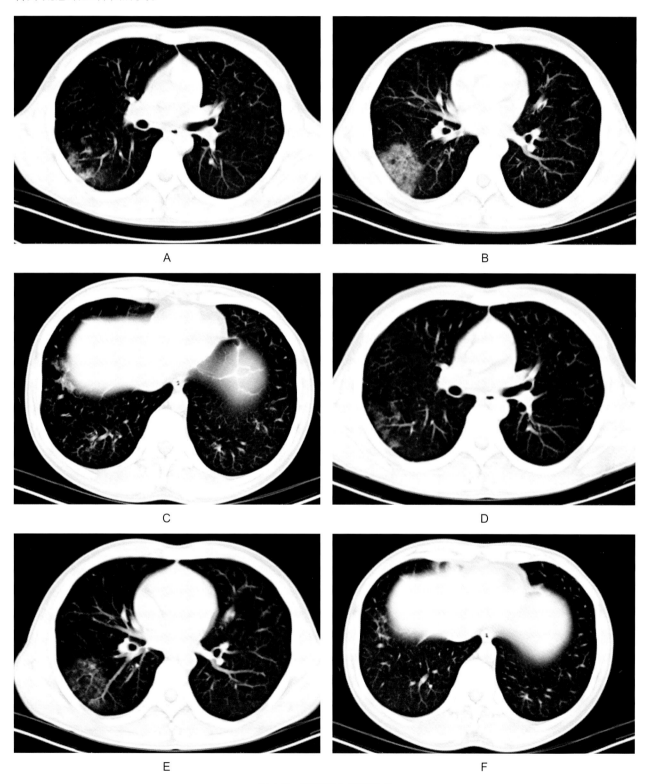

图1-8　流感嗜血杆菌肺炎

胸部CT肺窗示右肺下叶可见多发斑片状影，边缘模糊、密度不均（A～C）；治疗1周后病变吸收，范围缩小，密度减低（D～F）。

病例1-9（图1-9A～H）

　　患者，男，48岁。咳嗽、气促20余天，发热5天，患者于20余天前无明显诱因感咳嗽，咳痰，咳少量白色黏液痰，伴气促，活动后明显，休息后可缓解，CD4$^+$ T淋巴细胞计数9/μl，细菌培养（BALF、纤支镜）：金黄色葡萄球菌阳性，诊断为AIDS（C3）合并金黄色葡萄球菌肺炎。

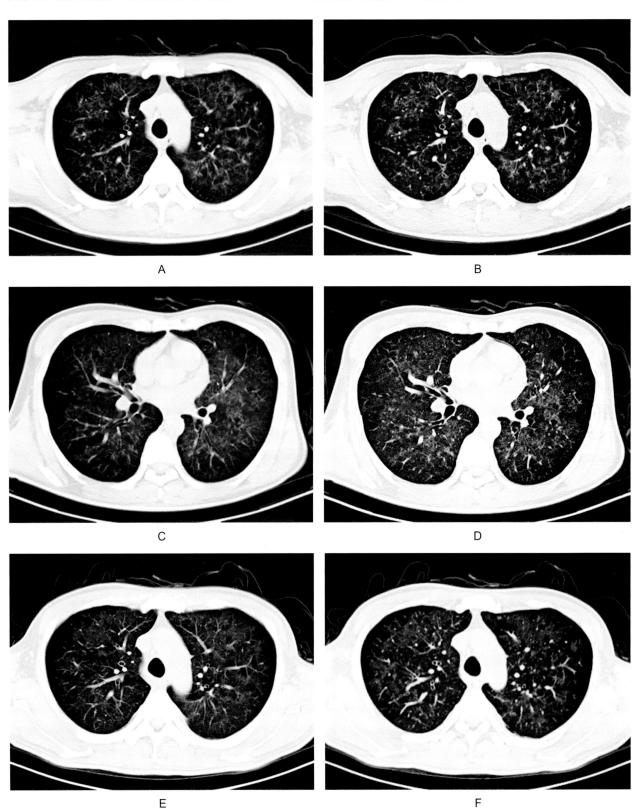

A

B

C

D

E

F

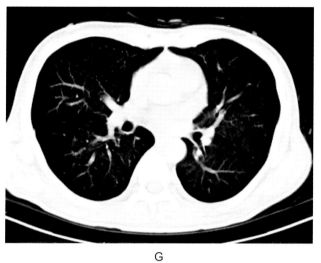
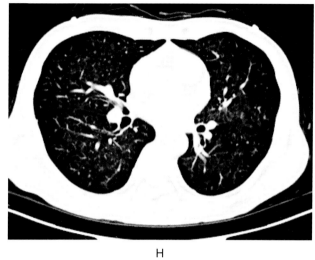

G   H

图1-9　金黄色葡萄球菌肺炎

　　胸部CT肺窗示双肺多发斑片状影，边缘模糊、密度不均（A～D，B、D为HRCT），治疗1个月后病变较前吸收，（E～H，F、H为HRCT）。

病例1-10（图1-10A～C）

　　患者，男，50岁。半年前无明显诱因逐渐出现体型消瘦，体重下降10kg，无伴有明显胃纳减少，1周前开始出现发热，以低热为主，偶有中等度热，发热无明显规律，无伴畏寒、寒战、自汗，无伴咳嗽、咳痰、胸闷、气促等不适，CD4$^+$ T淋巴细胞计数18/μl，细菌培养（BALF、纤支镜）：表皮葡萄球菌阳性；肺泡灌洗液培养提示白色念珠菌阳性。诊断为AIDS（C3）合并表皮葡萄球菌肺炎。

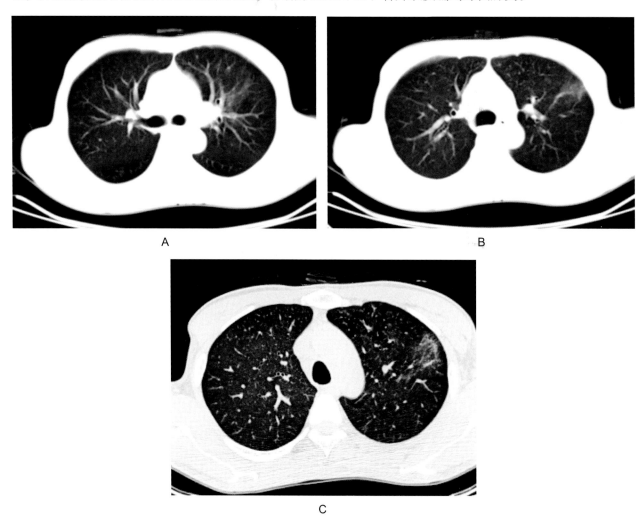

图1-10　表皮葡萄球菌肺炎

胸部CT肺窗示双肺散在磨玻璃影及斑片状密度增高影，密度、分布不均匀（A～C，C为HRCT）。

病例1-11（图1-11A～B）

患者，男，59岁。1周前出现发热，体温在38～39℃，呈持续性发热，伴有咳嗽，咳少量黄白色稠痰，伴轻微畏寒。2天前症状加重，咳嗽明显。入院体温36.3℃。呼吸平顺，双肺呼吸音清，未闻及干、湿性啰音。双侧颈部和锁骨上可扪及肿大淋巴结。CD4$^+$T淋巴细胞计数为39/μl。肺泡灌洗液培养示表皮葡萄球菌阳性。诊断为AIDS（C3）合并表皮葡萄球菌肺炎。

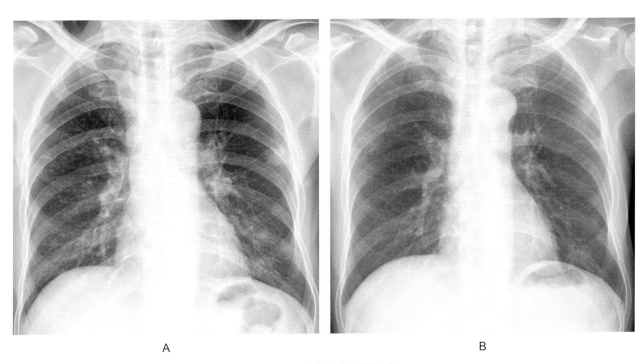

A　　　　　　　　　　　　　　　　　　　B

图1-11　表皮葡萄球菌肺炎

胸片示双肺散在小斑片状、斑点状密度增高影，边缘模糊（A）。治疗58天后复查，胸片示双肺病灶明显吸收（B）。

病例1-12（图1-12A～B）

　　患者，男，16岁。反复发热、咳嗽、咳痰伴消瘦半年。入院体温36.5℃。左下肺闻及少许哮鸣音及湿性啰音。双侧颊部可见红色斑疹，压之褪色。颌下及颈部可触及黄豆大小淋巴结。CD4$^+$ T淋巴细胞计数13/μl。痰培养：肺炎链球菌阳性。诊断为AIDS（C3）合并链球菌肺炎。

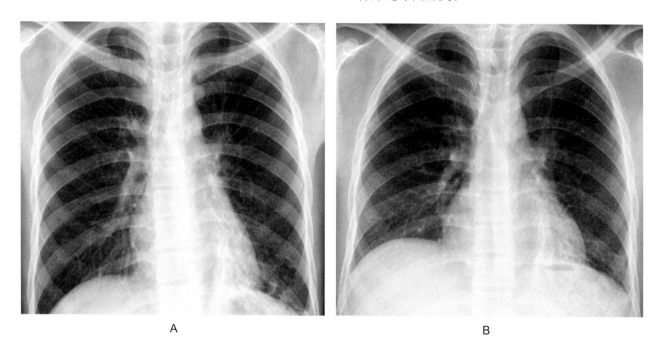

A　　　　　　　　　　　　　　　　　　　B

图1-12　链球菌肺炎

胸片示左下肺斑片状密度增高影，密度不均，边缘模糊（A）。治疗21天后复查，胸片示左下肺病灶明显吸收（B）。

病例1-13（图1-13A～B）

患者，男，29岁。2个月前无明显诱因出现咳嗽，咳少量白色稀薄痰。6天前出现发热，体温最高达39℃，咳嗽、咳痰加重。入院体温37.6℃。双肺呼吸音减弱，未闻及干、湿性啰音。颌下、双侧腋窝、腹股沟可及肿大淋巴结。CD4$^+$T淋巴细胞计数3/μl。痰培养：铜绿假单胞菌阳性。诊断为AIDS（C3）合并铜绿假单胞菌肺炎。

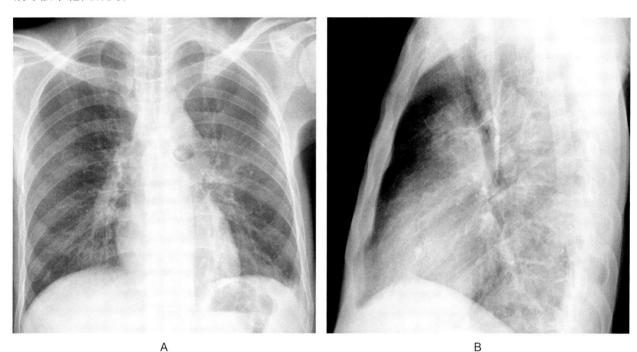

A　　　　　　　　　　　　　　　　　B

图1-13　铜绿假单胞菌肺炎

胸片示左肺门周围和左下肺心后区小斑片状密度增高阴影，边缘模糊（A～B）。

病例1-14（图1-14）

　　患者，男，37岁。1个月前出现发热，体温在37～39℃，伴咳嗽，咳黄白色稀痰，轻微畏寒。入院体温37.5℃。双下肺叩诊为浊音，双肺呼吸音稍粗，双下肺呼吸音稍弱，未闻及干、湿性啰音。全身浅表淋巴结无肿大。CD4$^+$T淋巴细胞计数52/μl。肺泡灌洗液、血、骨髓培养：铜绿假单胞菌阳性。诊断为AIDS（B3）合并铜绿假单胞菌肺炎。

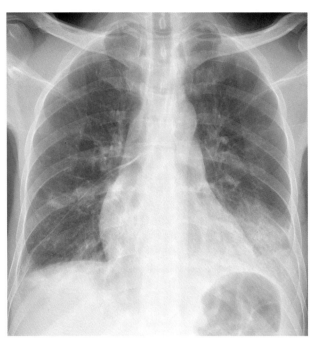

图1-14　铜绿假单胞菌肺炎

胸片示双侧中下肺野多发片状、斑片状密度增高阴影，边缘模糊。

病例1-15（图1-15A～D）

患者，男，51岁。5天前出现发热，体温高达42.0℃，伴畏寒、寒战，咳嗽，咳黄色黏痰。入院体温38.0℃。双肺呼吸音减弱，右下肺闻及细湿性啰音。全身浅表淋巴结无肿大。CD4$^+$ T淋巴细胞计数1/μl。痰培养：铜绿假单胞菌阳性。诊断为AIDS（C3）合并铜绿假单胞菌肺炎。

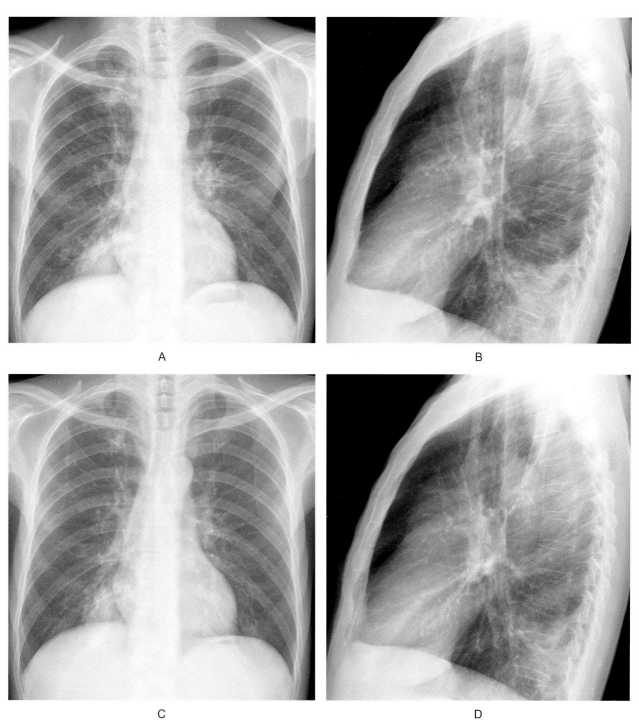

图1-15　铜绿假单胞菌肺炎

胸片示右肺多发大小不一的斑片状密度增高阴影，边缘模糊（A～B）。治疗8天后复查，胸片示右肺病灶部分吸收（C～D）。

三、影像特点

AIDS合并细菌性肺炎最常见肺部表现为局灶性实变，典型者呈肺叶或肺段分布，可为斑片状或片状密度增高影，常见多发病灶，肺部空洞性改变是AIDS合并细菌性肺炎的另一常见表现。

AIDS合并金黄色葡萄球菌肺炎肺部表现有特征性表现：斑点阴影迅速扩大成大片状，病灶中心可见蜂窝状透光影或呈肺气囊改变，可出现胸腔积液或肺大疱。原发性金黄色葡萄球菌肺炎表现为肺段或肺叶的实变，也可呈片状阴影，内可见透光影；血源性金黄色葡萄球菌肺炎表现为两肺多发性结节，以肺外周或胸膜下为主，伴不同程度的空洞，有时可见液气平面。其并发症以脓胸最多见，其次为气胸。

AIDS合并铜绿色假单胞菌肺炎典型表现为双侧多发性散在斑片影或结节影，可迅速融合并扩展为较大片状模糊阴影。

AIDS合并细菌感染同时合并其他病原体感染的概率较大。所以确切诊断仍有赖于病原学检查，常为血、肺泡灌洗液、痰液的培养及纤支镜活检。

第2章 艾滋病合并肺部马红球菌病

一、概述

马红球菌（*Rhodococcus equi*）（细菌图2-1）曾被称为马棒状球杆菌（*Corynebacterium equi*），是革兰染色阳性菌。1967年首次报道人类感染此菌。它主要影响免疫功能受损患者，尤其是艾滋病（AIDS）患者。AIDS继发马红球菌感染是一严重并发症。马红球菌常寄居在人及动物的鼻腔、咽喉、外耳道、眼结膜、外阴及皮肤等处，一般认为是马、猪和牛的致病菌，人类马红球菌感染少见，近年来，由于AIDS患者的增多，马红球菌引起人类呼吸道疾病和败血症等报告也略有增多，但仍是一种罕见的机会性感染。

马红球菌生长缓慢，菌落呈黏液状，产生橘红、橙红色素，细菌形态以卵圆形、球杆状为主，呈多形态性，不能分解任何糖醇类，触酶阳性。马红球菌是细胞内的兼性寄生菌，它在试管内的传染性被限制在单核细胞-巨噬细胞系，马红球菌具有持续破坏肺泡巨噬细胞的能力似乎是它致病的基础，在细胞内的持续发展与溶酶体起融合作用的吞噬小体缺失有关。马红球菌致病的能力可能取决于宿主和微生物两方面的因素，另外，马红球菌细胞壁含酸酯糖也与其毒力有关。

AIDS合并马红球菌肺病时，常表现为亚急性肺炎，常有菌血症。国外文献报道感染早期病原在肺部扩散缓慢，因此早期临床诊断非常困难，早期临床症状多数为低热，常不引起人们的注意。当进展到肺炎时，可出现明显的临床症状，最常见症状为发热、咳嗽、咳痰、胸痛等。

AIDS合并马红球菌病的患者CD4$^+$T淋巴细胞计数多＜50/μl。

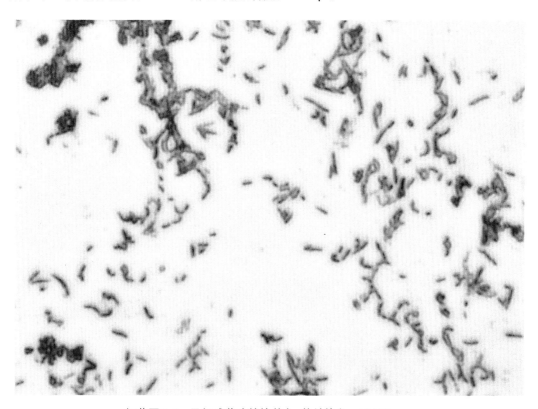

细菌图2-1　马红球菌（纯培养），革兰染色，×400

二、影像表现

病例2-1（图2-1A～J）

　　患者，男，41岁。3个月前开始出现咳嗽、咯血，偶有发热，入院体温38.3℃。左肺底部可闻及明显的干、湿性啰音。全身浅表淋巴结无肿大。CD4$^+$T淋巴细胞计数77/μl。血、肺泡灌洗液培养：马红球菌。诊断为AIDS（C3）合并马红球菌肺炎。

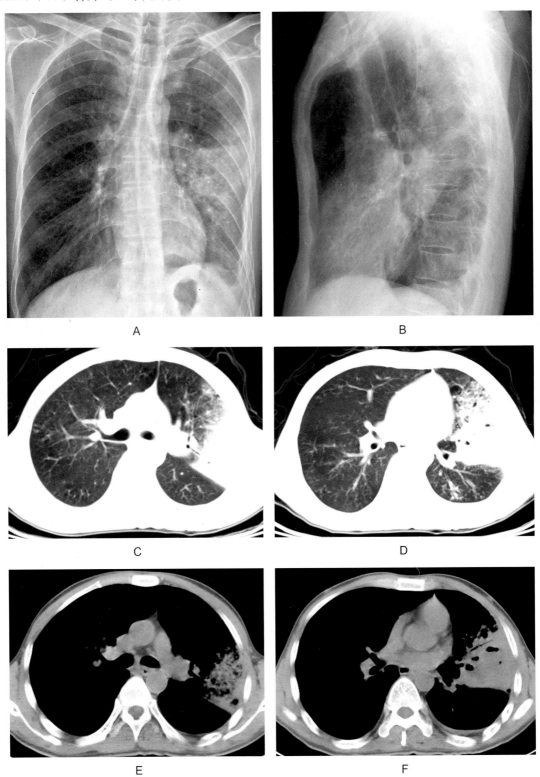

A

B

C

D

E

F

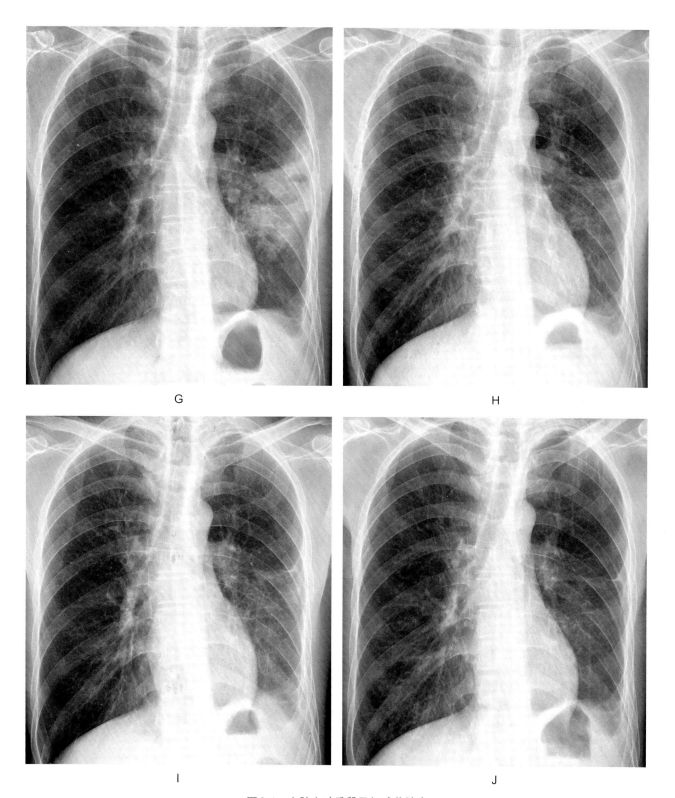

G

H

I

J

图2-1　左肺上叶舌段马红球菌肺炎

　　胸片示左肺上叶舌段大片状密度增高阴影，边缘模糊，内见小斑片状低密度区，分布不均匀；左侧胸膜增厚（A、B）。胸部CT示左肺上叶舌段大面积实变，以肺段分布，内见斑片状低密度和小空洞；左肺下叶见斑点状密度增高阴影（C～F）。治疗后胸片复查：13天后，左肺病灶范围明显缩小，边缘清晰，病灶内低密度区范围扩大（G）；5～6个月后，左肺病灶进一步吸收，局部见条索状密度增高阴影（H、I）；10个月后，左肺病灶基本吸收，局部仍见少许条索状密度增高阴影，边缘清晰（J）。

病例2-2（图2-2A~R）

患者，男，28岁。4个月前无明显诱因出现发热，1个月前自觉有咳嗽，咳白色黏液痰，痰中带血丝，伴有背部疼痛；7天前出现腹泻，伴有恶心、呕吐。入院体温36.9℃。双肺呼吸音增粗，未闻及干、湿性啰音。全身浅表淋巴结无肿大。CD4$^+$ T淋巴细胞计数6/μl。骨髓培养：马红球菌；肺泡灌洗液培养：马红球菌、非结核分枝杆菌。诊断为AIDS（C3）合并马红球菌肺炎、非结核分枝杆菌肺病。

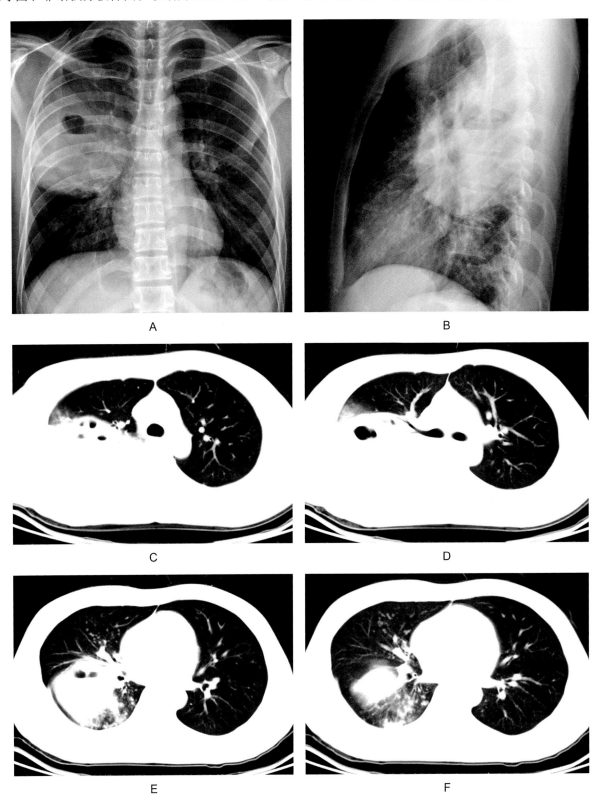

A

B

C

D

E

F

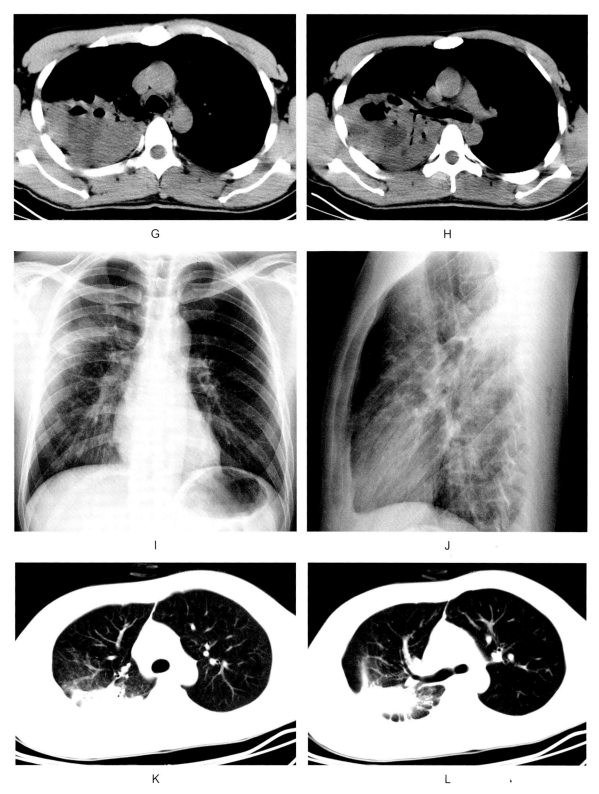

图2-2　右肺马红球菌肺炎、非结核分枝杆菌肺病

胸片示右肺巨大类圆形肿块，边缘清晰，内见空洞，空洞内可见液气平面；周边见小斑片状密度增高阴影，边缘模糊；双肺纹理增粗（A、B）。胸部CT肺窗示右肺上叶后段、下叶背段巨块状密度增高阴影，病灶内见多个空洞；周边见小斑片状、细小结节状密度增高阴影，边缘模糊（C～F）；纵隔窗示右肺巨块，内见斑片状低密度坏死灶，空洞内见液气平面，病灶内见支气管气像（G～H）。治疗6个月后复查，胸片示右肺病变明显吸收，右肺上叶后段见片状密度增高阴影，边缘模糊，周边见斑点状密度增高阴影（I、J）。胸部CT肺窗示右肺上叶后段片状密度增高阴影，周边见长毛刺，中叶和下叶见散在的小结节影（K～N）；HRCT示右肺上叶后段病灶内小支气管扩张（O、P）；纵隔窗示病灶后方胸膜增厚、粘连，纵隔未见明显肿大淋巴结（Q、R）。

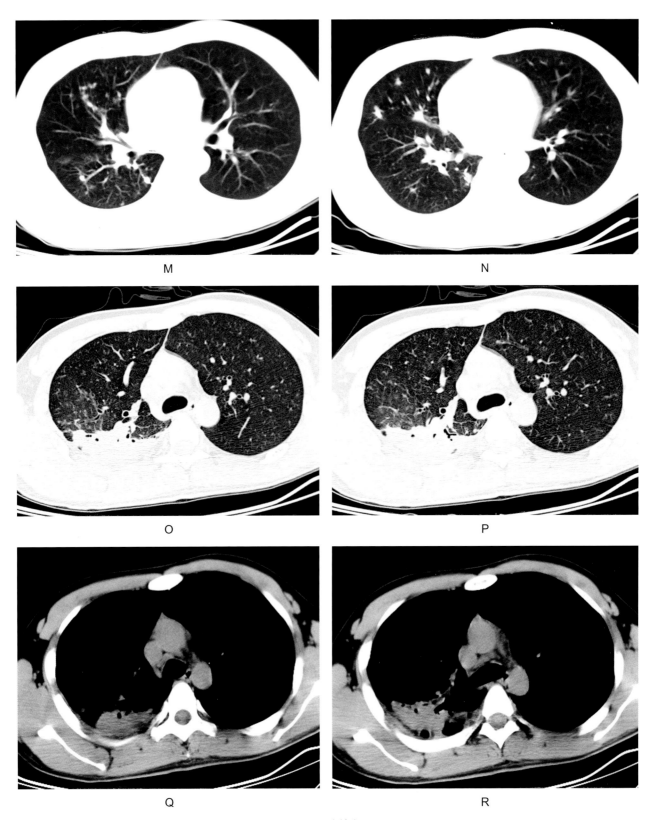

M

N

O

P

Q

R

图2-2（续）

病例2-3（图2-3A～D）

　　患者，男，31岁。3个月前无明显诱因出现咳嗽，咳白色稀痰；1个月前出现发热，体温38～39℃，下午明显，伴有自汗，出现血丝痰；2周前出现气促。入院体温37℃。舌头表面有豆腐状物体，舌侧无毛状黏膜白斑；右下肺呼吸音稍减弱，双肺未闻及干、湿性啰音。全身浅表淋巴结无肿大。CD4$^+$ T淋巴细胞计数27/μl。肺泡灌洗液培养：马红球菌。诊断为AIDS（B3）合并马红球菌肺炎。

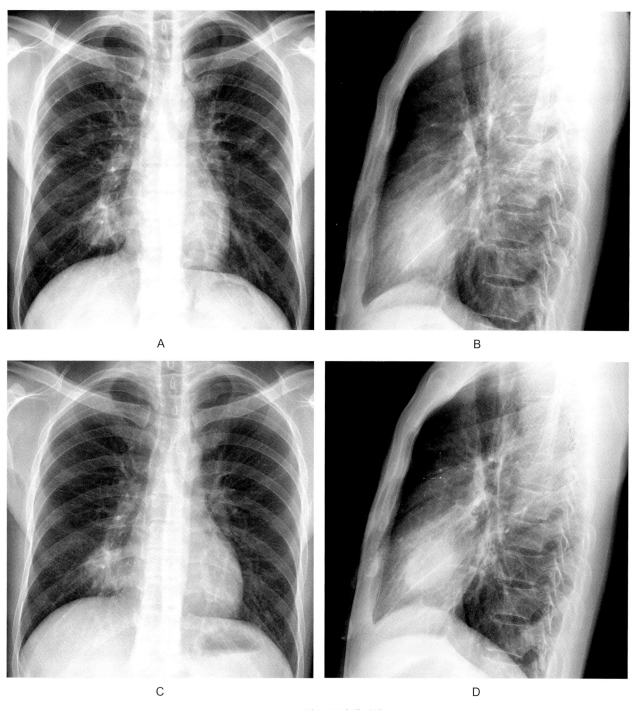

图2-3　双肺马红球菌肺炎

　　胸片示右肺中叶结节状密度增高阴影，病灶密度不均匀，边缘模糊；双侧中、上肺野见散在小斑片状密度增高阴影，边缘模糊，右肺病灶较多（A、B）。治疗28天后复查，胸片示右肺中叶结节灶范围较前缩小，侧位示病灶边缘较前清晰，双侧中、上肺野病灶已吸收（C、D）。

三、影像特点

主要的影像表现为肺浸润实变及空洞［和（或）单发］，部分病例为多叶受累，少部分可出现胸腔积液、纵隔淋巴结肿大。

根据我院收治的AIDS合并马红球菌肺炎患者的影像动态观察，在明确病原学诊断后，经有效、正规的治疗，肺内原有的浸润实变病灶、空洞可以明显地吸收消散。

AIDS合并马红球菌肺炎与AIDS合并非结核分枝杆菌肺病的影像表现早期难以鉴别，部分病例可以出现混合感染，图2-2患者即为二者的混合感染。此例患者除右肺浸润实变伴空洞及散发结节等影像表现之外，治疗6个月后CT复查在小片状实变影内见小支气管扩张。根据笔者对AIDS合并非结核性分枝杆菌肺病影像表现分析及文献复习表明小支气管扩张在AIDS合并非结核性分枝杆菌肺病中出现的概率较高，对AIDS合并马红球菌肺炎与AIDS合并非结核分枝杆菌肺病的鉴别有一定的帮助。

一、概述

肺念珠菌病（pulmonary candidiasis）是一种常见的肺真菌病，主要由内源性感染引起，一般不通过周围环境获得，这一点与其他真菌不同，常见的感染途径包括吸入和血源性感染二种。

念珠菌属于真菌界芽生菌纲隐球酵母科中念珠菌属，为酵母样真菌，共有300多种，仅有少数对人类有致病性，如白念珠菌、热带念珠菌等。念珠菌为条件致病菌，广泛存在于自然界以及正常人的口腔、鼻咽、上呼吸道、消化道、阴道及皮肤上，与人体处于共生状态。当人体的抵抗力下降，可引起念珠菌病。

念珠菌病可分为浅部感染和深部感染两种。浅部念珠菌病包括皮肤等念珠菌感染；深部念珠菌病包括念珠菌性肺炎、胃肠炎、心内膜炎、脑膜炎、纵隔炎及念珠菌性败血症等，其中肺念珠菌病最为常见。根据不同器官和发病阶段，组织病理改变可呈炎症性（如皮肤、肺）、化脓性（如肾、肺、脑）或肉芽肿性（如皮肤）。

促使念珠菌病发生的因素：①艾滋病（AIDS）；②早产儿、新生儿、营养不良儿及虚弱患儿；③慢性消耗性疾病；④单核-吞噬细胞系统疾患及血液病；⑤代谢紊乱性疾病；⑥长期使用肾上腺皮质激素及其他免疫抑制药；⑦先天性免疫功能缺陷；⑧长期使用广谱抗生素；⑨医源性感染如因长期安置的各种导管而感染。

根据文献报道，AIDS引起的深部真菌感染占整个深部真菌感染的47.4%，而深部真菌感染主要由念珠菌、曲霉菌、隐球菌、毛霉菌和青霉菌等所致，在肺真菌病感染的菌株中白念珠菌占42%。

肺念珠菌病的症状、体征和影像学表现缺乏特异性。根据临床表现可分为三种类型：

（1）支气管炎型：病变主要累及支气管，临床症状较轻；

（2）过敏型：可有呼吸困难、鼻痒、流涕、喷嚏等症状，两肺可闻及哮鸣音；

（3）肺炎型：多见于AIDS或全身情况极度衰弱的患者。呈急性肺炎或败血症表现，出现畏寒、发热、咳嗽、咳白色黏液胶胨样痰或脓痰，常带有血丝或坏死组织，甚至有咯血、呼吸困难等；肺部可闻及干、湿性啰音。

肺念珠菌病的诊断：经纤支镜通过防污染毛刷采集的下呼吸道分泌物、肺组织标本检出念珠菌（细菌图3-1）孢子和（或）菌丝，或者是肺标本、胸水或血液培养阳性，即可确诊。

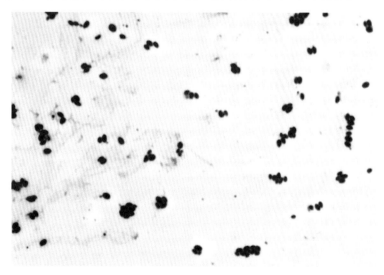

细菌图3-1　念珠菌（纯培养），革兰染色，×400

二、影像表现

病例3-1（图3-1A~I）

　　患者，男，41岁。5个多月前无明显诱因出现发热，体温最高39℃，伴有畏寒，乏力，无寒战，无咳嗽、咳痰。耳后、颈部、腋窝及双侧腹股沟锁骨上可触及多个小的淋巴结，质中，边缘光滑，可活动，无触痛。右肺呼吸音增粗，左肺呼吸音减弱、左下肺尤为明显。CD4$^+$ T淋巴细胞计数44/μl，CD4$^+$/CD8$^+$ 0.01；肺泡灌洗液培养：白念珠菌。诊断为AIDS（C3）并肺念珠菌病。

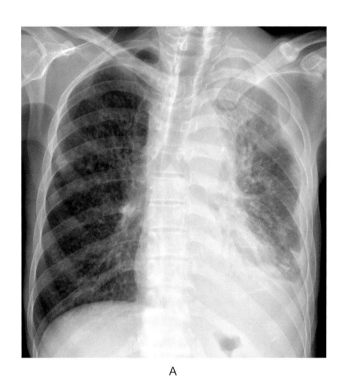

A

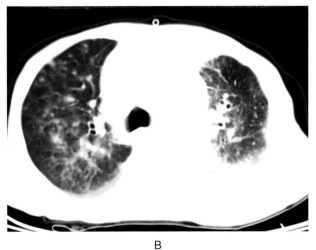

B

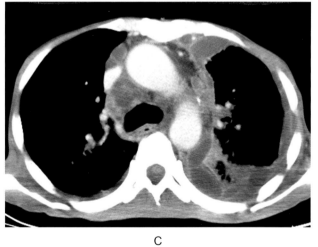

C

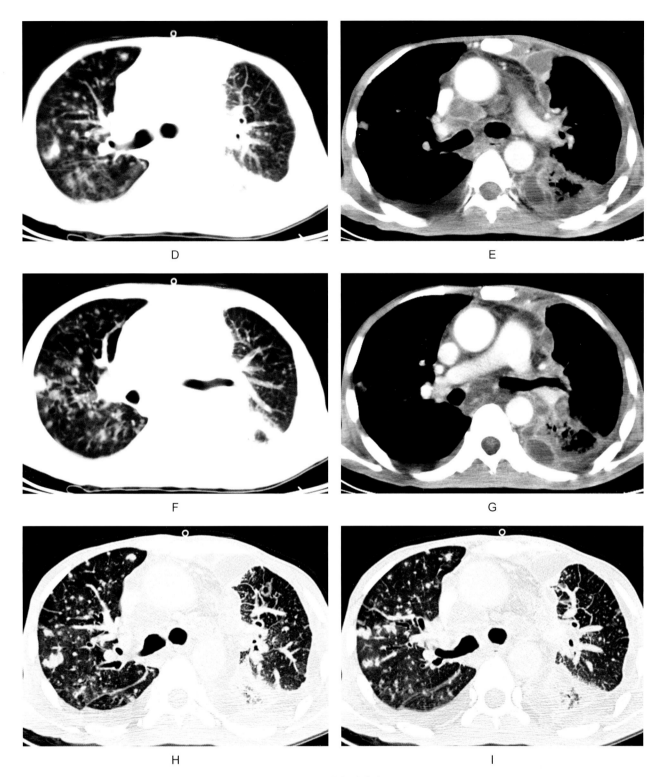

图3-1　肺念珠菌病

胸片示双肺多发小结节及小片状密度增高影，边缘模糊；左下片状影及左侧胸膜增厚；纵隔增宽及向左移位（A）。胸部CT肺窗及同层面增强扫描纵隔窗示双肺弥漫性分布小结节影，边缘模糊，部分结节融合呈斑片状；纵隔及双侧肺门多发明显肿大的淋巴结，环状强化；左侧多发包裹性积液，右侧少量游离积液，左下肺膨胀不全（B～G）；HRCT双肺弥漫性小结节影显示更清楚（H、I）。

病例3-2（图3-2A～L）

患者，男，41岁。5天前出现发热，伴畏寒、寒战，体温最高达40.0℃，以夜间为甚，白天可退至正常，伴咳嗽，咳白色黏痰，左颈部可及1粒绿豆大小淋巴结，活动度好，光滑，无触痛；双肺呼吸音粗，右肺可闻及少许湿性啰音。CD4$^+$ T淋巴细胞计数479/μl，CD4$^+$/CD8$^+$ 0.45；肺泡灌洗液培养：白念珠菌。诊断为AIDS（C2）并肺念珠菌病。

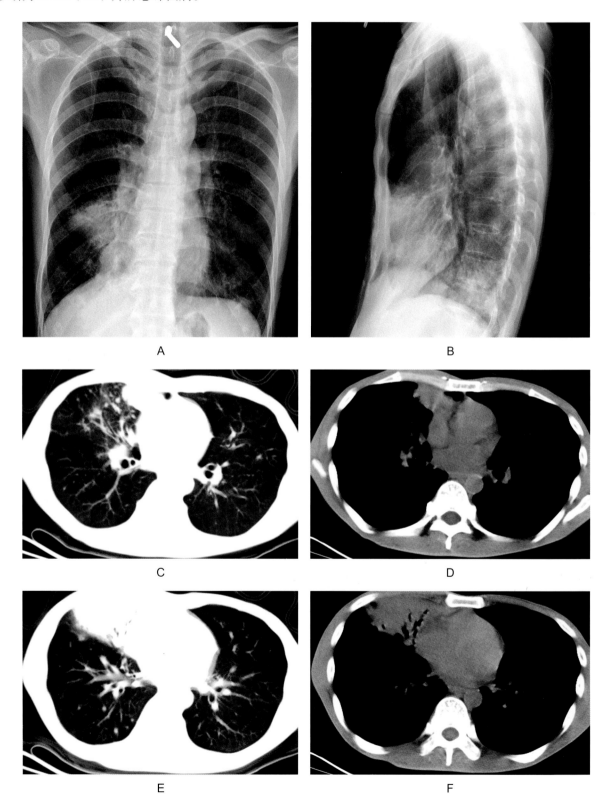

A

B

C

D

E

F

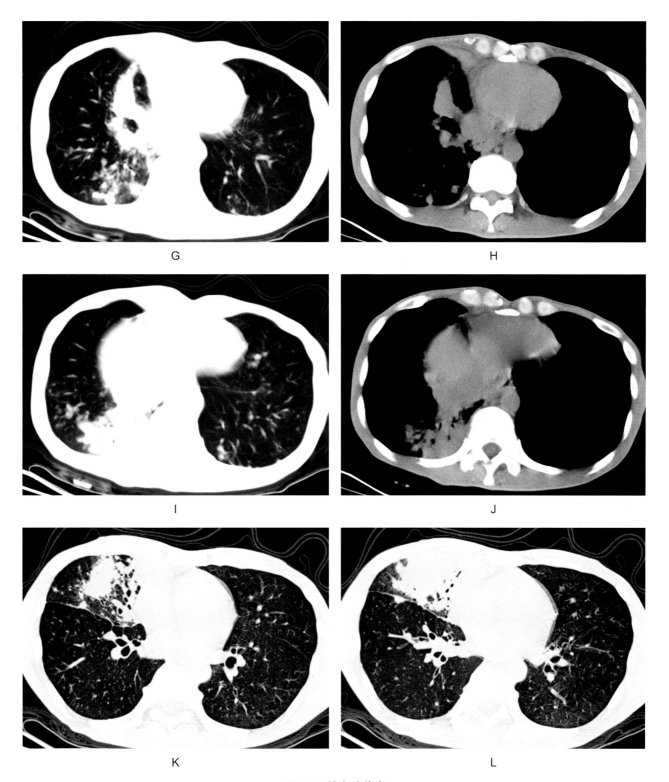

图3-2　肺念珠菌病

　　胸片示右肺中叶及下叶后基底段片状密度增高影，边缘模糊（A、B）。胸部CT肺窗示右肺中叶及下叶后基底段多发小结节影、小片状密度增高影，边界不清楚，并融合成大片状，呈实变影，其内可见支气管充气征；纵隔窗示实变病灶，纵隔及双侧肺门未见明显肿大的淋巴结（C~J）。HRCT右肺中叶病变内支气管扩张显示更清楚（K~L）。

病例3-3（图3-3A～K）

　　患者，男，56岁。1个多月前出现发热、咳嗽、气促，体温38～40℃，无明显规律性，咳少量白稀痰。双肺呼吸音增粗，左下肺可闻及少许湿性啰音。CD4$^+$ T淋巴细胞计数2/μl，CD4$^+$/CD8$^+$ 0.01；肺泡灌洗液培养：白念珠菌。诊断为AIDS（C3）并肺念珠菌病。

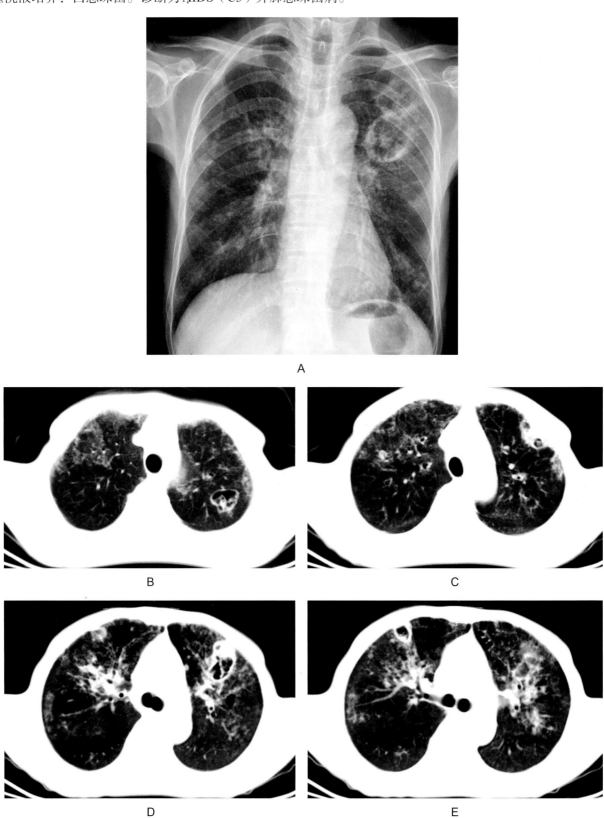

A

B

C

D

E

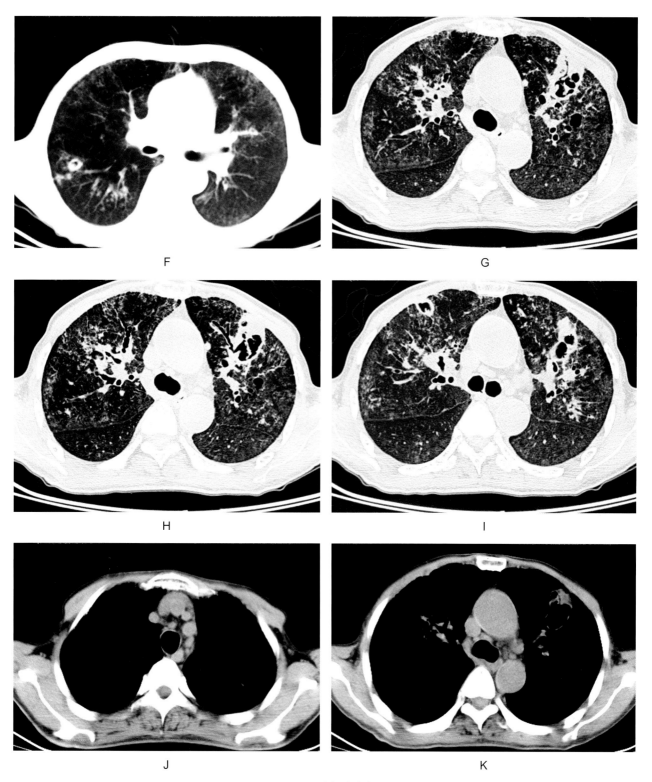

图3-3　肺念珠菌病

　　胸片示双肺多发的斑片状密度增高影，边缘模糊，双肺上叶均可见大小不等空洞影，双肺呈磨玻璃样改变（A）。胸部CT肺窗示双肺弥漫性分布斑片状淡薄密度增高影，边缘模糊，可见多发的、大小不等的空洞影（B～F），HRCT示双肺多发磨玻璃密度片状影，空洞、条索状影及支气管扩张（G～I）；纵隔窗示纵隔内多个小淋巴结（J～K）。

病例3-4（图3-4A～J）

　　患者，男，51岁。20天前开始出现发热，体温最高39℃，畏寒，无寒战，同时活动时气促，偶有轻咳，咳少量白色黏痰。四肢可见散在陈旧性斑丘疹及色素沉着斑，全身浅表淋巴结无肿大。双肺呼吸音减弱，未闻及干湿性啰音。CD4$^+$ T淋巴细胞计数6/μl，CD4$^+$/CD8$^+$ 0.01；肺泡灌洗液培养：白念珠菌。诊断为AIDS（C3）并肺念珠菌病。

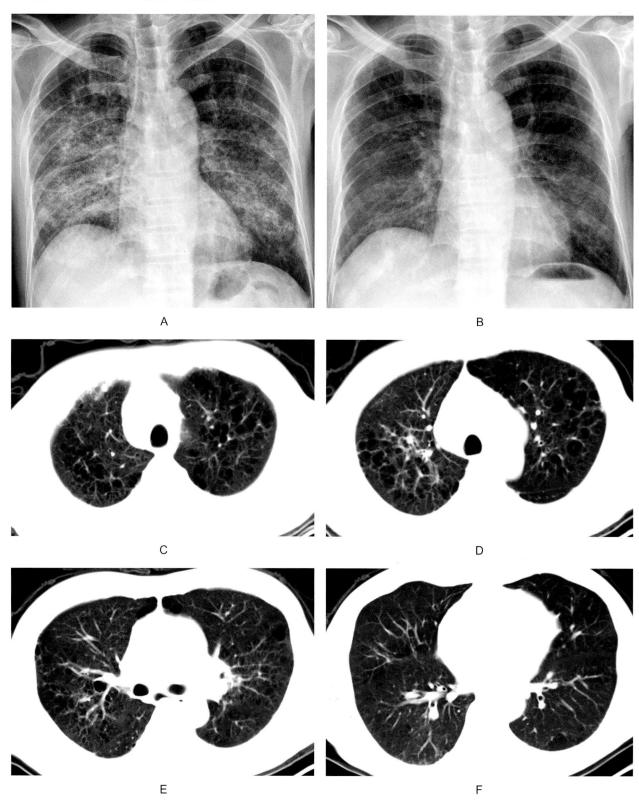

A

B

C

D

E

F

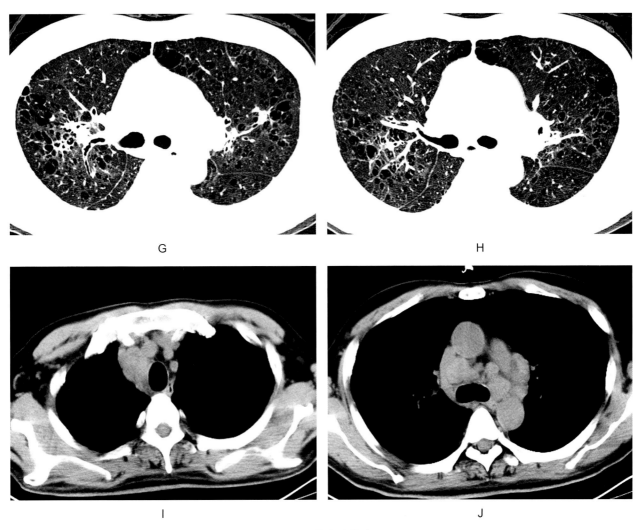

图3-4 肺念珠菌病

　　胸片示双肺多发斑片状密度增高影，边缘模糊，呈磨玻璃样表现，双肺纹理增多、增粗、紊乱（A）。治疗1个月后复查，胸片示双肺病灶较前明显吸收（B）。胸部CT肺窗示双肺野弥漫性轻度磨玻璃样改变，双肺纹理增多、增粗，小叶间隔增厚，两肺均可见小叶中心肺气肿（C～F）；HRCT示双肺纹理增多、增粗，小叶中心肺气肿（G、H）；纵隔窗示纵隔内多组淋巴结肿大（I、J）。

病例3-5（图3-5A～H）

患者，男，61岁。反复发热、咳嗽3个月，最高体温39.1℃。CD4$^+$ T淋巴细胞计数237/μl，CD4$^+$/CD8$^+$ 0.08；肺泡灌洗液培养：念珠菌阳性。诊断为AIDS（C3）合并肺念珠菌病。

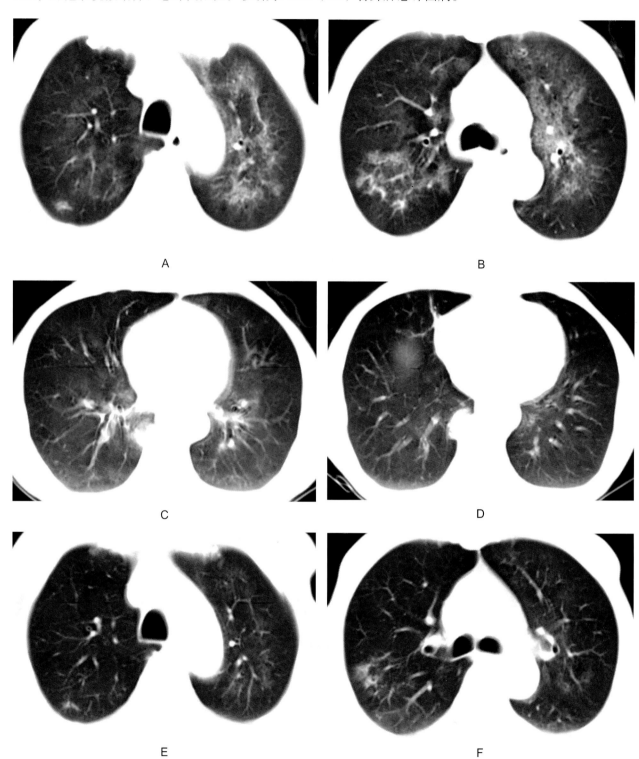

A

B

C

D

E

F

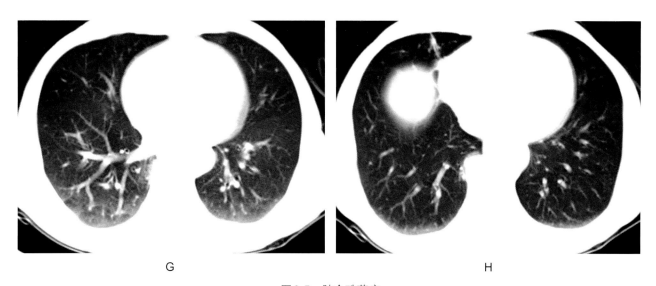

G　　　　　　　　　　　　　　　　　H

图3-5　肺念珠菌病

　　胸部CT示双肺透亮度减低，双肺见多发磨玻璃样密度影及斑片状高密度影，边缘模糊，双肺上叶为甚（A~D）。治疗3周后复查，胸部CT示双肺透亮度较前增高，双肺病灶较前范围减小、密度减低，明显吸收好转。

病例3-6（图3-6A～H）

　　患者，男，44岁。反复发热、咳嗽1个月余，偶咳白色黏痰；5天前加重伴气促，最高体温39.0℃。$CD4^+$ T淋巴细胞计数98/μl，$CD4^+$/$CD8^+$ 0.05；肺泡灌洗液培养：念珠菌阳性。诊断为AIDS（C3）合并肺念珠菌病。

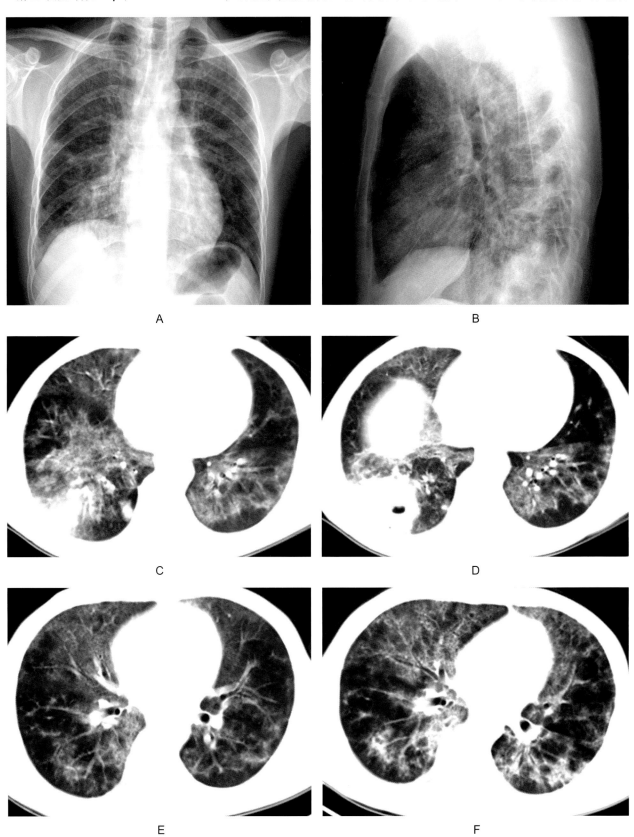

A

B

C

D

E

F

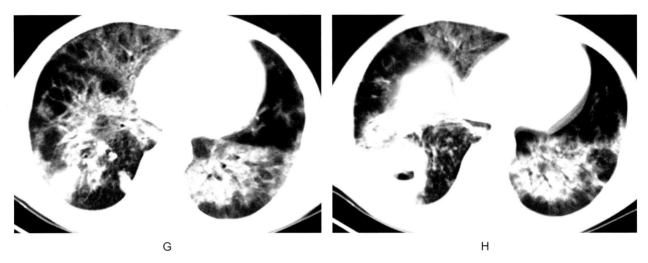

图3-6 肺念珠菌病

胸片示（A、B）双肺透亮度减低，双肺见多发斑片状稍高密度影，边缘模糊，右肺下野为甚；胸部CT示（C、D）双肺多发磨玻璃样密度影及斑片状高密度影，边缘模糊，右肺下叶见团块状高密度影，边缘模糊，其内见空洞形成。治疗1周后复查，胸部CT示（E～H）双肺部分病灶较前范围稍减小，局部密度较前增高，右肺下叶团块影及其内空洞较前未见明显变化。

三、影像特点

肺念珠菌感染的基本病理变化为肺实质的化脓性炎症。早期是以多核白细胞为主的炎症细胞浸润，后期则以巨噬细胞吞噬作用为主，病灶内组织的坏死、液化常见。病原菌的扩散和繁殖因炎症反应而被局限在小叶范围内，可累积多个小叶，故常见支气管周围性灶状肺炎。部分免疫力极度低下者，因白细胞的吞噬及游走功能受抑制而降低，肺内念珠菌生长旺盛，肺组织受损、破坏严重。

经统计、整理得出如下影像表现：

（1）局灶性斑片状密度增高影（62.26%）、肺段实变影（33.96%）及磨玻璃密度影（32.08%），密度不均，以双肺下野多见，部分可出现空洞。

（2）纵隔淋巴结肿大（56.6%）。

（3）病变形态多变、发展迅速（在短期内变化明显）。

AIDS合并肺念珠菌病缺乏特异性影像表现，最终确诊依赖于病理及痰菌检查。

第4章 艾滋病合并肺曲霉菌病的影像表现

一、概述

肺曲霉菌病（Pulmonary aspergillosis，PA）是一种由曲霉菌引起的感染性、进展性、变态反应性疾病。曲霉菌广泛地存在于腐烂的有机物中，常见的致病菌株有烟曲霉菌、黄曲霉菌和黑曲霉菌；曲霉菌为条件致病菌，只有当人体抵抗力下降或有大量菌丝侵入时才可致病。肺曲霉菌病的高危人群为长期处于白细胞计数较低的人群，如艾滋病、白血病、晚期癌症、器官移植患者等；肺曲霉菌病的组织学、临床和影像学表现与该菌的毒力和宿主的免疫反应有关。

肺曲菌病临床可以分为3种类型：

1. 腐生型（曲菌球） 为曲霉菌寄生于肺内原有的空洞或空腔性病变内，形成曲菌球，曲菌球一般为3～4cm，为圆形或类圆形致密阴影，位于肺内空洞或空腔内，其大小可多年不变。

2. 过敏性支气管肺炎型 为机体对曲霉菌发生的变态反应，游走性肺浸润，中心支气管扩张为本病特征性表现。

3. 侵袭型（侵袭性肺曲霉菌病） 大量的曲霉菌在短期内侵入肺脏，属于肺机会性感染。

侵袭性肺曲霉菌病（Invasive pulmonary aspergillosis，IPA）：多发生于有免疫缺陷的患者，为AIDS患者最常见的肺曲霉菌病，与其他几型比较而言，侵袭性肺曲霉菌病临床症状更严重，有文献报道病死率可达56%～76%。IPA是曲霉菌侵袭破坏肺小血管或细支气管而引起的肺部病变，其病理改变主要是首先为局部肺血管被菌丝堵塞，造成局部肺梗塞，然后肺实质也受累发生梗塞、坏死、形成空洞。临床表现主要有干咳、黏液痰或血痰、呼吸困难、发热、胸痛等，胸痛和咯血是肺血管受侵的一个典型征象。

AIDS合并肺曲霉菌病的诊断应结合临床表现、影像表现、真菌及组织病理学检查，病理活检发现菌丝及组织培养得到曲霉菌（细菌图4-1）是确诊的金标准，支气管镜检及支气管肺泡灌洗术的正确应用是确诊的前提，但支气管镜检及支气管肺泡灌洗术的应用往往因患者病情及AIDS的"特殊性"而受到限制，使IPA的诊断更加困难。因此，了解AIDS合并肺曲霉菌病的影像特点对AIDS合并曲霉菌感染的诊断及治疗有较大的帮助。

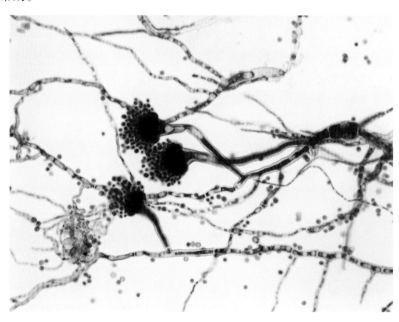

细菌图4-1 曲霉菌，棉蓝染色，×400

二、影像表现

　　患者，男，41岁。反复发热、咳嗽4月余，加重1个月入院。CD4$^+$ T淋巴细胞计数97/μl，CD4$^+$/CD8$^+$ 0.08；肺泡灌洗液培养：曲霉菌。诊断为AIDS（C3）合并肺曲霉菌病。

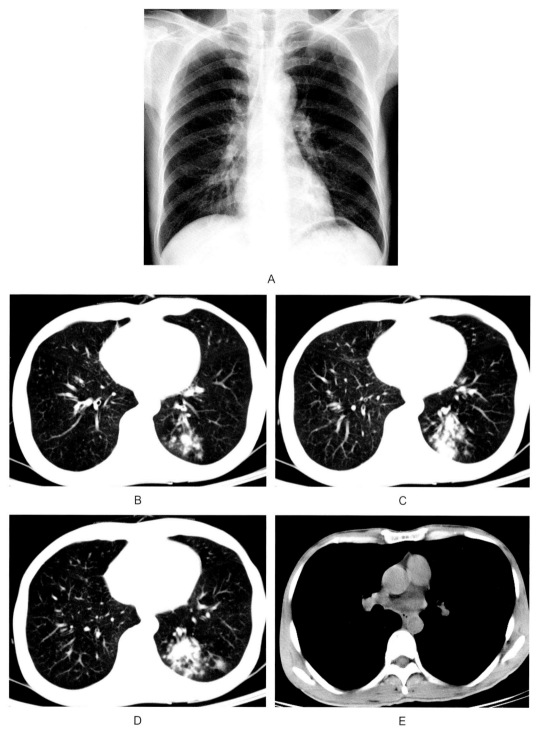

图4-1　肺曲霉菌病

　　胸片示左下肺心后区小斑片状模糊影，周围见小结节模糊影（A）。胸部CT肺窗示左肺下叶后基底段多发小结节影，边界模糊，融合成斑片状，可见"树芽征"（B～D）；纵隔窗未见肿大淋巴结（E）。

病例4-2（图4-2A～F）

　　患者，女，26岁。2个月前疑受凉后出现咳嗽，阵发性，偶咳少量白色黏稠痰；1个月前患者出现发热，体温39.1℃，下午明显，伴轻度畏寒，无明显寒战；1周前出现活动后气促，体重下降约5kg。$CD4^+$ T淋巴细胞计数33/μl，$CD4^+/CD8^+$ 0.07；痰真菌涂片阳性，肺泡灌洗液培养：曲霉菌。诊断为AIDS（C3）合并肺曲霉菌病。

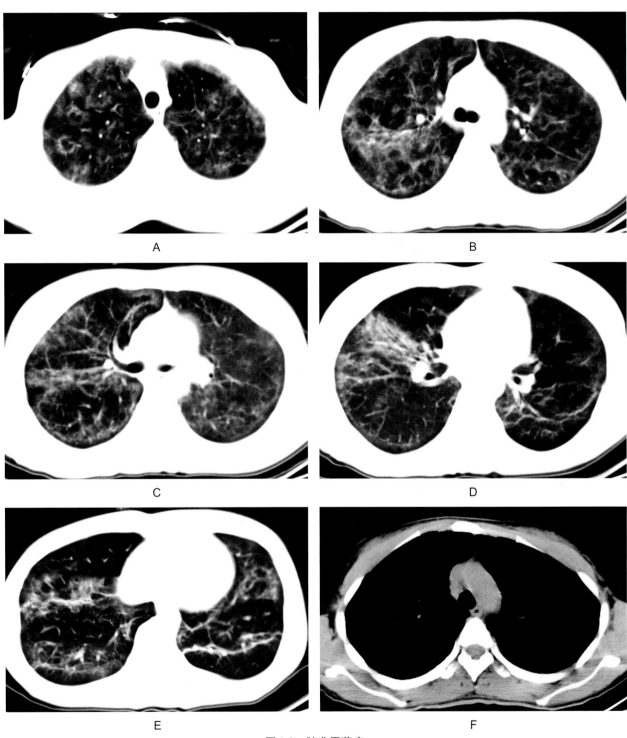

图4-2　肺曲霉菌病

　　胸部CT肺窗示双肺呈弥漫磨玻璃样改变，小叶间隔增厚，并可见广泛纤维网格状改变（A～E）；纵隔窗未见肿大淋巴结（F）。

病例4-3（图4-3A～E）

　　患者，女，32岁。咽痛，胸骨后疼痛14天，加重伴发热3天，体温最高达39.0℃，伴畏寒，咳嗽，咳黄色黏痰，量多。双肺呼吸音粗，左肺部可闻及湿性啰音。CD4$^+$ T淋巴细胞计数46/μl，CD4$^+$/CD8$^+$ 0.12；肺泡灌洗液培养：曲霉菌。诊断为AIDS（C3）并肺曲霉菌病、食管真菌感染。

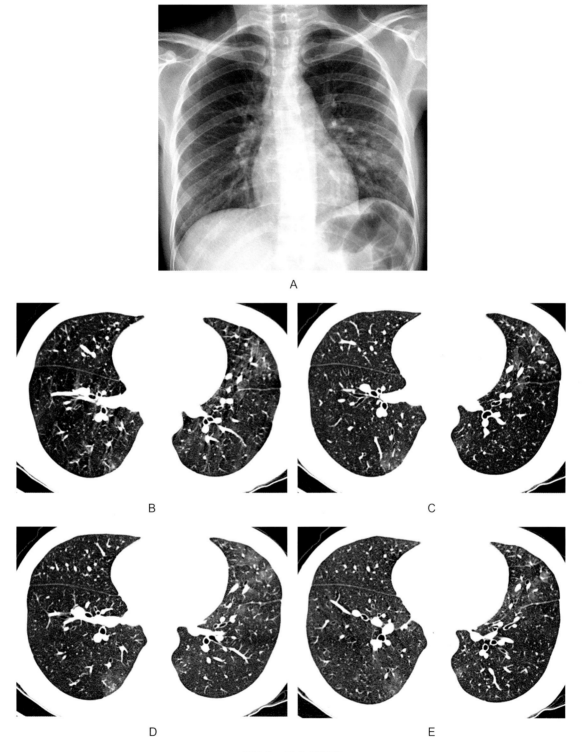

图4-3　肺曲霉菌病

　　胸片示双肺多发小片状密度增高影，边缘模糊，以左侧中、下肺野明显（A）；胸部CT肺窗示双肺多发淡薄小片状影，呈磨玻璃样改变，边缘模糊，以左肺上叶舌段明显（B～E）。

病例4-4（图4-4A～F）

　　患者，男，41岁。1个多月前开始出现咳嗽，咳少量白色黏痰；10余天前开始出现发热，下午明显，体温波动在38～39℃，近期体重下降10kg。右颈部触及一大小约2cm×4cm淋巴结。CD4$^+$ T淋巴细胞计数46/μl，CD4$^+$/CD8$^+$ 0.17；肺泡灌洗液培养：曲霉菌。诊断为AIDS（C3）并肺曲霉菌病。

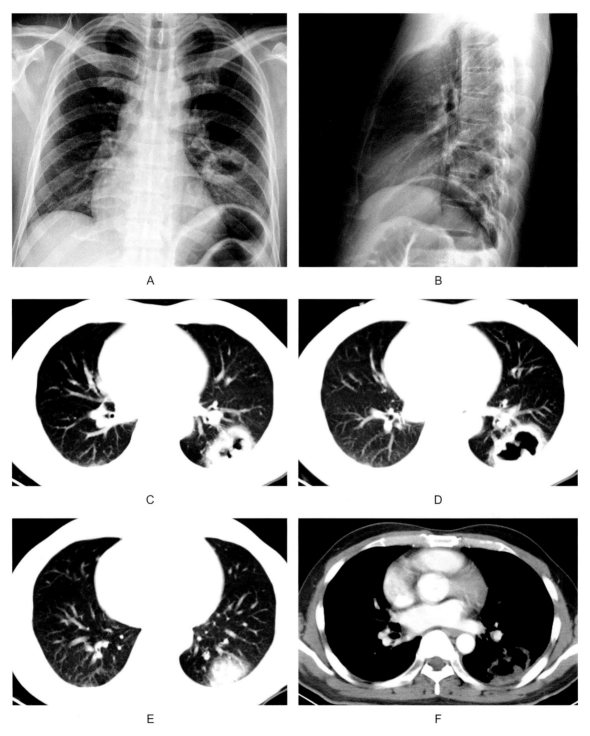

图4-4　肺曲霉菌病

　　胸片示左肺下叶后基底段一大结节影，边缘模糊，内见不规则厚壁空洞（A、B）。胸部CT肺窗示左肺下叶外基底段一空洞性肿块影，空洞内壁不规则，可见附壁小结节（C～E）；增强扫描纵隔窗示空洞内壁数个结节样突起，未见明显强化，可见小液气平面，相邻胸膜增厚（F）。

病例4-5（图4-5A～L）

患者，女，58岁。反复发热、咳嗽1年，气促1月余。体温最高达38.5℃，伴有轻度畏寒、寒战，伴咳嗽、咳白色黏痰，体位变动时咳嗽明显。双肺呼吸音增粗、双下肺可闻及少许细湿性啰音，未闻及胸膜摩擦音。$CD4^+$ T淋巴细胞计数196/μl，$CD4^+/CD8^+$ 0.08；肺泡灌洗液培养：曲霉菌。诊断为AIDS（C3）并肺曲霉菌病。

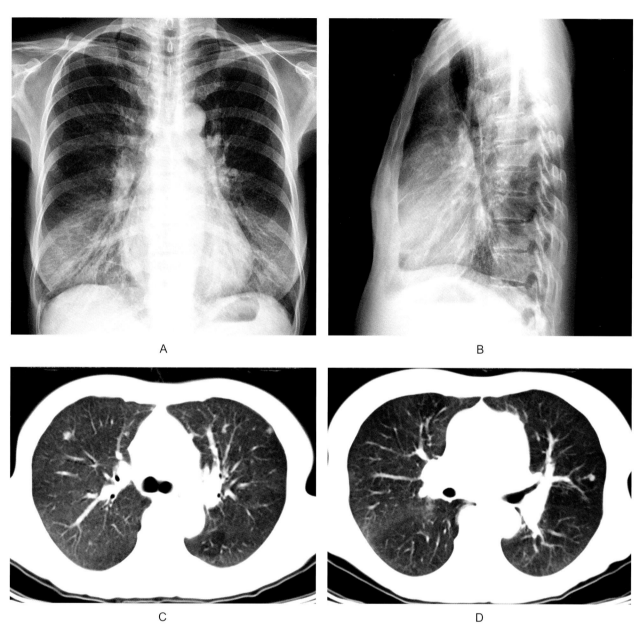

图4-5　肺曲霉菌病

胸片示双肺纹理增多、增粗，双肺门结构不清晰，右肺中叶见一小片状高密度影，边缘模糊（A、B）。胸部CT肺窗示双肺多发大小不等结节影，部分结节边缘光滑、清楚，右肺中叶内侧段一小片状密度增高影，边界清楚（C～H），可见"树芽征"（G），HRCT显示清楚（I）；纵隔窗示纵隔淋巴结轻度肿大（J～L）。

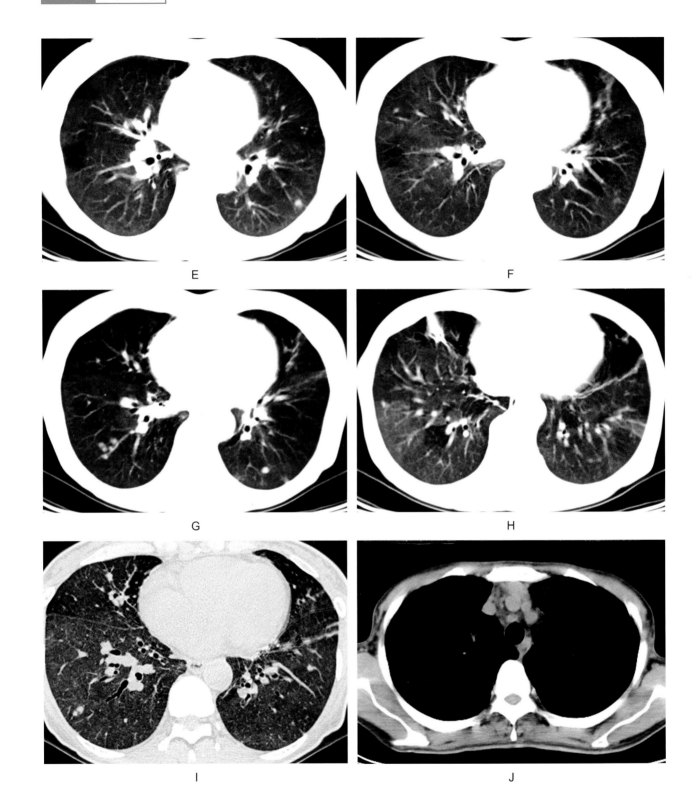

E

F

G

H

I

J

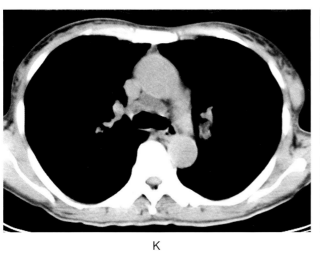
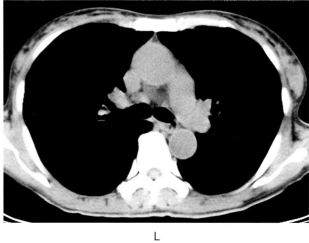

K

L

图4-5（续）

病例4-6（图4-6A～L）

患者，男，37岁。发热20余天，咳嗽3天，体温最高40.0℃，伴畏寒、寒战，无明显肌肉酸痛。全身未见皮疹，浅表淋巴结无肿大。双肺呼吸音稍增粗，未闻及干、湿性啰音，未闻及胸膜摩擦音。$CD4^+$ T淋巴细胞计数12/μl，$CD4^+/CD8^+$ 0.05；肺泡灌洗液培养：曲霉菌。诊断为AIDS（C3）并肺曲霉菌病。

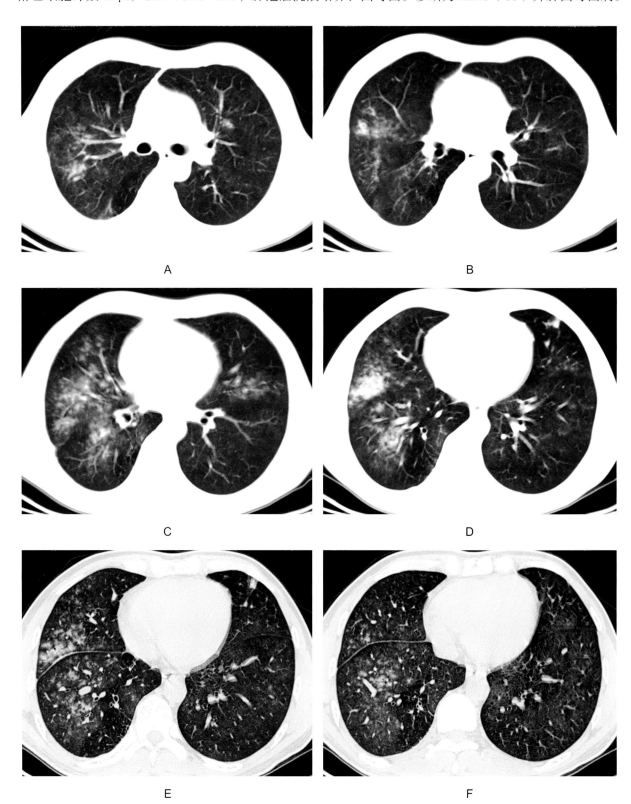

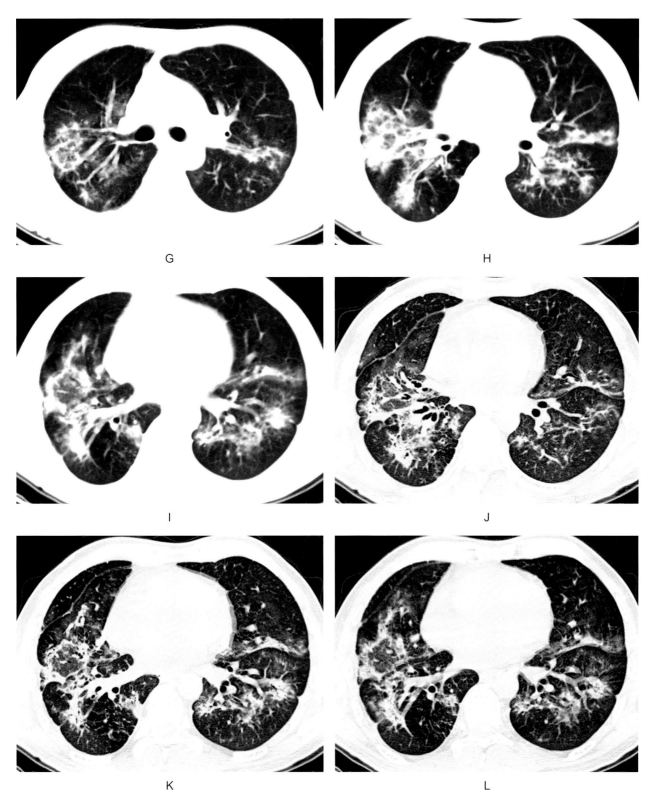

图4-6　肺曲霉菌病

　　胸部CT肺窗示双肺磨玻璃样改变，可见多发大小不等结节影，边缘模糊，部分融合成斑片状（A～F）。治疗5周后复查，胸部CT肺窗示病变明显进展，双肺见多发片状及斑片状密度增高影，边界模糊，部分见蜂窝状改变（G～I），HRCT示双肺广泛牵拉性小支气管扩张，小叶间隔增厚并见网织纤维索条灶（J～L）。

病例4-7（图4-7A～F）

　　患者，男，37岁。患者2个月前无明显诱因出现反复咳嗽，HIV阳性。体格检查：右侧颈部可触及肿大淋巴结。治疗前CD4$^+$T淋巴细胞计数33/μl。临床诊断为AIDS（C3）合并曲霉菌感染。

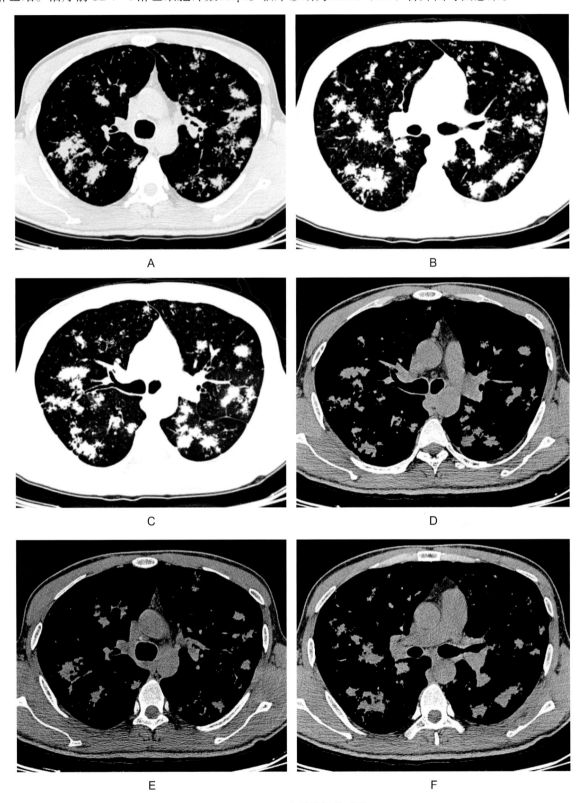

图4-7　AIDS合并曲霉菌感染

　　胸部CT肺窗示双肺弥漫斑片状稍高密度影，边界不清，部分实变（图A～C）。纵隔窗示纵隔未见明显肿大淋巴结影（D～F）。

病例4-8（图4-8A～L）

患者，男，45岁。患者1个月前无明显诱因出现发热，体温峰值38.8℃，伴畏寒，咳嗽，咳白色稀痰，HIV阳性。既往诊断糖尿病肾病。体格检查：舌苔厚，其他无异常。入院CD4$^+$T淋巴细胞计数7/μl。临床诊断为AIDS（C3）合并曲霉菌及CMV感染

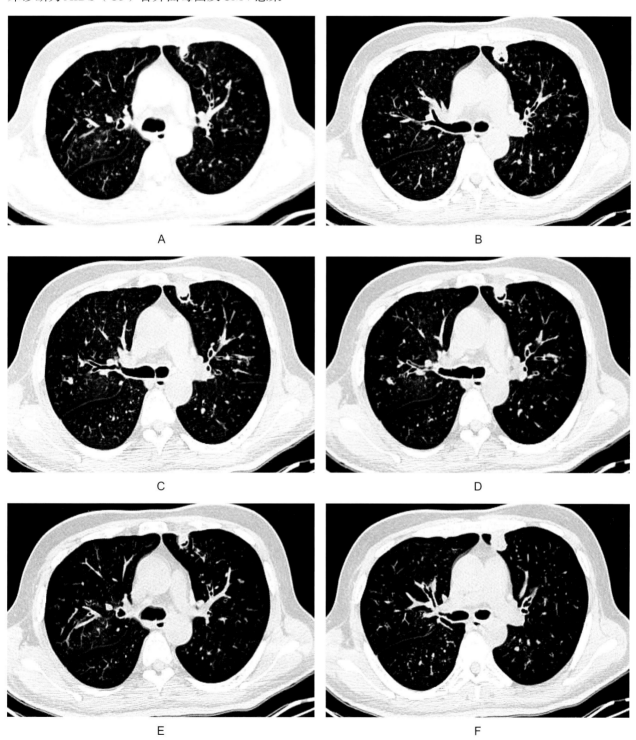

图4-8 AIDS合并曲霉菌及CMV感染

胸部CT肺窗示左肺上叶舌段可见空洞影（A～E），大小约22mm×17mm，余肺内可见多发斑片状稍高密度影及结节影。HE染色显示一些肺泡上皮细胞和组织细胞核增大，核内见巨大的嗜酸性包涵体，包涵体周围有空晕（×400）（K）。免疫组化染色显示CMV抗原阳性，呈浓染团块状棕褐色染色（×400）（L）。

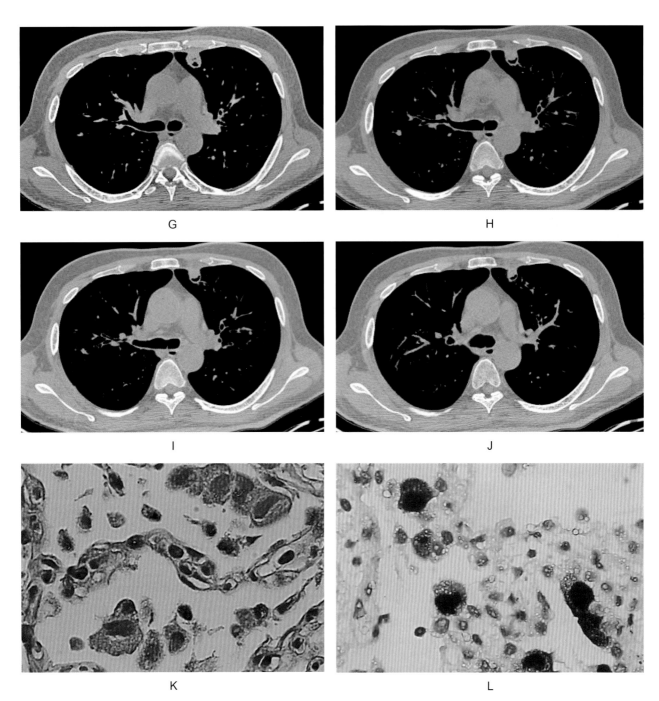

图4-8（续）

三、影像特点

AIDS合并IPA胸片表现无特异性，早期可见两肺多发边缘模糊的结节影，大小1～2cm，多位于两肺外带，随着病变进展，结节影逐渐清晰，结节有融合趋势，随后，两肺中、下叶出现散在的片状、类圆形或团块状阴影，部分可见空洞形成。

AIDS合并IPA胸部CT典型的表现是肺内多发的结节影，并围绕磨玻璃样的晕环，称之为晕征，它是该病早期的典型征象，空气半月征是比较典型的相对较晚的征象，但发生率很低，仅有3.13%。空气半月征和晕征为非特异的征象。肺内最常见的影像表现为肺内多发结节状及斑片状稍高密度影，分别约占68.78%、75.00%，胸膜增厚、纵隔淋巴结增大及胸腔积液发生率较高，分别约43.75%、40.63%、21.88%。肺内钙化灶少见，仅有6.25%。

第5章　艾滋病合并肺毛霉菌病的影像表现

一、概述

毛霉菌病又称接合菌病、藻菌病，是由毛霉目真菌引起的一类罕见的条件致病性真菌病。毛霉菌科属藻菌纲的接合菌亚纲，包括犁头霉菌、毛霉菌和根霉菌等真菌，广泛分布于自然界，一般不致病，当机体免疫功能下降时易引起全身感染。毛霉菌往往经鼻侵入，引起鼻窦和眼眶感染，进而可侵犯颅脑引起脑膜炎和额叶脓肿，肺毛霉菌病仅次于鼻脑感染而居第二位，除此亦可见皮肤、胃肠道和播散型毛霉菌病。

肺毛霉菌病病理改变以出血性坏死性炎症为主，正常宿主抵抗毛霉菌的主要防御机制是通过巨噬细胞吞噬作用和氧化杀伤机制杀死真菌孢子，而免疫力低下或免疫缺陷患者的巨噬细胞往往因功能降低而无法抑制被吞噬的孢子发芽而发病。国外文献报道很少发生于艾滋病（AIDS）患者。近年来，随着AIDS的增多，毛霉菌病的发病率渐有升高趋势，但仍非常低，广州市第八人民医院2005年1月至2008年9月只有13例AIDS合并肺毛霉菌病的确诊病例，因此，毛霉菌病仍是一种罕见的机会性感染。

肺毛霉菌病的临床表现为非特异性肺炎，文献报道最常见的症状是持续性高热、咳嗽、咯血、胸痛和呼吸困难，而且进展迅速，死亡率高（65%～96%）。上述广州市第八人民医院确诊的13例AIDS合并肺毛霉菌病患者临床症状与之基本相符，不同的是这13例患者均未出现咯血，有7例患者舌头表面有豆腐状物体；病死率也较文献报道低（4/13例）；确诊的这13例患者中8例为肺毛霉菌感染（其中2例死亡），其余分别为1例肺毛霉菌合并肺孢子菌肺炎（pneumocystis pneumonia，PCP）、1例肺毛霉菌合并马尔尼菲青霉菌（penicillium marneffei，PM）感染、2例肺毛霉菌合并分枝杆菌感染（其中1例死亡）、1例肺毛霉菌合并马尔尼菲青霉菌＋分枝杆菌感染（死亡）。

肺毛霉菌（细菌图5-1）的确诊需要进行病变部位标本真菌镜检及培养发现特征性菌丝和病理改变来确诊，常通过经纤维支气管镜肺活组织检查、支气管灌洗液检查、开胸探查及经胸壁针吸肺活组织检查来取材进行组织学检查，鉴于AIDS的特殊性，使病变部位标本的取材成为一个难题，因此，AIDS合并肺毛霉菌病确诊的难度也明显提高。

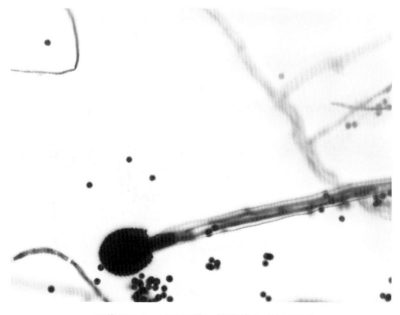

细菌图5-1　肺毛霉菌，棉蓝染色（×400）

二、影像表现

病例5-1（图5-1A~J）

患者，男，45岁。4个月前无明显诱因出现发热，体温最高40℃，伴畏寒及轻度寒战，伴咳嗽，咳少量白色黏痰，2个多月前发现右侧颈部肿物，逐渐增大，右侧颈部可扪及大小1cm×2cm肿大的淋巴结。CD4$^+$T淋巴细胞计数11/μl，CD4$^+$/CD8$^+$ 0.04；肺泡灌洗液培养：毛霉菌。诊断为AIDS（C3）合并肺毛霉菌病。

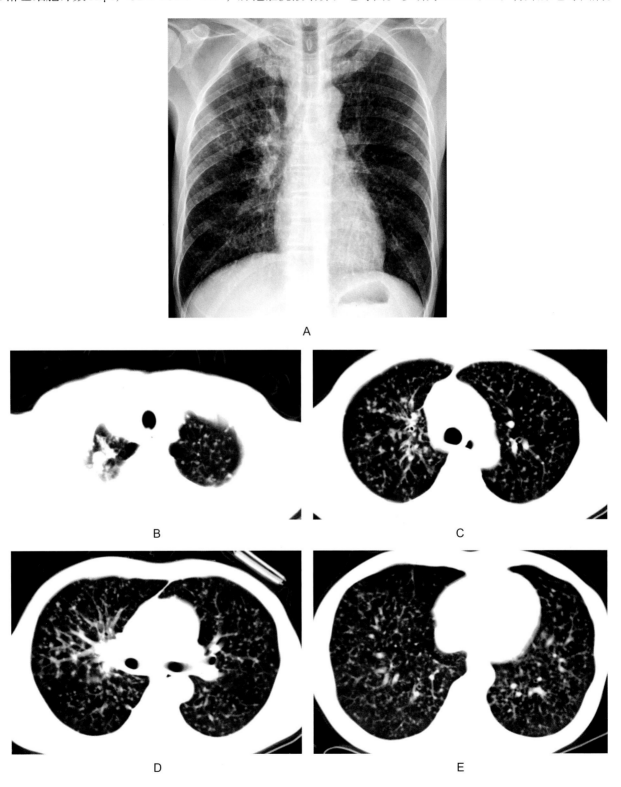

A

B

C

D

E

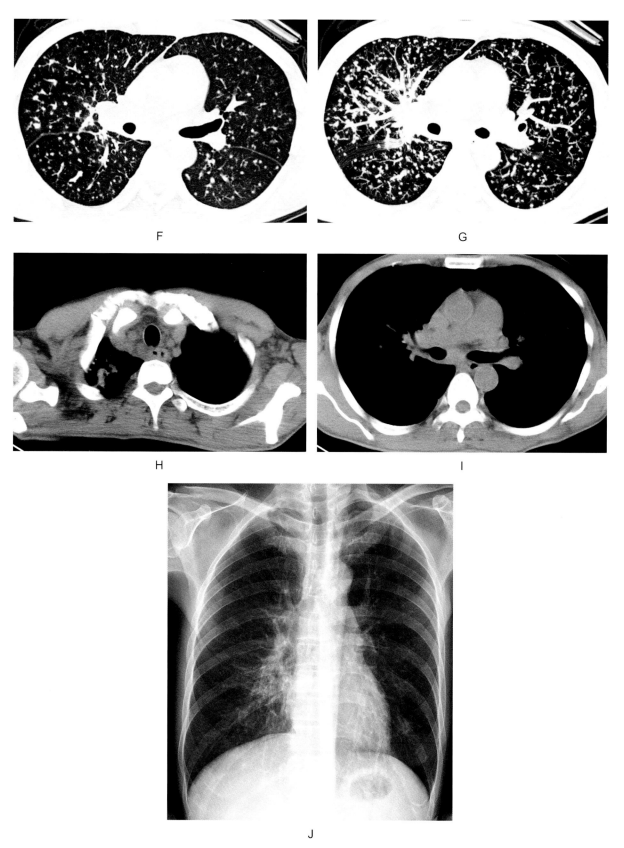

图5-1　肺毛霉菌病

　　胸片示两肺弥漫粟粒状小结节（A）。胸部CT肺窗示两肺弥漫粟粒状小结节（B～E），右上肺见小斑片状及小索条状影（A）；HRCT及MIP示两肺小结节随机分布，可见"树芽征"（F、G）；纵隔窗示右上肺尖病灶呈软组织密度，纵隔及双侧肺门未见肿大淋巴结（H、I）。治疗7个月后复查，胸片示右肺中叶小斑片状密度增高影、两肺弥漫粟粒状小结节明显吸收（J）。

病例5-2（图5-2A～L）

患者，男，34岁。2周前出现咳嗽，咳白色黏痰，间有血丝痰。颈部淋巴结肿大，大小约3cm×3cm，部分融合，质稍硬，活动度差。双侧中下肺可闻及大量干性啰音和少量湿性啰音。CD4$^+$ T淋巴细胞计数22/μl，CD4$^+$/CD8$^+$ 0.35；肺泡灌洗液培养：毛霉菌。诊断为AIDS（C3）合并肺毛霉菌病。

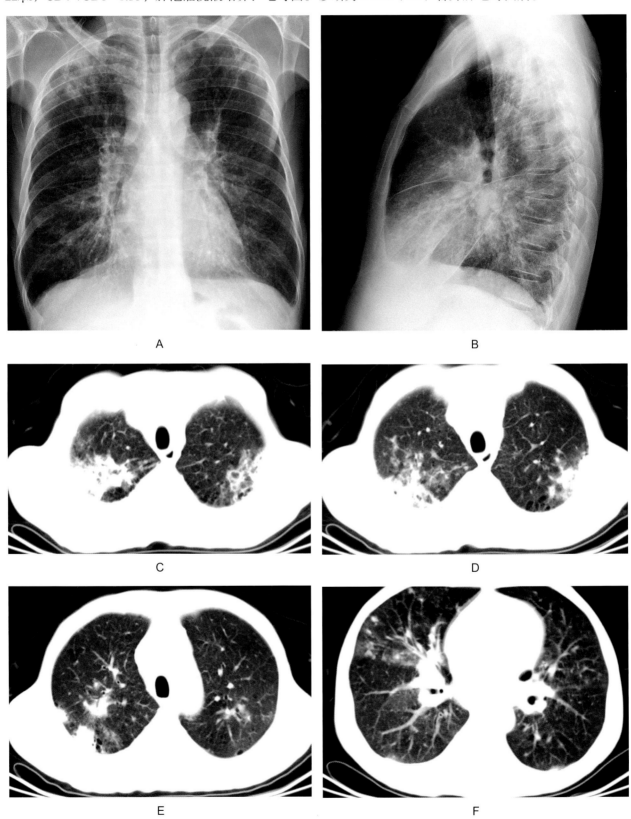

A

B

C

D

E

F

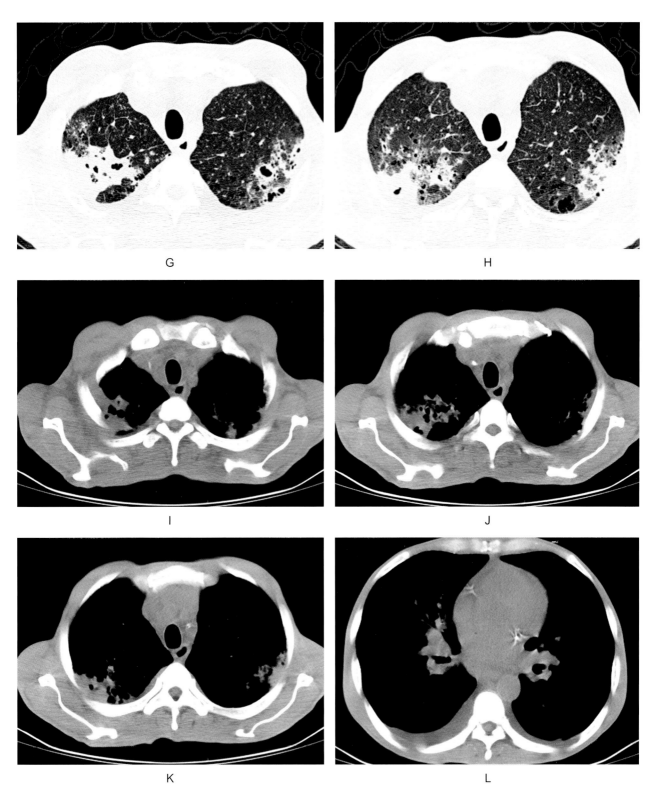

图5-2　肺毛霉菌病

　　胸片示两肺多发斑片状密度增高影，边界模糊，以两肺上叶尖后段及右肺中叶明显（A、B）。胸部CT肺窗示两肺上叶尖后段及右肺中叶多发斑片状及结节状密度增高影，边界模糊（C～F），HRCT示病灶内多发小空洞及小支气管扩张，周围肺组织亦可见多发小气囊，病灶周围可见轻度磨玻璃样改变（G、H）。纵隔窗示两肺病灶呈软组织密度影，内见空洞；纵隔及双肺门淋巴结肿大，双侧少量胸腔积液（I～L）。

病例5-3（图5-3A～L）

患者，男，25岁。反复发热、咳嗽3月余入院。双侧颈部可触及数粒约0.5cm×0.5cm肿大的淋巴结，质韧，活动性尚可，无压痛。CD4$^+$ T淋巴细胞计数20/μl，CD4$^+$/CD8$^+$ 0.04；肺泡灌洗液培养：毛霉菌。诊断为AIDS（C3）合并肺毛霉菌病。

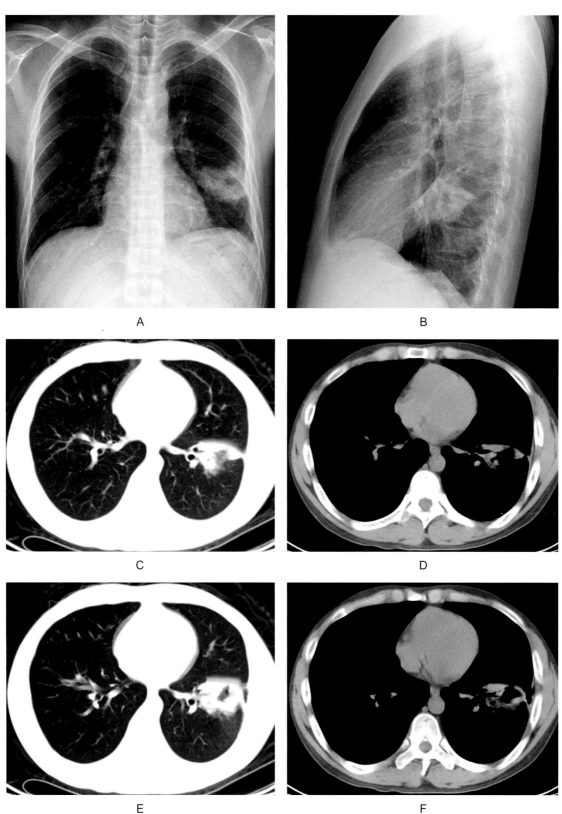

A

B

C

D

E

F

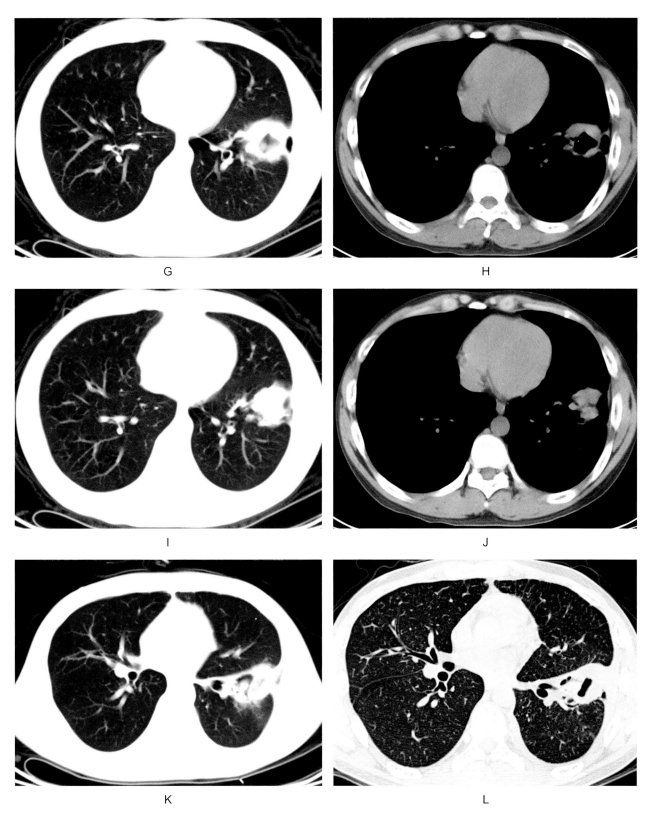

图 5-3 肺毛霉菌病

胸片示左肺下叶前内、外基底段肿块影，内见不规则空洞（A、B）。胸部CT肺窗及同层面纵隔窗示左肺下叶前内、外基底段一不规则软组织密度结节，略呈分叶，内可见一不规则小空洞，外侧胸膜角状粘连（C～J）。治疗6周后复查，胸部CT肺窗及同层面HRCT示左肺下叶前内、外基底段结节较前缩小，病灶内空洞较前缩小，内隐约可见一小结节，病灶内可见不规则小支气管扩张；纵隔窗示外侧胸膜增厚、粘连（K、L）。

病例5-4（图5-4A～K）

患者，男，27岁。发热、咳嗽、气促1月余，腹泻10天，加重伴视蒙3天入院。CD4$^+$ T淋巴细胞计数 5/μl，CD4$^+$/CD8$^+$ 0.09；肺泡灌洗液培养：毛霉菌；纤支镜肺组织病理：符合肺孢子菌肺炎。诊断为AIDS（C3）合并肺毛霉菌病、PCP。

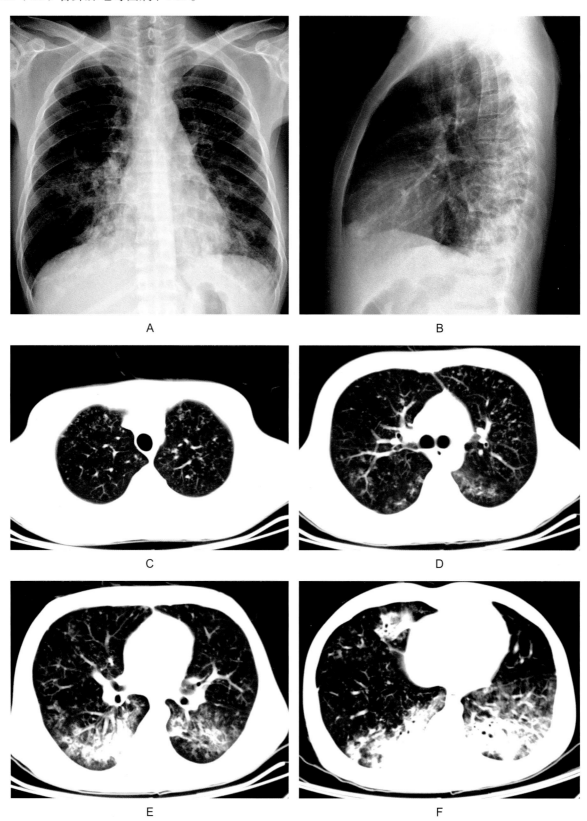

A

B

C

D

E

F

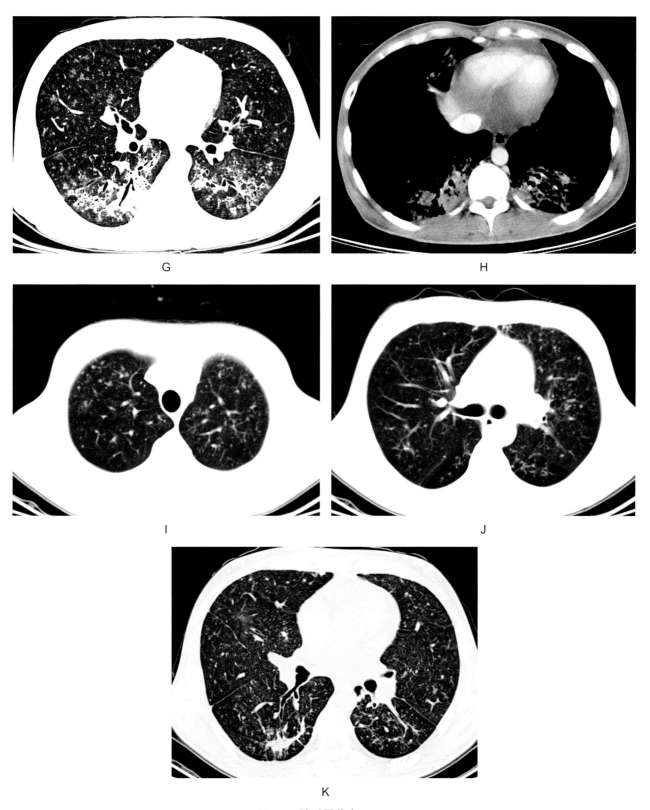

图5-4　肺毛霉菌病、PCP

　　胸片示两下肺多发斑片状模糊影，沿肺纹理分布，两肺野见弥漫粟粒状结节（A、B）。胸部CT肺窗示两肺弥漫粟粒状结节，两肺下叶及右肺中叶可见多发斑片状密度增高影，以下叶明显，边界不清（C～F）。HRCT示两肺各叶随机分布的小结节及淡薄小叶中心结节，两肺下叶片状影、密度不均匀，周围可见磨玻璃样改变；病灶内可见轻度扩张的小支气管，小叶间隔增厚（G）。增强扫描纵隔窗示两下肺病灶软组织密度影（H）。治疗3周后复查，胸部CT肺窗示两肺弥漫粟粒状小结节及两肺下叶及右肺中叶多发斑片状密度增高影明显吸收消散，双肺野较前清晰（I～K，K为HRCT）。

病例5-5（图5-5A～L）

患者，男，34岁。20余天前无明显诱因出现发热，体温最高达40℃，同时出现咳嗽，咳黄色黏痰，伴有胸闷、气促，以活动后明显，体重减轻约5kg。CD4$^+$ T淋巴细胞计数48/μl，CD4$^+$/CD8$^+$ 0.04；肺泡灌洗液培养：毛霉菌。诊断为AIDS（C3）合并肺毛霉菌病。

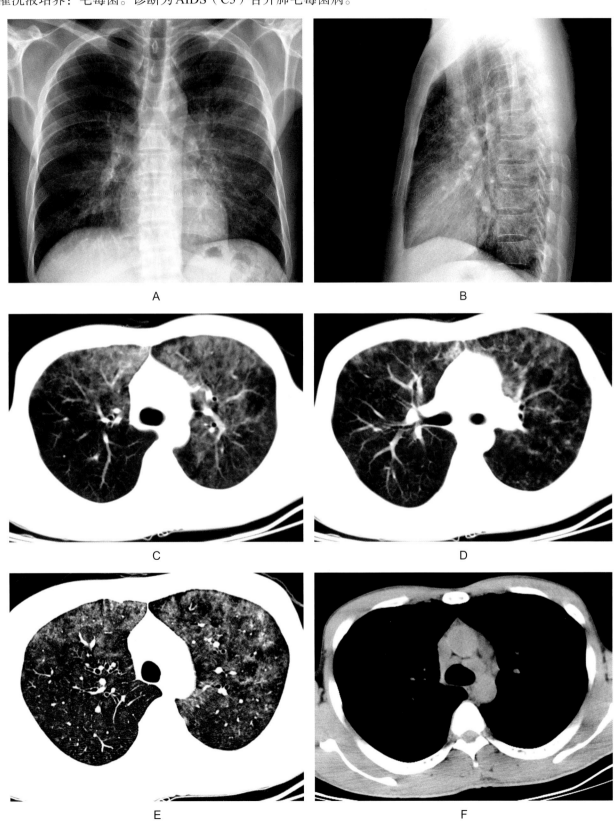

A

B

C

D

E

F

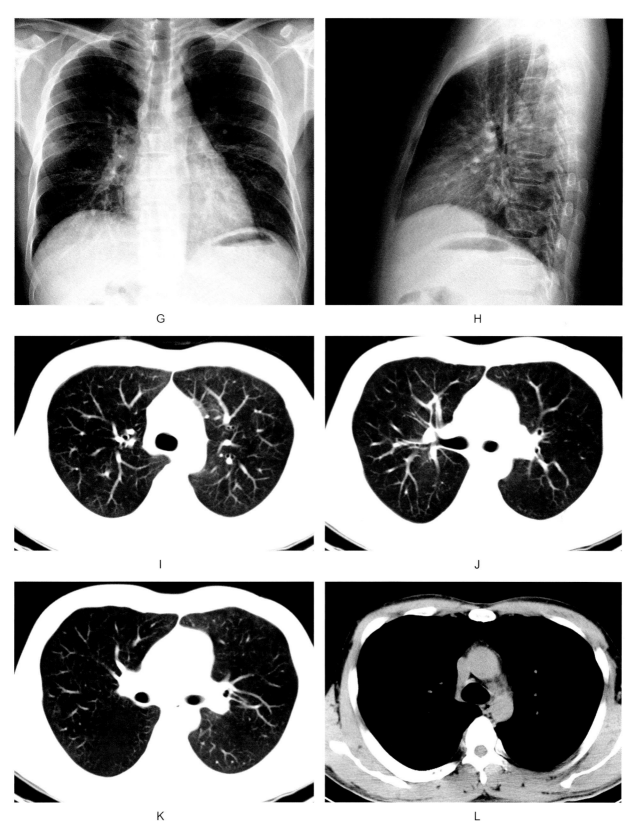

图5-5　肺毛霉菌病

　　胸片示双肺野透亮度减低，呈不均匀磨玻璃样密度改变，肺纹理模糊（A、B）。胸部CT肺窗示双肺弥漫不均匀磨玻璃样密度灶（C、D），HRCT示部分病灶呈小结节及及磨玻璃密度影（E）。纵隔窗示主-肺动脉窗淋巴结轻度肿大（F）。治疗4周后复查，胸片示双肺磨玻璃样密度病灶基本吸收消散（G、H）；胸部CT肺窗示双肺磨玻璃样密度病灶已吸收（I～K），纵隔窗示淋巴结肿大较前缩小（L）。

三、影像特点

文献报道非AIDS合并肺毛霉菌病的X线表现为进展性的浸润实变，或者肿块、结节、空洞及胸膜渗出；广州市第八人民医院确诊的13例AIDS合并肺毛霉菌病患者的X线胸片表现及HRCT主要表现：

（1）纵隔淋巴结增大；

（2）网织纹理或小叶间隔增厚；

（3）肺内浸润性病灶；

（4）双肺粟粒样结节病变；

（5）胸腔积液；

（6）结节状肿块影等。

与文献报道的非AIDS合并肺毛霉菌病的影像表现不同的征像为弥漫分布的肺粟粒结节及变化特点，在本组中有4例单一肺毛霉菌感染患者双肺出现1mm大小随机分布的粟粒结节，经1～3周的有效治疗后病灶完全吸收消散；1例肺毛霉菌合并分枝杆菌感染者出现弥漫分布3～5mm大小的小叶中心结节，经11天有效治疗后病灶明显吸收消散，这一点与结核分枝杆菌感染的病程不符，有一定的鉴别诊断意义。

第6章 艾滋病合并肺隐球菌病的影像表现

一、概述

肺隐球菌病（Pulmonary cryptococcosis）是由新型隐球菌感染所引起的亚急性或慢性深部真菌病。隐球菌属包括37个种和8个变种，但致病菌主要是新型隐球菌。隐球菌侵入机体的途径以皮肤和呼吸道最常见，对中枢神经系统的亲和性较高，其次为皮肤和肺，单独侵犯肺部的占20%左右，隐球菌感染的肺外表现常重于肺内表现；肺隐球菌病的发生与宿主的免疫功能状态密切相关。

肺隐球菌病的高危人群：①AIDS患者发病率为6%～10%；②长期使用肾上腺皮质激素者；③器官移植者；④恶性肿瘤患者；⑤糖尿病患者；⑥结节病患者；⑦慢性肺部疾病患者等。

临床表现无特异性，症状轻重不一。AIDS患者可出现高热、显著的气促和低氧血症，无咳脓臭痰。

传统的真菌镜检和培养是肺部新型隐球菌（细菌图6-1）感染诊断的重要依据。

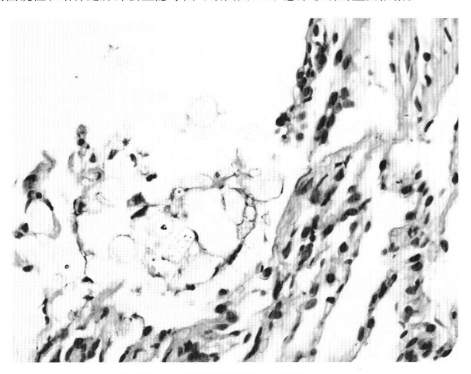

细菌图6-1 肺组织隐球菌，HE染色，×400

二、影像表现

病例6-1（图6-1A~N）

患者，男，31岁。反复咳嗽、咳痰20余天，痰内偶伴有血块。外院予"抗炎、止咳"等治疗后，咳嗽稍好转，2天前出现发热，最高体温39.0℃。CD4$^+$ T淋巴细胞计数261/μl，CD4$^+$/CD8$^+$ 0.21；肺泡灌洗液培养：隐球菌。诊断为AIDS（C2）并肺隐球菌病。

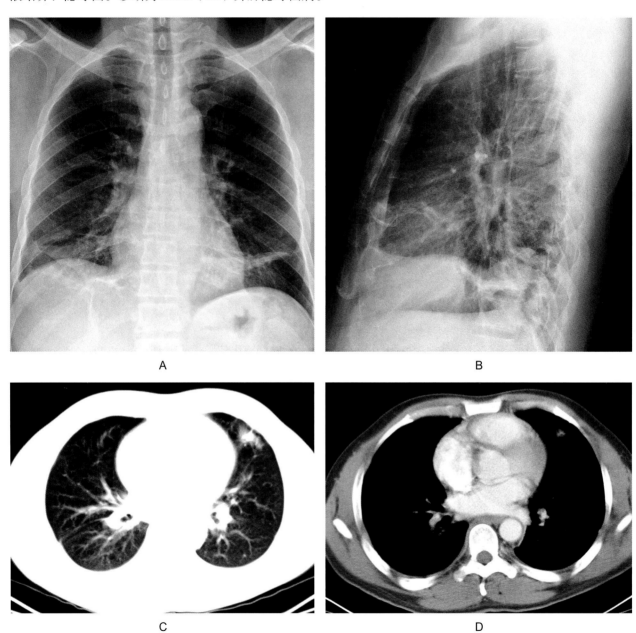

A

B

C

D

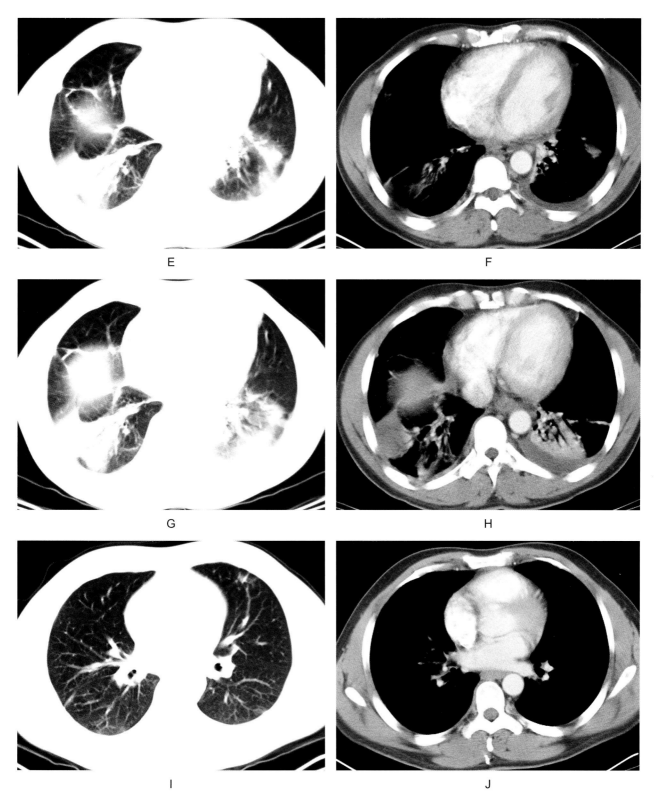

图6-1　肺隐球菌病

胸片示两肺下叶多发斑片状密度增高影，侧位片示病灶位于后基底段为主，左下肺野见横行条状致密影，双侧后肋膈角变钝（A、B）。胸部CT肺窗及同层面纵隔窗示左肺上叶舌段及两下肺叶多发斑片状密度增高影，呈肺段分布实变影；双侧少量胸腔积液（C～H）。治疗6周后复查，胸部CT肺窗及同层面纵隔窗示两肺病灶明显吸收缩小，见少许纤维索条灶，双侧胸腔积液已吸收（I～N）。

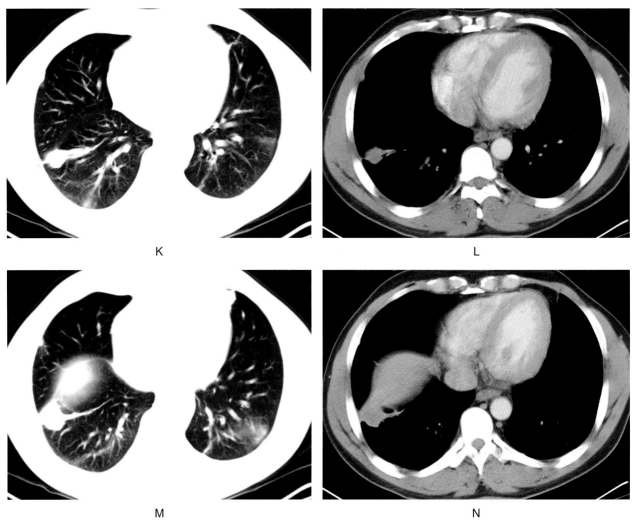

K

L

M

N

图6-1（续）

病例6-2（图6-2A～F）

患者，女，45岁。反复咳嗽、皮疹4个月，头痛、呕吐半个月。颈稍有抵抗。CD4$^+$ T淋巴细胞计数4/μl，CD4$^+$/CD8$^+$ 0.01；脑脊液隐球菌涂片：阳性（墨汁染色）；血液及骨髓培养：新型隐球菌。诊断为AIDS（C3）并播散性隐球菌病。

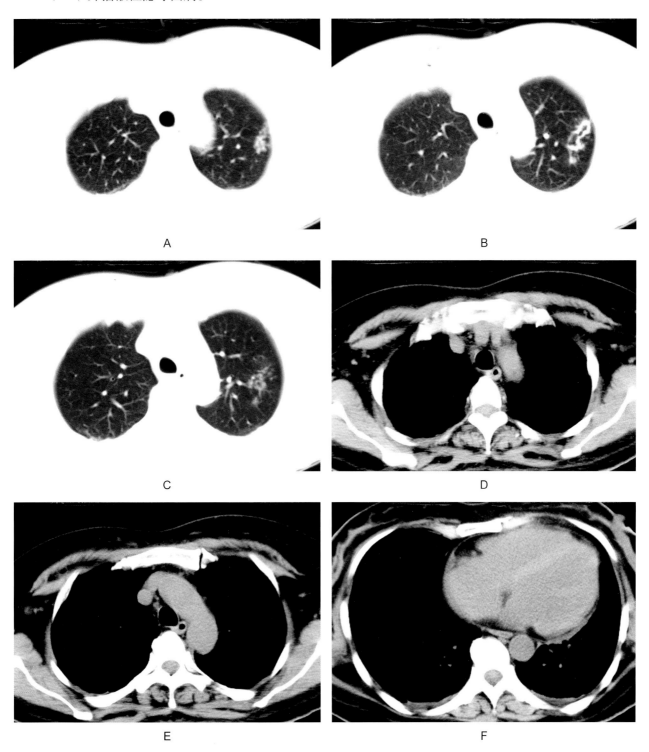

图6-2 播散性隐球菌病

胸部CT肺窗示左肺上叶尖后段一不规则结节，内见不规则薄壁空洞，边缘见小索条及小结节灶（A～C）；纵隔窗示纵隔淋巴结无肿大（D、E），心包少许积液及双侧胸腔少量积液（F）。

病例6-3（图6-3A~J）

患者，女，39岁。半月前无明显诱因出现头痛，以前额明显，为阵发性，伴发热，体温最高达38.6℃，无明显规律性，伴畏寒，当地医院治疗后症状无明显好转。6天前患者出现呕吐胃内容物，非喷射性，无咖啡样物及鲜血，每天呕吐3~8次。$CD4^+$ T淋巴细胞计数7/μl，$CD4^+$/$CD8^+$ 0.03；脑脊液涂片及培养：新型隐球菌；骨髓及血培养：新型隐球菌。诊断为AIDS（C3）并播散性隐球菌病。

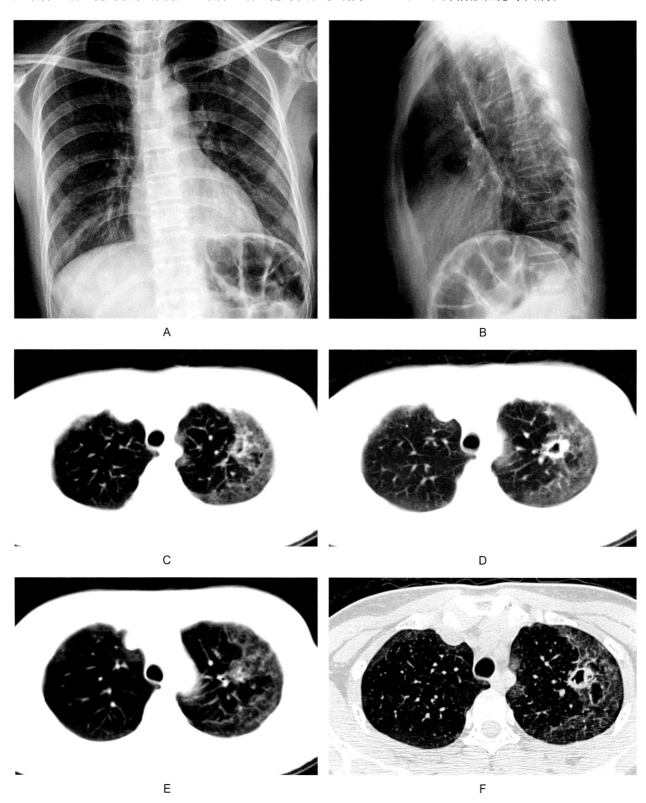

A

B

C

D

E

F

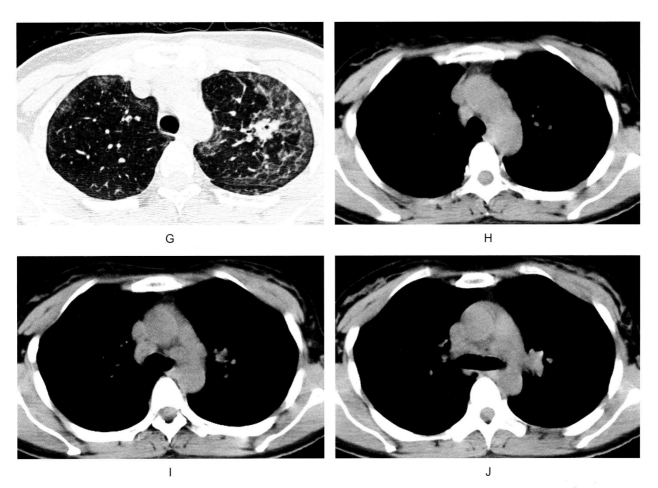

G

H

I

J

图6-3　播散性隐球菌病

　　胸片示两肺透亮度减低，以左上肺明显，左上肺第一前肋间见一结节灶，边界不清（A、B）。胸部CT肺窗及HRCT示左上肺叶一不规则空洞病变，左肺上叶见磨玻璃密度片状影，右肺上叶亦可见轻度磨玻璃样改变（C～G）；纵隔窗示气管旁及主-肺动脉窗淋巴结肿大（H～J）。

病例6-4（图6-4A～E）

　　患者，男，26岁。咳嗽、咳痰3周，加重伴发热、气促1周，体温达39.7℃。外院胸部CT示双肺下叶感染，治疗后症状未见改善，后HIV检查阳性，遂转入我院，门诊以"肺部感染收入院"，自发病以来，患者体重明显降低。体格检查：未见异常。CD4[+]T淋巴细胞计数8/μl，CT穿刺病理诊断：新型隐球菌感染。临床诊断为AIDS（C3）合并新型隐球菌感染。

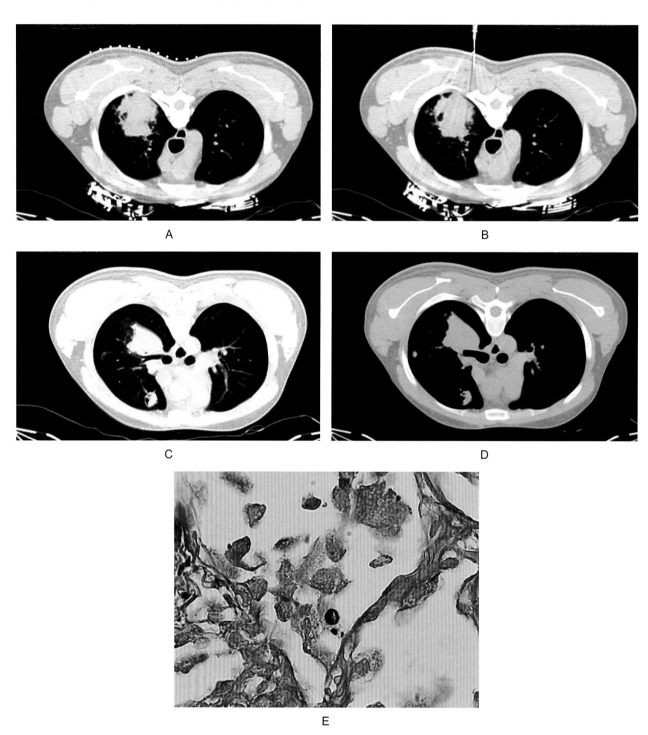

A

B

C

D

E

图6-4　AIDS合并新型隐球菌感染

　　CT肺窗示右肺上叶后段可见一团片状稍高密度影，边界不清（A、B），右肺上叶前段结节内空洞（C、D）。六胺银染色见少量圆球形、厚壁有折光感的染色呈黑色的隐球菌，菌体较大，可见厚壁荚膜，个别呈煤球样（×400）。

病例6-5（图6-5A～J）

　　患者，男，35岁。反复咳嗽咳痰7月余，全身皮肤瘙痒3天，不伴发热，HIV阳性。体格检查：全身皮肤红色皮疹，高出皮面，少许地方融合成片，无渗出。CD4$^+$T淋巴细胞计数29/μl，CT穿刺病理诊断：新型隐球菌感染。临床诊断为AIDS（C3）合并新型隐球菌感染。

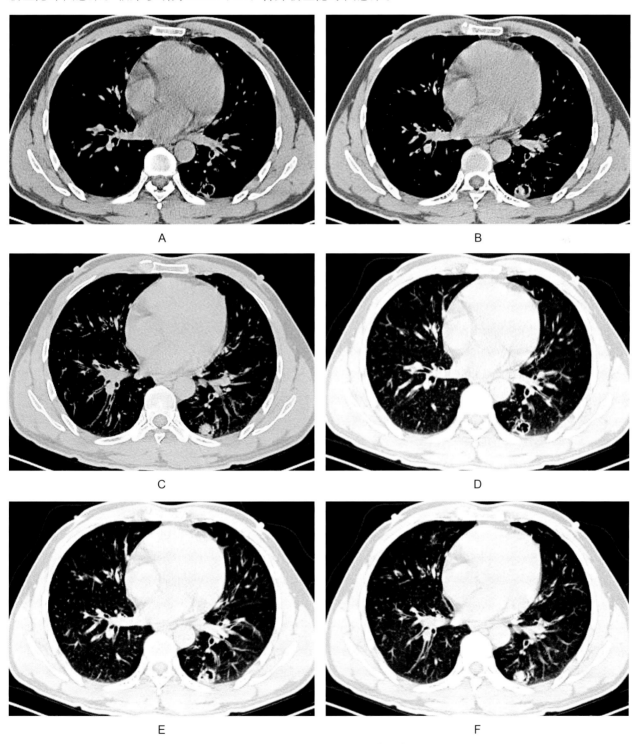

图6-5　AIDS合并新型隐球菌感染

　　CT肺窗示左肺下叶背段可见小空洞影（A～F），大小约14mm×12mm，壁薄，其内可见结节状软组织密度影。HE染色见弥漫分布的组织细胞，细胞内、外可见大量厚壁有折光感的真菌孢子（×400）。六胺银染色可见大量圆球形、厚壁有折光感的染色呈黑色的隐球菌，可见厚壁荚膜（×400）。

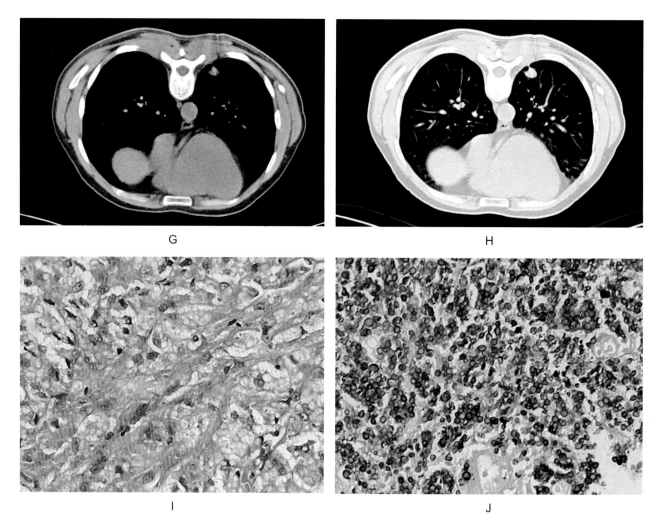

G H

I J

图6-5（续）

三、影像特点

AIDS合并肺隐球菌病的影像学表现具有多形性和多变性，常见的影像表现：

（1）肺间质病变为主，范围广且进展快，可表现为磨玻璃样改变和微小结节性病变；

（2）肺实质浸润，常为多发病灶；

（3）空洞性病变：空洞内壁一般较光滑，空洞发生率较高可能是AIDS合并隐球菌性肺炎的影像特征之一；

（4）胸腔积液，常伴随胸膜下肺部结节；

（5）肺门淋巴结肿大，表现与肺门淋巴结结核相似，但一般没有钙化；

（6）结节或团块状病变：常位于胸膜下，结节大小不一，边界可以清楚锐利，也可模糊或带有小毛刺。

第1节　艾滋病合并马尔尼菲篮状菌感染的胸部影像表现

一、概述

1. 流行病学　2011年Samson等根据分子生物学特性将马尔尼菲青霉菌（*Penicillium marneffei*，PM）更名为马尔尼菲篮状菌（*Talaromyces marneffei*，TM），将其从青霉属种独立出来。竹鼠是马尔尼菲篮状菌的自然宿主。马尔尼菲篮状菌是一种地方性条件致病菌，流行于我国的南方（广西、广东、香港和云南等）地区和附近的国家（老挝、越南和马来西亚等），目前对其自然宿主、感染过程的自然病史尚未清楚，而通过呼吸道吸入真菌孢子被认为是最常见的感染途径。

自1988年Piehl等首次报道AIDS合并马尔尼菲篮状菌感染后，TM感染在世界范围内迅速传播，其中85%的患者发生于艾滋病，已成为AIDS的临床诊断指征之一。在艾滋病患者中，马尔尼菲篮状菌在东南亚是位于结核分枝杆菌感染和新生隐球菌感染之后，排名第3的机会性感染性疾病。

2. 病原学　TM是温度依赖性双相真菌，不同的培养条件形态表现不同，在25℃培养时呈菌丝相，在沙保罗培养基上可产生可溶性色素并渗入基质中呈酒红色，镜下有典型的帚状枝及孢子链等特征性表现（细菌图7-1、7-2）；在37℃培养时呈酵母相，可见脑回样皱褶或放射状沟纹，混有少许短菌丝。真菌培养是目前临床上公认的金标准，常用患者的血液、骨髓、肺泡灌洗液等进行培养。

3. 病理学特征　TM主要侵犯人体的单核-巨噬细胞系统，表现为三种组织学反应，①肉芽肿性反应；②化脓性反应，如皮肤脓包，多发性肺脓肿等；③反应无力和坏死性反应。

4. 临床表现　马尔尼菲篮状菌病患者可有发热、体重减轻、咳嗽、咳痰、气促、贫血、腹泻等症状，热型多为弛张热或不规则热，伴畏寒，无寒战，多数患者消瘦明显，体重下降。

马尔尼菲篮状菌病患者的皮疹具有特征性，50%~75%的患者具有皮损，多出现在面部、躯干、四肢，形态多样，初为斑丘疹或疱疹，中央逐渐坏死结痂形成脐凹状（细菌图7-3），疹间皮肤正常，伴轻度瘙痒，40%的患者有肝、脾及淋巴结肿大。

AIDS合并马尔尼菲篮状菌感染的患者CD4$^+$ T淋巴细胞计数极低，大多数患者CD4$^+$ T淋巴细胞计数<50/μl。

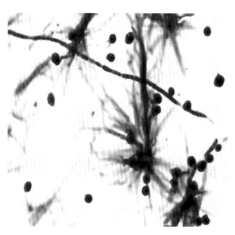

细菌图7-1　马尔尼菲篮状菌

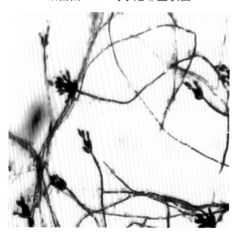

细菌图7-2　马尔尼菲篮状菌

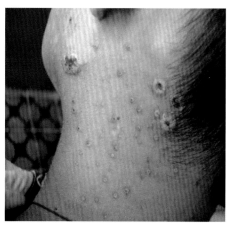

细菌图7-3　马尔尼菲篮状菌感染皮损

二、影像表现

病例7-1（图7-1A~H）

　　患者，男，47岁。以发热、皮疹1个月入院，体温波动37.5~38℃，体格检查：面部、四肢、躯干散在脐凹样皮疹，部分融合成片，CD4$^+$ T淋巴细胞计数14/μl，纤维支气管镜肺组织活检：马尔尼菲篮状菌感染；临床诊断为AIDS（C3）合并马尔尼菲篮状菌感染。

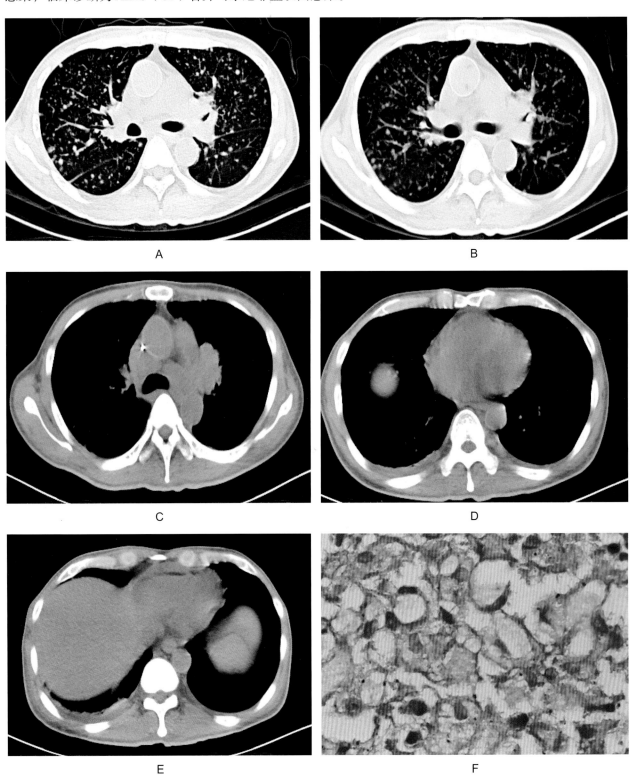

A

B

C

D

E

F

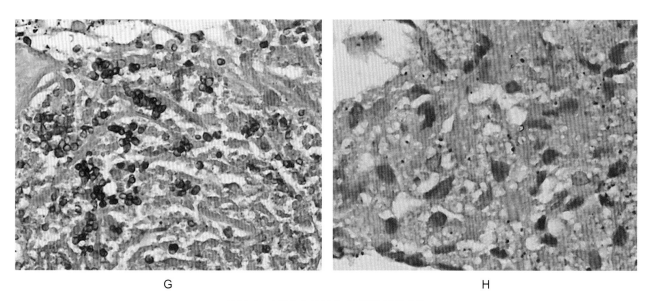

G   H

图7-1 AIDS合并马尔尼菲篮状菌感染

  胸部CT示双肺弥漫结节（A、B），纵隔可见增大淋巴结（C），双侧胸腔少量积液，心包少量积液（D、E）。HE染色示增生的组织细胞及巨噬细胞胞质内小圆形或卵圆形半透明真菌孢子（×400）（F）；六胺银染色示组织细胞及巨噬细胞胞质内外马尔尼菲篮状菌菌体呈小圆形或卵圆形，部分呈两端钝圆粗细均匀的腊肠状，有时可见横隔（×400）（G）；PAS染色示组织细胞及巨噬细胞胞质内外马尔尼菲篮状菌菌体呈小圆形或卵圆形，部分呈两端钝圆粗细均匀的腊肠状，有时可见横隔（×400）（H）。

病例7-2（图7-2A～I）

患者，男，47岁。患者半月前无明显诱因出现发热，最高体温40℃，夜间为主，伴畏寒，咳嗽，咳少量白色泡沫痰，食欲减退。体格检查：周身可见散在脐凹样皮疹。CD4$^+$ T淋巴细胞计数4/μl，血培养及骨髓培养：马尔尼菲篮状菌；临床诊断为AIDS（C3）合并马尔尼菲篮状菌感染。

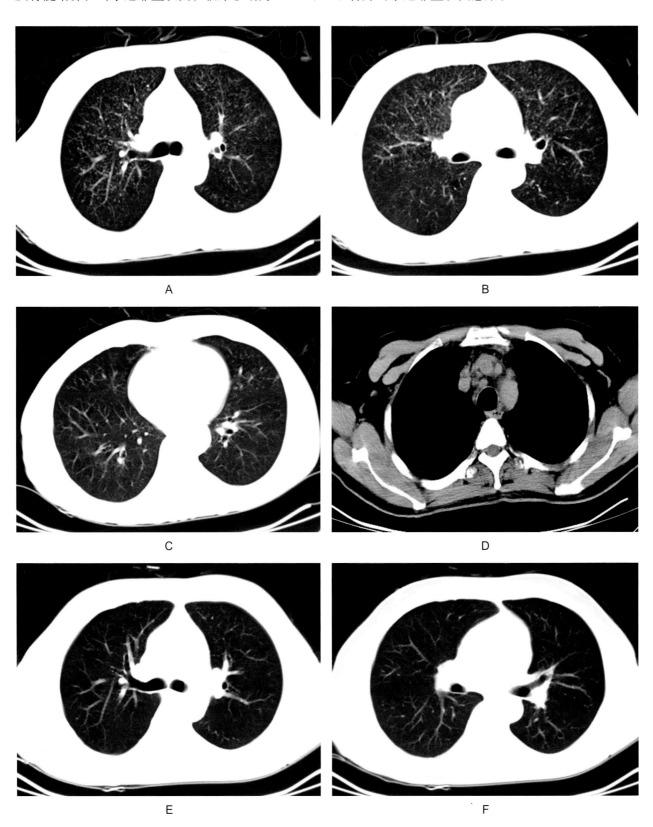

A

B

C

D

E

F

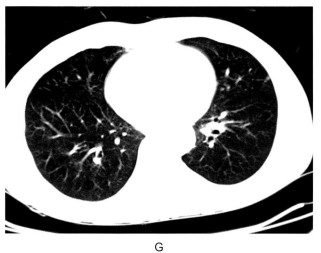

G

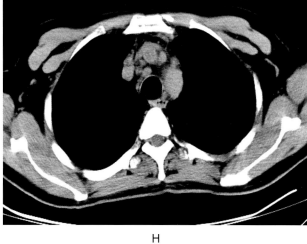

H

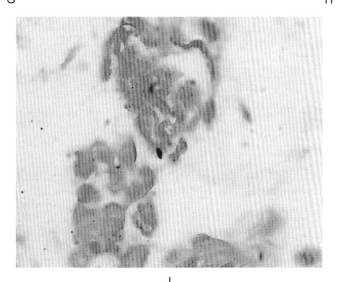

I

图7-2　AIDS合并马尔尼菲篮状菌感染

　　胸部CT示双肺弥漫粟粒节影，分布不均匀，双肺上叶为著（A～C）；纵隔可见增大淋巴结影（D）；治疗17天后复查，可见双肺病灶较前明显吸收减少，纵隔淋巴结较前缩小（E～H）。病理确诊马尔尼菲篮状菌感染。六胺银染色示少数腊肠状或椭圆形菌体，似有横隔，形态上符合马尔尼菲篮状菌（×400）（I）。

病例7-3（图7-3A～H）

患者，女，35岁。患者反复腰腹部游走性疼痛半月余，为绞痛，可自行缓解，2周前出现发热，体温最高达39.6℃，伴畏寒，发热时间无明显规律，偶有咳嗽，咳少量白色黏痰，食欲减退，睡眠差，体重下降8kg。体格检查：颜面部散在小丘疹，双侧颈部可触及肿大淋巴结。$CD4^+$ T淋巴细胞计数5/μl，血培养及骨髓培养：马尔尼菲篮状菌；临床诊断为AIDS（C3）合并马尔尼菲篮状菌感染。

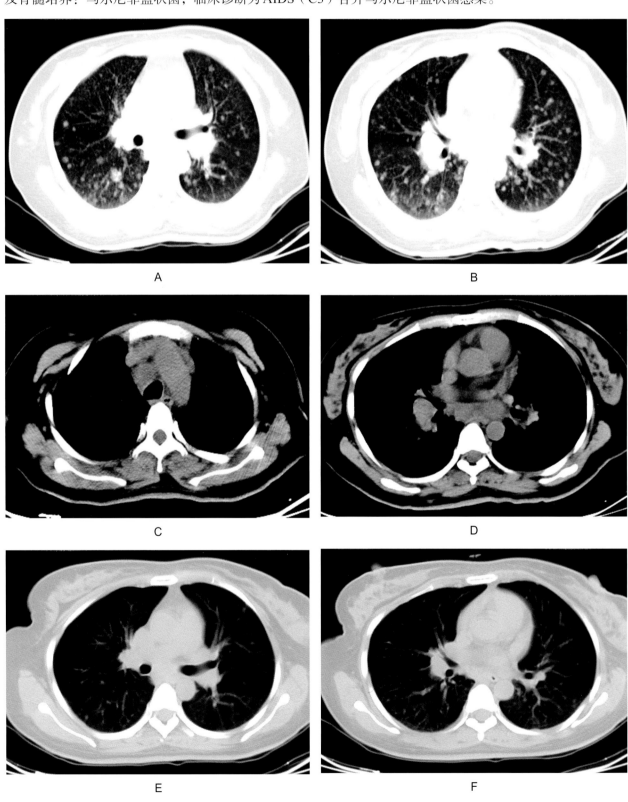

A

B

C

D

E

F

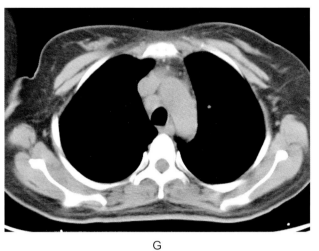
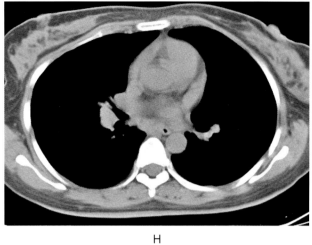

G　　　　　　　　　　　　　　　　　　　　H

图7-3　AIDS合并马尔尼菲篮状菌感染

　　胸部CT示双肺弥漫粟粒及结节影（A～C）；纵隔、右肺门淋巴结增大（C、D）；治疗8天后复查，可见双肺病灶较前明显吸收减少，纵隔及右肺门淋巴结较前缩小（E～H）。BALF确诊马尔尼菲篮状菌感染。

病例7-4（图7-4A～H）

　　患者，女，33岁。患者咳嗽咳痰1周，加重伴发热、腹泻2天，体温最高为39℃，伴有畏寒、头晕，腹泻3～4次/天，多为水样便，患者精神状态差，体力差，食欲差，睡眠差。体格检查：颜面部散在小丘疹，双侧颈部可触及肿大淋巴结。CD4$^+$ T淋巴细胞计数6/μl，血培养及骨髓培养：马尔尼菲篮状菌；临床诊断为AIDS（C3）合并马尔尼菲篮状菌感染。

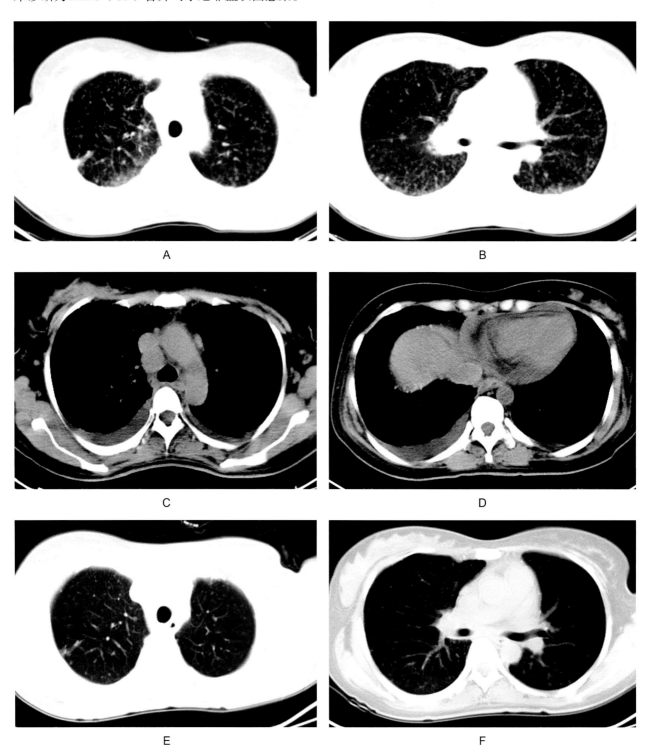

A

B

C

D

E

F

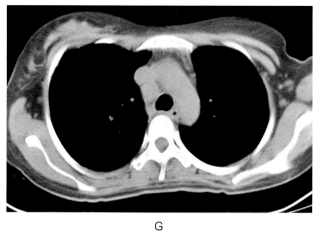

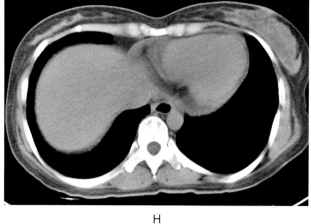

G   H

图7-4 AIDS合并马尔尼菲篮状菌感染

　　胸部CT示双肺透亮度降低，呈磨玻璃样改变，双肺弥漫粟粒影，并散在结节影及斑片影，边界模糊（A、B）；纵隔淋巴结增大，双侧胸腔少量积液（C）；心包及双侧胸腔可见少量积液（D）；治疗12天后复查，可见双肺病灶较前明显吸收减少，纵隔淋巴结较前缩小，双侧胸腔积液较前基本吸收，心包积液较前减少（E、H）。BALF培养确诊马尔尼菲篮状菌感染。

患者，男，24岁。患者2周前无明显诱因出现头晕、乏力，3天前无明显诱因出现发热，最高体温39.5℃。体格检查：左侧锁骨上淋巴结肿大，头面部见大小不等的淡褐色色素沉着斑。$CD4^+$ T淋巴细胞计数6/μl，血培养、骨髓培养：马尔尼菲篮状菌；临床诊断为AIDS（C3）合并马尔尼菲篮状菌感染。

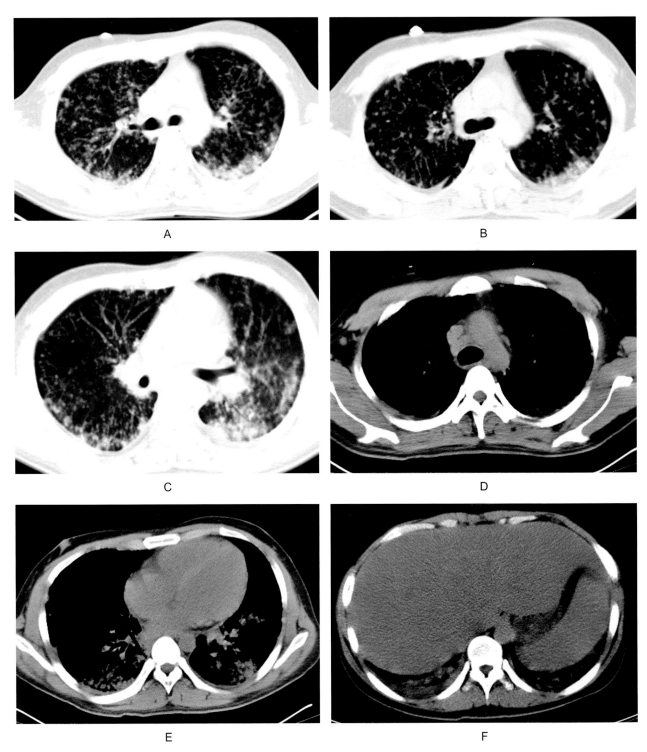

图7-5　AIDS合并马尔尼菲篮状菌感染

胸部CT示双肺弥漫粟粒影，并见多发斑片状稍高密度影，边缘模糊（A～C）；纵隔可见增大淋巴结（D）；双侧胸腔少量积液，双侧胸膜稍增厚（E）；另可见肝大，肝实质密度降低（F）。BALF培养：马尔尼菲篮状菌感染。

病例7-6（图7-6A～I）

　　患者，男，26岁。患者2个月前出现发热、咳嗽，最高体温39℃，伴咳嗽、咳白色黏痰，近半月咳嗽咳痰较前加重，伴活动后气促，体重下降5kg。体格检查：全身多处皮肤散在红色皮疹，双侧颈部、腋窝、腹股沟可触及肿大淋巴结。CD4$^+$T淋巴细胞计数3/µl，血培养、纤支镜及肺泡灌洗液培养：马尔尼菲篮状菌；临床诊断为AIDS（C3）合并马尔尼菲篮状菌感染。

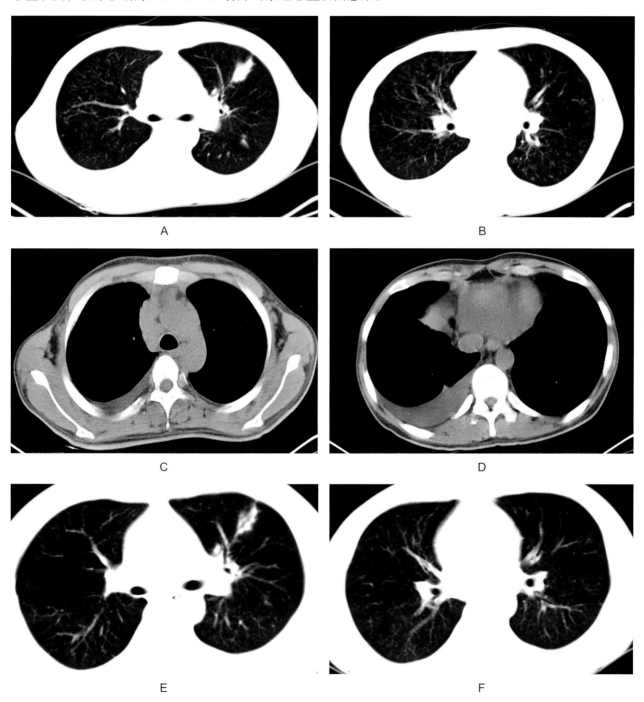

图7-6　AIDS合并马尔尼菲篮状菌感染

　　胸部CT示双肺弥漫粟粒影，边缘模糊，左肺上叶可见片状实变影（A、B）；纵隔可见增大淋巴结影，最大约17mm×19mm，双侧胸腔可见少量积液（C）；右心膈角淋巴结增大，右侧胸腔少量积液（D）；治疗15天后复查，双肺病灶较前明显吸收减少，纵隔淋巴结较前缩小，胸腔积液较前明显减少，心包积液（新增），双侧胸腔少量积液（E、H）。BALF培养诊断为马尔尼菲篮状菌感染。六胺银染色示少数腊肠状或椭圆形菌体，似有横隔，形态上符合马尔尼菲篮状菌（×400）（I）。

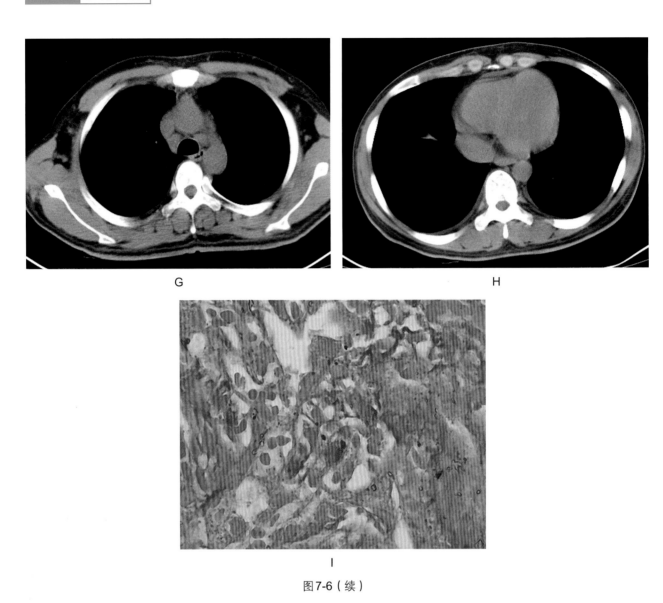

G

H

I

图7-6（续）

病例7-7（图7-7A～F）

　　患者，男，24岁。患者1个月前无明显诱因出现阵发性剧烈咳嗽，并出现发热，最高体温40℃，体重下降4kg。体格检查：颜面及颈部可见散在脐凹样皮疹。CD4$^+$T淋巴细胞计数42/μl，肺组织病理结果：马尔尼菲篮状菌；临床诊断为AIDS（C3）合并马尔尼菲篮状菌感染。

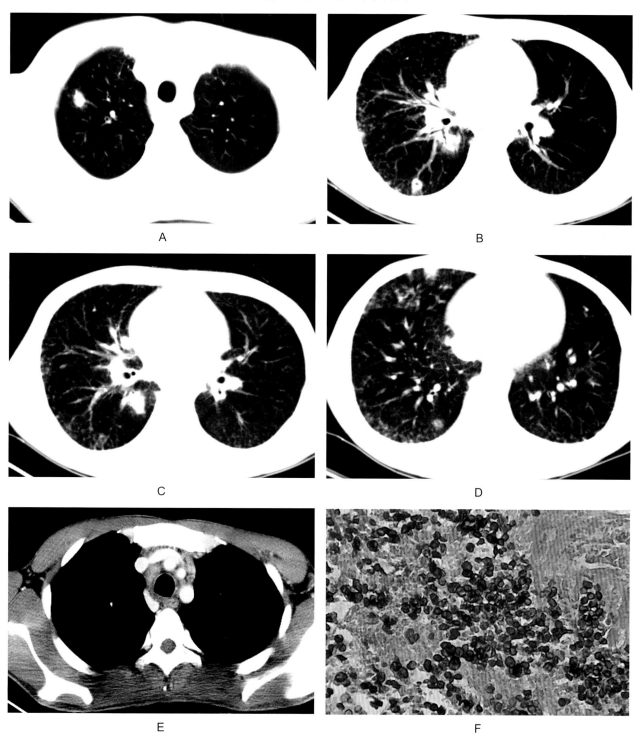

图7-7　AIDS合并马尔尼菲篮状菌感染

　　胸部CT示双肺弥漫粟粒影，并可见多发结节状及斑片状稍高密度影，边界不清（A～D）；纵隔可见小淋巴结影（E）。BALF培养确诊马尔尼菲篮状菌感染。六胺银染色示支气管黏膜坏死组织间大量马尔尼菲篮状菌呈小圆形、卵圆形，部分呈腊肠状，少许可见横隔（×400）（F）。

病例7-8（图7-8A～I）

患者，男，31岁。患者1个月前无明显诱因出现阵发性咳嗽，咳白色黏液痰，半月前咳嗽加重，痰难以咳出，活动后胸闷气促，伴发热，最高体温39.5℃，伴畏寒、乏力、食欲减退，睡眠差。体格检查：颜面可见数颗脐凹样皮疹。CD4$^+$ T淋巴细胞计数12/μl，肺组织病理结果：马尔尼菲篮状菌；临床诊断为AIDS（C3）合并马尔尼菲篮状菌感染。

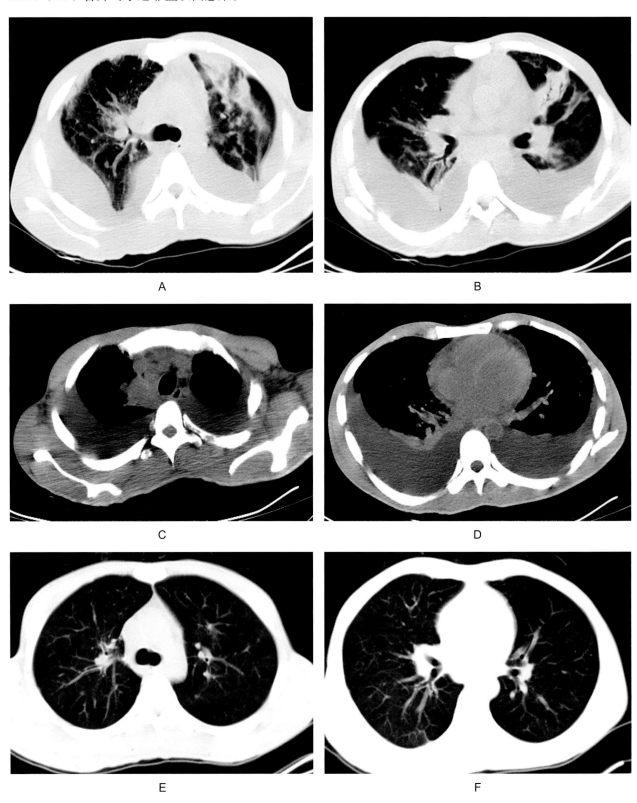

A

B

C

D

E

F

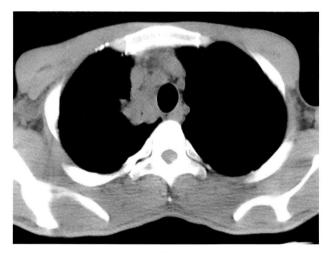
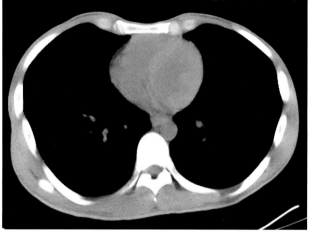

G   H

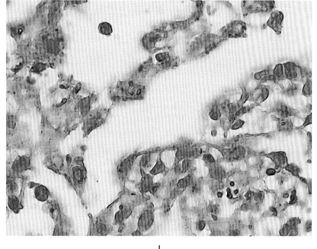

I

图7-8 AIDS合并马尔尼菲篮状菌感染

　　胸部CT示双肺弥漫斑片状稍高密度影（A、B）；纵隔淋巴结增大，双侧胸腔少-中等量积液，心包可见少量积液（C、D）；治疗9天后复查，可见双肺病灶较前明显吸收减少，纵隔淋巴结较前缩小，双侧胸腔积液及心包积液较前基本吸收（E、H）。病理诊断马尔尼菲篮状菌感染。六胺银染色示肺泡间隔内一些小圆形、卵圆形病原体，少数呈腊肠状，个别可见横隔，形态上符合马尔尼菲篮状菌（×400）（I）。

病例7-9（图7-9A～L）

　　患者，男，28岁。患者2个月前无明显诱因出现咳嗽、咳痰，咳嗽呈阵发性，咳白色黏痰，易咳出，1个月前出现发热，最高体温42℃，伴畏寒、寒战，发热时头痛，伴恶心，近10天出现活动后气促，近3天出现腹泻，10次/天，为黄色水样便，患者体力差、食欲差，睡眠差，体重下降4kg。体格检查：左侧口角可见黑色焦痂，左侧锁骨上触及肿大淋巴结。CD4$^+$ T淋巴细胞计数5/μl，血及骨髓培养：马尔尼菲篮状菌；临床诊断为AIDS（C3）合并马尔尼菲篮状菌感染。

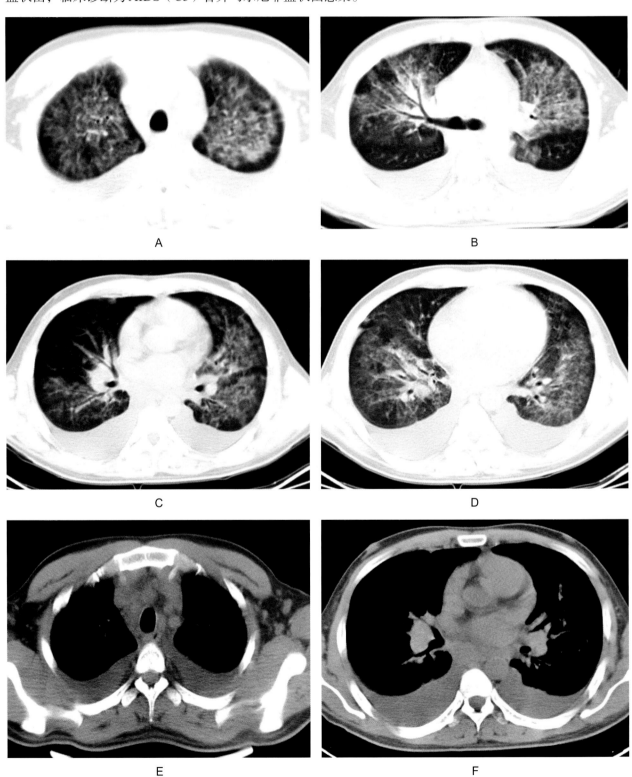

A

B

C

D

E

F

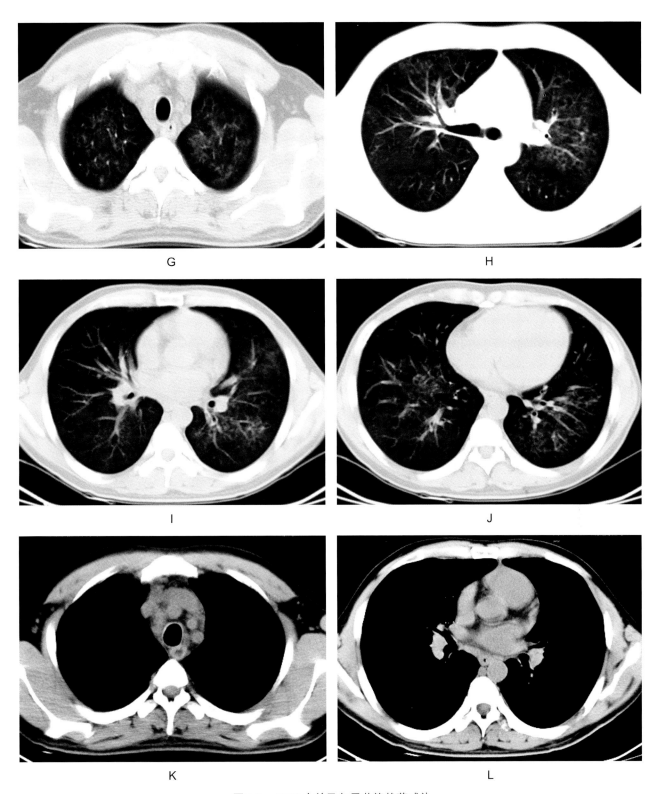

图7-9　AIDS合并马尔尼菲篮状菌感染

　　胸部CT示双肺呈磨玻璃样改变，双肺弥漫斑片影（A～D）；纵隔、双侧腋窝、双肺门淋巴结增大，双侧胸腔可见少至中等量积液（E、F）；治疗20天后复查，可见双肺病灶较前明显吸收减少，纵隔、双侧腋窝、双肺门淋巴结较前缩小，双侧胸腔积液较前基本吸收（G～L）。BALF确诊马尔尼菲篮状菌感染。

病例7-10（图7-10A～D）

患者，男，34岁。发热、咳嗽2月余，体温最高38.5℃，进行性气促1月，皮疹7天，颜面部可见脐凹样皮疹，CD4$^+$T淋巴细胞计数1/μl。临床诊断为AIDS（C3）合并马尔尼菲篮状菌。

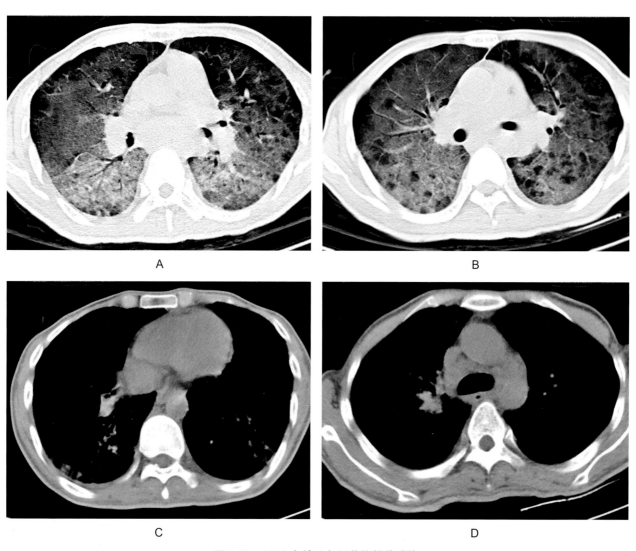

图7-10　AIDS合并马尔尼菲篮状菌感染

胸部CT示双肺弥漫磨玻璃影（A、B），心包少许积液，双侧胸腔少量积液（C）；纵隔淋巴结增大（D）。

病例7-11（图7-11A～D）

患者，男，29岁。咳嗽、咳痰3周，发热、气促6天，体温最高40℃，颜面部可见少许皮疹，CD4$^+$ T淋巴细胞计数21/μl。临床诊断为AIDS（C3）合并马尔尼菲篮状菌。

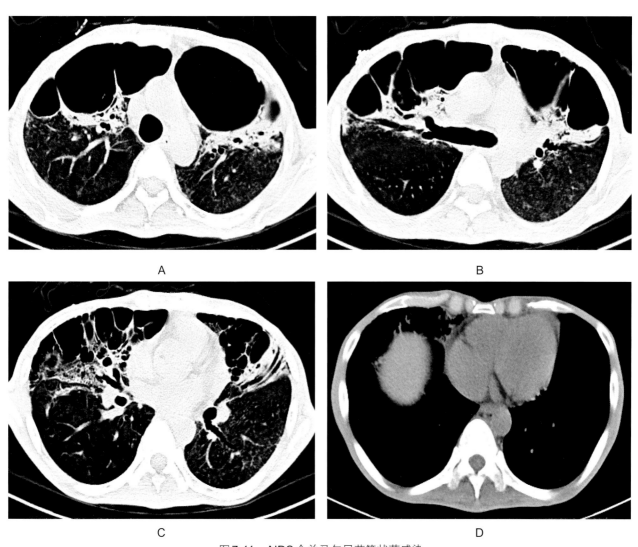

图7-11　AIDS合并马尔尼菲篮状菌感染

胸部CT示双肺呈磨玻璃样改变，双肺上叶及右肺中叶可见多发肺大疱，右肺中叶支气管扩张（A～C），心包少量积液（D）。

病例7-12（图7-12A～E）

患者，男，40岁。患者1个月前无明显诱因出现发热，体温最高39.5℃，伴畏寒、寒战，咳嗽，2天前面部、唇部附近出现脐凹样皮疹，近1个月体重下降10kg，CD4$^+$ T淋巴细胞计数5/μl。病理诊断：马尔尼菲篮状菌感染，临床诊断为AIDS（C3）合并马尔尼菲篮状菌。

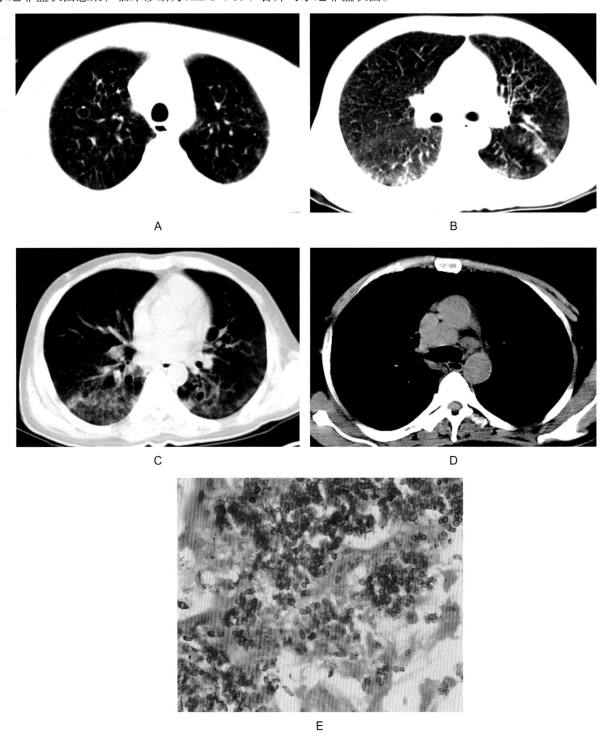

图7-12　AIDS合并马尔尼菲篮状菌感染

胸部CT示双肺见磨玻璃及弥漫粟粒影，双肺下叶多发斑片影，双肺散在肺气囊影（A～C）；纵隔淋巴结增大，最大约18mm×29mm，CT值约25Hu（D）。病理诊断马尔尼菲篮状菌感染。六胺银染色示肺组织的肺泡腔、肺泡间隔内见马尔尼菲篮状菌呈小圆形或卵圆形，部分两端钝圆粗细均匀的腊肠状，部分可见横隔（×400）（E）。

病例7-13（图7-13A～L）

患者，男，25岁。咳嗽10天，发热3天，体检无明显异常，CD4$^+$T淋巴细胞计数66/μl，CT穿刺病理诊断：马尔尼菲篮状菌感染。临床诊断为AIDS（C3）合并马尔尼菲篮状菌感染。

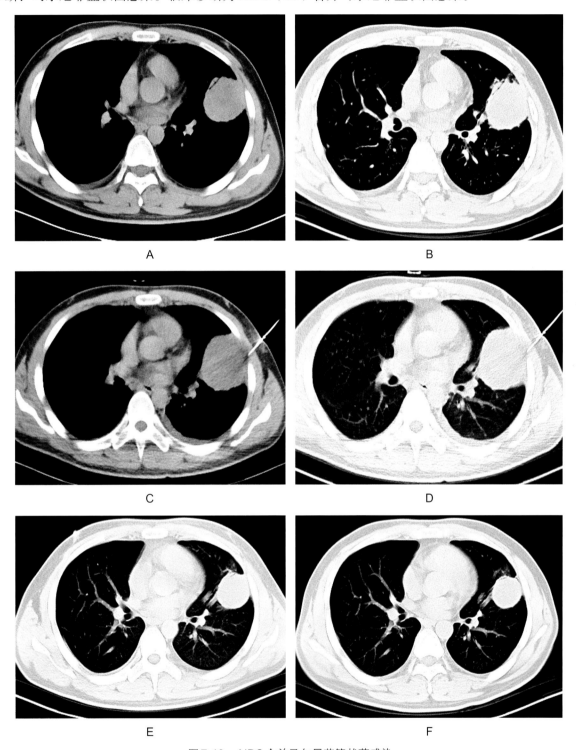

图7-13　AIDS合并马尔尼菲篮状菌感染

胸部CT示双肺散在多发结节影，左肺上叶舌段可见一团块影（A、B），右侧胸腔少量积液（C），对左肺上叶舌段进行穿刺（C、D）。2017年11月28日至2018年11月21日治疗后的复查情况，可见左肺上叶舌段病灶逐渐缩小（E～J）。HE染色示弥漫增生的组织细胞及巨噬细胞胞质内见小圆形或卵圆形半透明真菌孢子（×400）（K）；六胺银染色示组织细胞及巨噬细胞胞质内外见马尔尼菲篮状菌菌体呈小圆形或卵圆形，部分呈两端钝圆粗细均匀的腊肠状，有时可见横隔（×400）（L）。

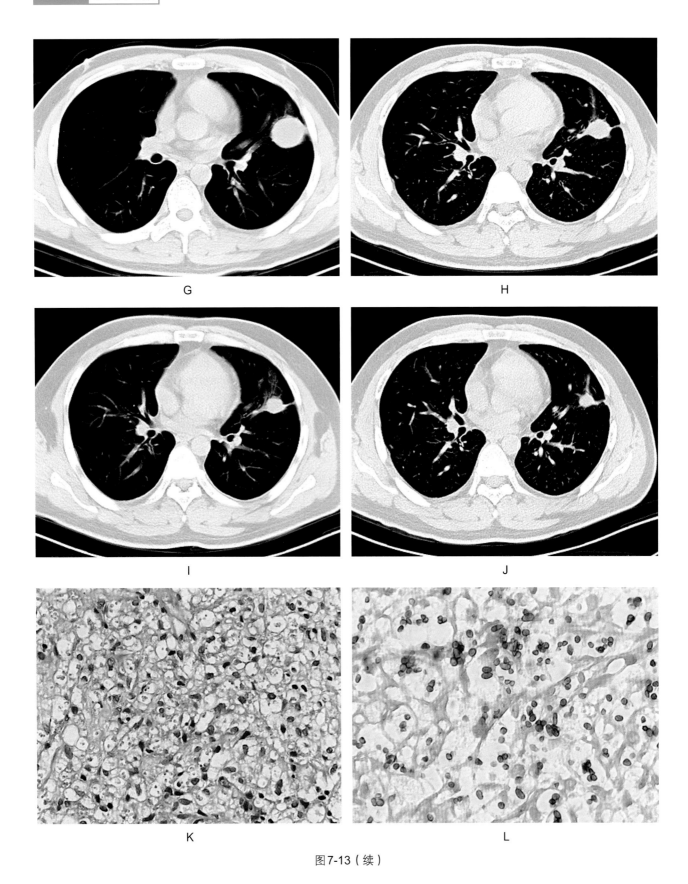

G

H

I

J

K

L

图7-13（续）

病例7-14（图7-14A～L）

患者，女，28岁。患者3个月前劳累后感发热，伴畏寒、寒战，发热时全身出现绿豆大小脐凹样皮疹；2个月前病情加重伴咳嗽，咳痰，咳白色黏痰，患者体力差、食欲差，睡眠差，体重下降9kg。体格检查：全身可见绿豆大小脐凹样皮疹，双侧颈部、右颌下、左锁骨上触及肿大淋巴结。CD4$^+$T淋巴细胞计数3/μl，血及骨髓培养：马尔尼菲篮状菌；临床诊断为AIDS（C3）合并马尔尼菲篮状菌感染。

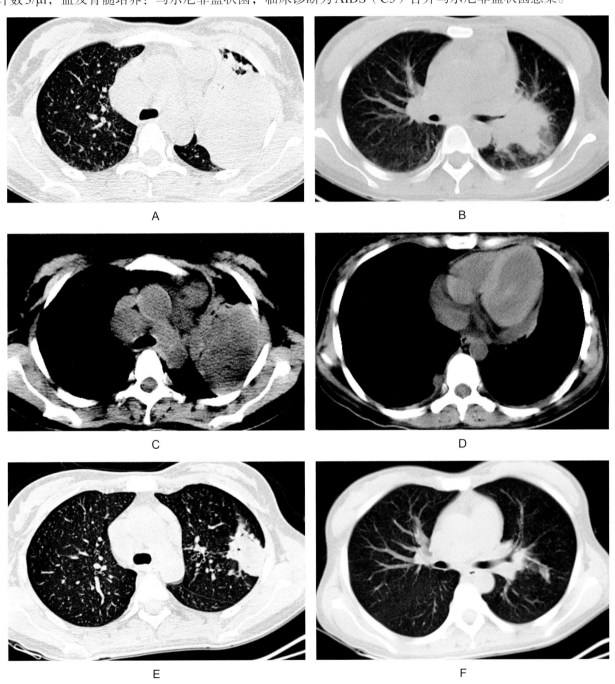

图7-14 AIDS合并马尔尼菲篮状菌感染

胸部CT示左肺上叶可见团片状实变影，余肺内散在结节影（A、B），纵隔淋巴结肿大，最大约29mm×28mm（C）；双侧胸腔少量积液，心包少量积液（D）；治疗13天后复查，可见左肺上叶团片影较前明显缩小，余肺内结节较前减少、缩小，纵隔淋巴结较前缩小，心包积液及双侧胸腔积液较前明显吸收（E～H）；继续治疗15天后复查，可见左肺上叶病灶较前进一步明显缩小，余肺内结节较前进一步吸收减少；纵隔淋巴结较前缩小，胸腔积液基本吸收（H～K）。BALF培养确诊马尔尼菲篮状菌感染。

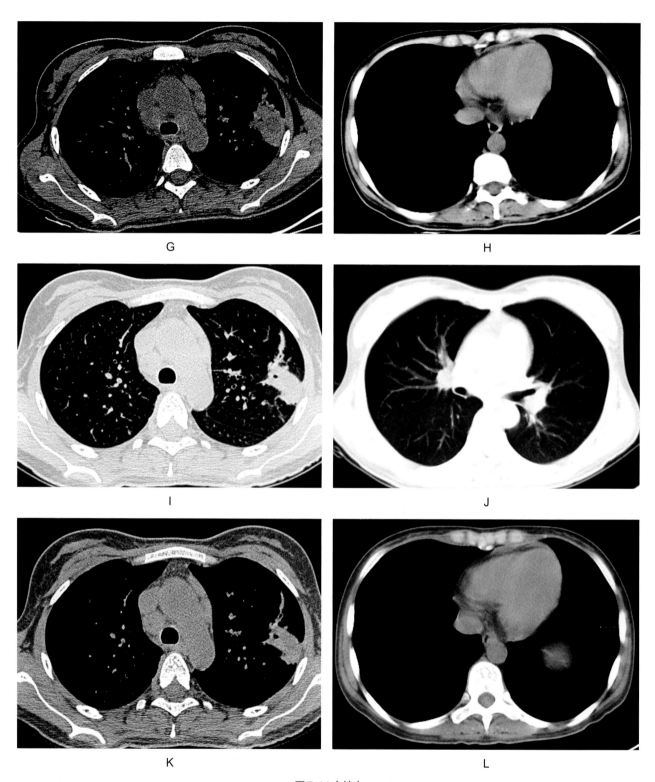

G

H

I

J

K

L

图7-14（续）

病例7-15（图7-15A~J）

患者，男，68岁。以发热、咳嗽1月余就诊；体温最高39℃，2年前反复出现周身皮肤瘙痒；体检躯干及四肢可见散在红色皮疹，无水疱。CD4$^+$ T淋巴细胞计数1/μl，胸部CT穿刺病理诊断：马尔尼菲篮状菌感染。临床诊断为AIDS（C3）合并马尔尼菲篮状菌感染。

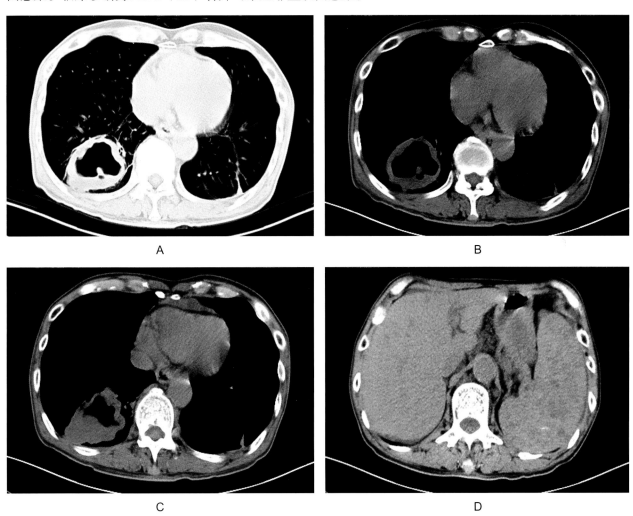

图7-15　AIDS合并马尔尼菲篮状菌感染

胸部CT示右肺下叶不规则厚壁空洞，可见壁结节（A、B），心包可见少量积液（C）；脾内多发低密度灶，呈镂空状改变（D）。治疗10天后复查穿刺，可见空洞较前缩小，空洞壁较前变薄，脾内低密度灶较前吸收减少（E~G）。HE染色示增生的组织细胞及巨噬细胞胞质内见小圆形或卵圆形半透明真菌孢子（×400）（H）；六胺银染色示组织细胞及巨噬细胞胞质内、外马尔尼菲篮状菌菌体呈小圆形或卵圆形，部分呈两端钝圆粗细均匀的腊肠状，有时可见横隔（×400）（I）；PAS染色示组织细胞及巨噬细胞胞质内、外马尔尼菲篮状菌菌体呈小圆形或卵圆形，部分呈两端钝圆粗细均匀的腊肠状，有时可见横隔（×400）（J）。

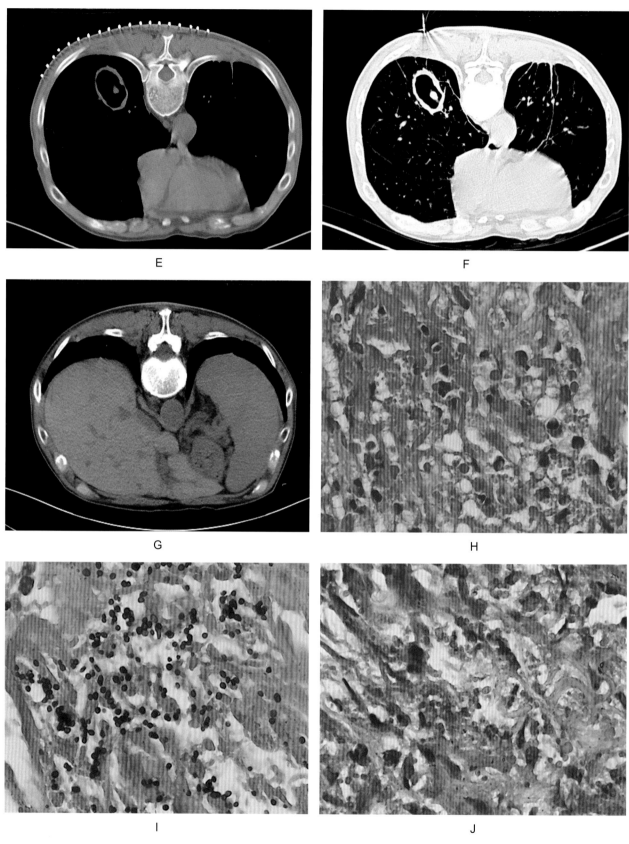

E

F

G

H

I

J

图7-15（续）

病例7-16（图7-16A～J）

患者，女，27岁。发热2周，皮疹4天（额部细小皮疹），体温最高39.2℃，$CD4^+$ T淋巴细胞计数 2/μl。临床诊断为AIDS（C3）合并马尔尼菲篮状菌。

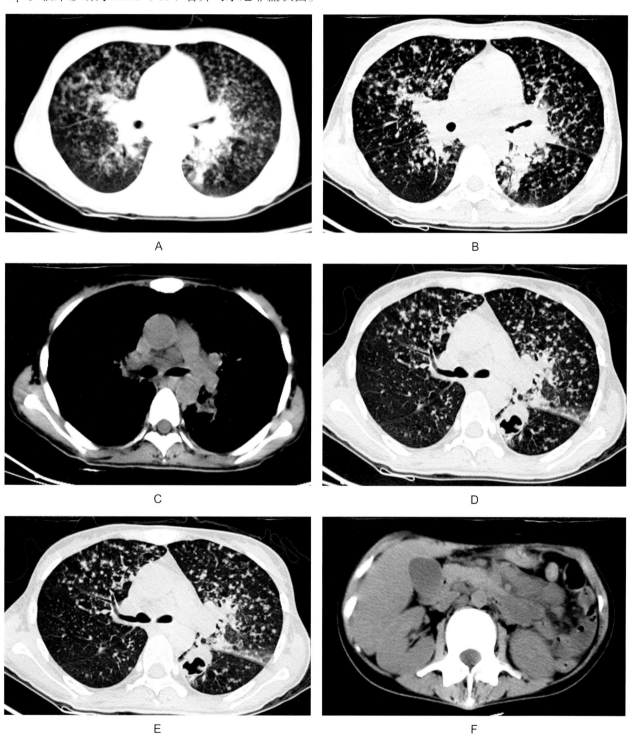

图7-16 AIDS合并马尔尼菲篮状菌感染

胸部CT示双肺弥漫粟粒影，并可见多发斑片状稍高密度影（A、B）；左肺下叶背段不规则厚壁空洞形成（D、E）；纵隔可见增大淋巴结影（C）；肠系膜及腹膜后可见多发肿大淋巴结，可见"三明治征"（F）。治疗9天后复查：双肺粟粒较前吸收减少，左肺下叶背段空洞较前缩小，壁较前增厚（G）；肠系膜及腹膜后增大的淋巴结较前缩小（H）；治疗20天后复查：可见肺内粟粒较前进一步吸收减少；左肺下叶背段空洞已闭合（I）；肠系膜及腹膜后增大淋巴结较前进一步缩小（J）。

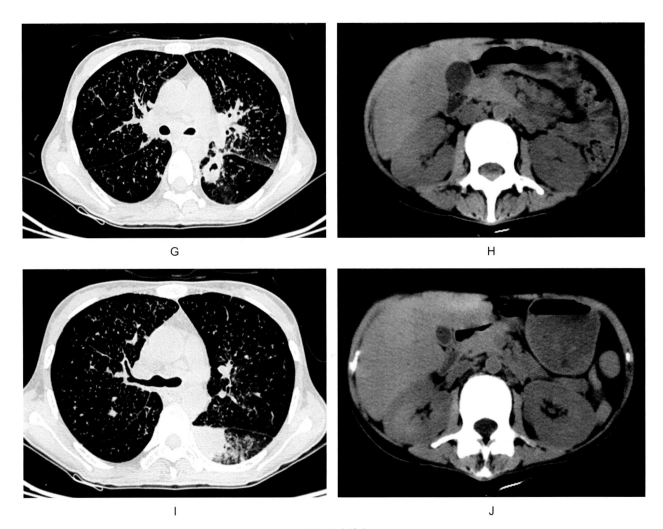

G

H

I

J

图7-16（续）

病例7-17（图7-17A～K）

　　患者，男，40岁。反复咳嗽2月，加重伴咯血、食欲减退1周，颈部可触及多个淋巴结，CD4[+]T淋巴细胞计数4/μl。纤维支气管镜肺组织活检：马尔尼菲篮状感染、PCP感染；临床诊断为AIDS（C3）合并马尔尼菲篮状菌、PCP感染。

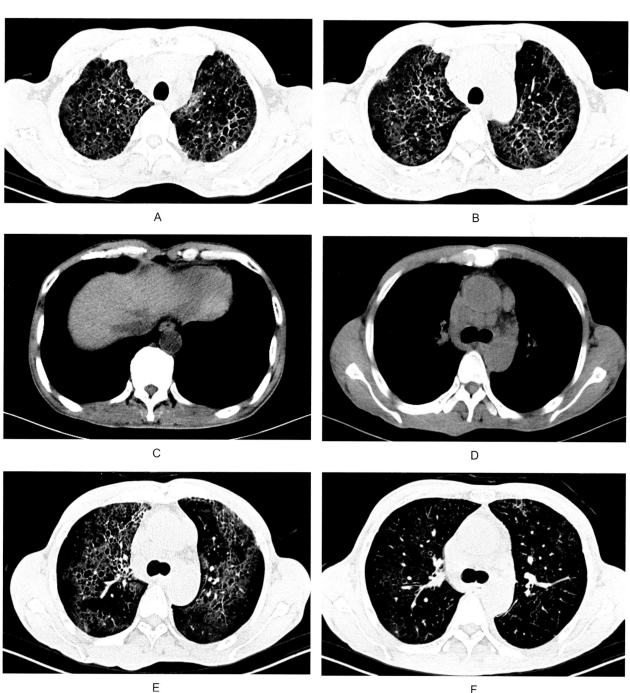

图7-17　AIDS合并马尔尼菲篮状菌、PCP感染

　　胸部CT示双肺呈磨玻璃样改变，双肺弥漫肺气囊（A、B），心包少许积液（C）；纵隔淋巴结增大（D）。治疗20天后复查：E、F为同层面肺内病灶治疗前后对比，可见治疗20天后双肺磨玻璃影较前明显吸收，双肺肺气囊较前减少（F），纵隔淋巴结增大，较前缩小（G）；心包少许积液较前基本吸收（H）。HE染色示肺泡间隔增宽，间质纤维化，肺泡腔内见多少不一的泡沫状或蜂窝状粉红染渗出物（×100）（I）；六胺银染色示肺泡腔泡沫样渗出物中较多圆形、卵圆形或新月形、括号形肺孢子菌（×200）（J）；抗酸荧光染色示个别橙红色荧光的短杆状分枝杆菌（×400）（K）。

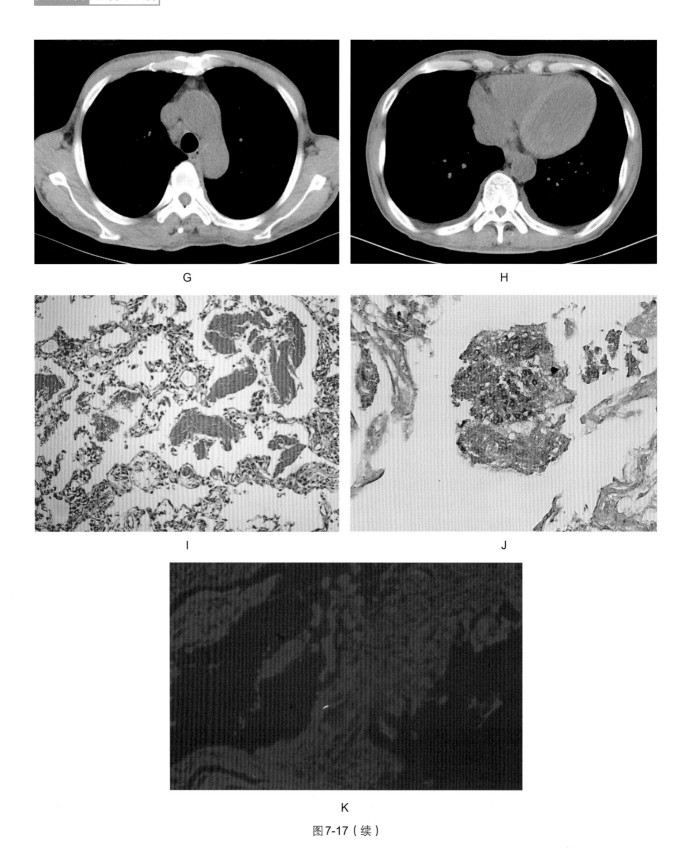

G

H

I

J

K

图7-17（续）

病例7-18（图7-18A～H）

　　患者，男，52岁。皮疹1月余，发热1周，体温最高40℃，疲乏，气短，体格检查：全身脐凹样皮疹，不伴瘙痒，颅脑、躯干部明显，双侧颌下、右侧颈部可触及多个肿大淋巴结，CD4$^+$T淋巴细胞计数1/μl。支气管纤维镜肺组织活检：马尔尼菲篮状感染、CMV感染；临床诊断为AIDS（C3）合并马尔尼菲篮状菌、CMV感染。

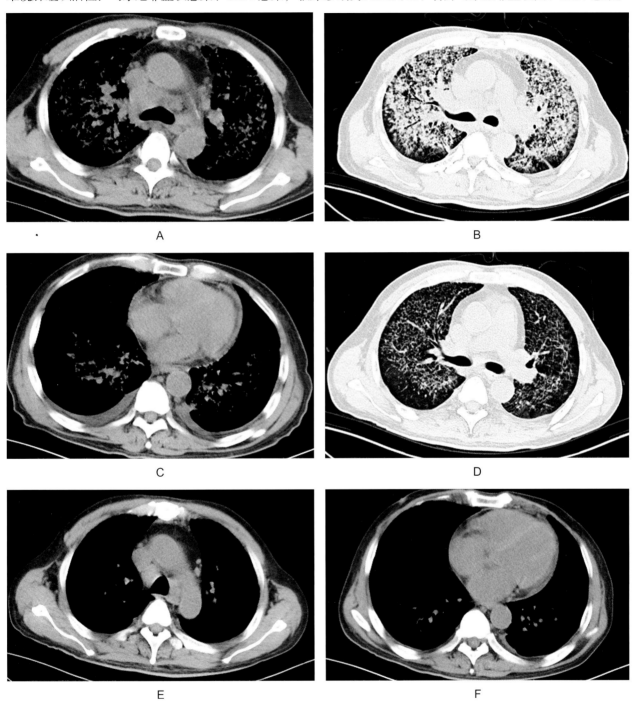

图7-18　AIDS合并马尔尼菲篮状菌、CMV感染

　　胸部CT示双肺弥漫斑片状稍高密度影，部分实变，肺内病灶以间质性改变为主，纵隔淋巴结增大（A、B）；双侧少量胸腔积液，心包少量积液（C）；治疗10天后复查情况，图B、D为同层面治疗前后对比，可见肺内病灶（D）较前（B）明显吸收减少；纵隔淋巴结增大较前缩小（E）；心包积液较前减少（F）。病理结果为马尔尼菲篮状菌合并CMV感染。HE染色示肺泡上皮或组织细胞体积增大，巨细胞化，有紫蓝或紫红色核内包涵体，圆形或卵圆形，周围有空晕，呈"鹰眼样"表现（×400）（G）；免疫组化染色示CMV抗原阳性（×200）（H）。

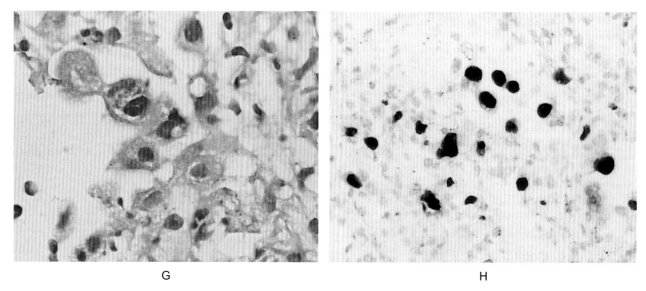

G

H

图7-18（续）

病例7-19（图7-19A～R）

患者，男，29岁。发热、咳嗽2周，最高39℃常；CD4$^+$T淋巴细胞计数36/μl。纤维支气管镜肺组织活检：马尔尼菲篮状菌感染、结核感染；临床诊断为AIDS（C3）合并马尔尼菲篮状菌、结核感染。

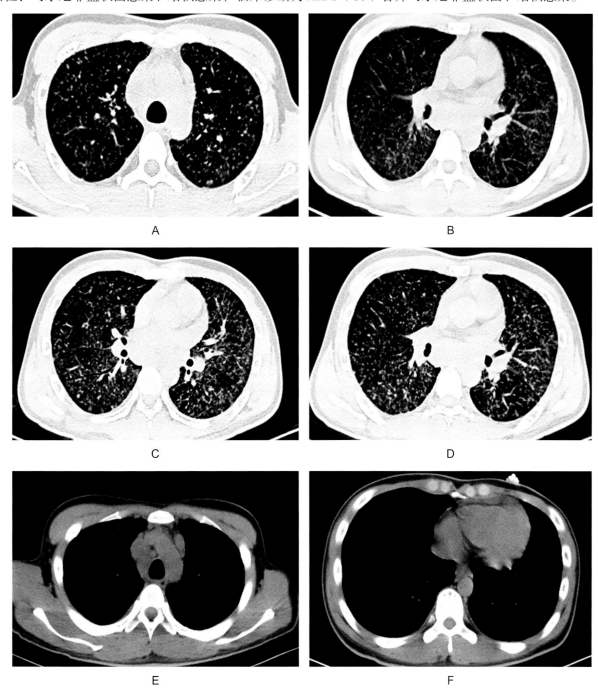

图7-19　AIDS合并马尔尼菲篮状菌、结核感染

胸部CT示双肺呈磨玻璃样改变，双肺弥漫粟粒影，边界不清，分布尚均匀（A～D）；纵隔淋巴结增大（E），心包可见少量积液（F）；双侧胸腔可见少量积液（G）；肠系膜及腹膜后可见多发增大淋巴结（H）。治疗15天后：可见肺内病灶较前明显吸收、减少（I、J），纵隔淋巴结增大较前明显缩小（K）。肠系膜及腹膜后淋巴结较前明显缩小（I）。心包积液较前明显减少，双侧胸腔积液较前已吸收（M、N）；病理结果为马尔尼菲篮状菌合并结核感染。抗酸荧光染色示肺组织内少量红色短杆状分枝杆菌（×400）（O）；HE染色示增生的组织细胞及巨噬细胞胞质内见小圆形或卵圆形半透明真菌孢子（×400）（P）；六胺银染色（Q）、PAS染色（R）示组织细胞及巨噬细胞胞质内、外马尔尼菲篮状菌菌体呈小圆形或卵圆形，部分呈腊肠状，有时可见横隔（×400）（Q、R）。

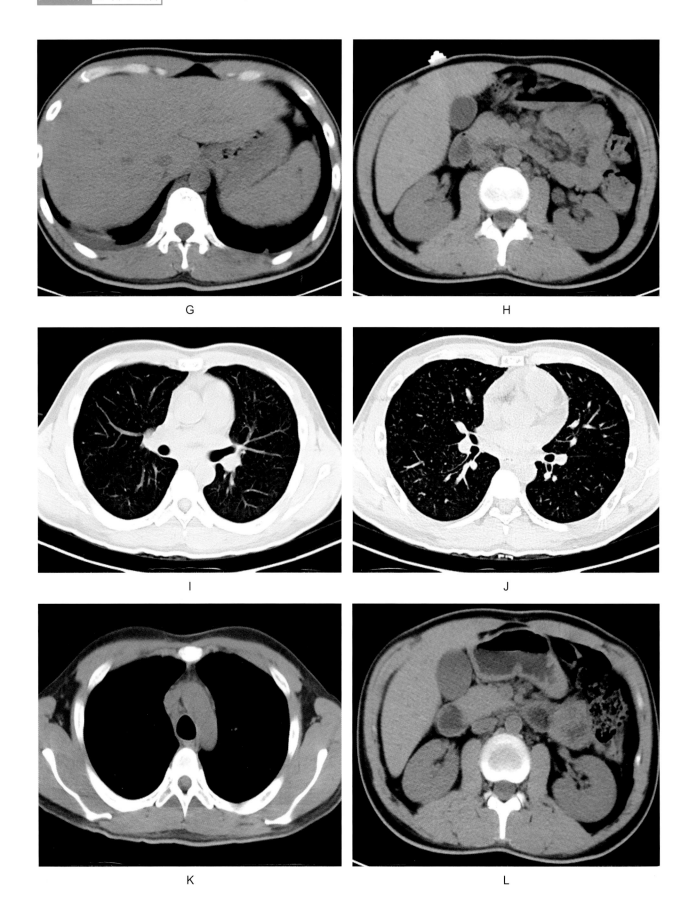

G

H

I

J

K

L

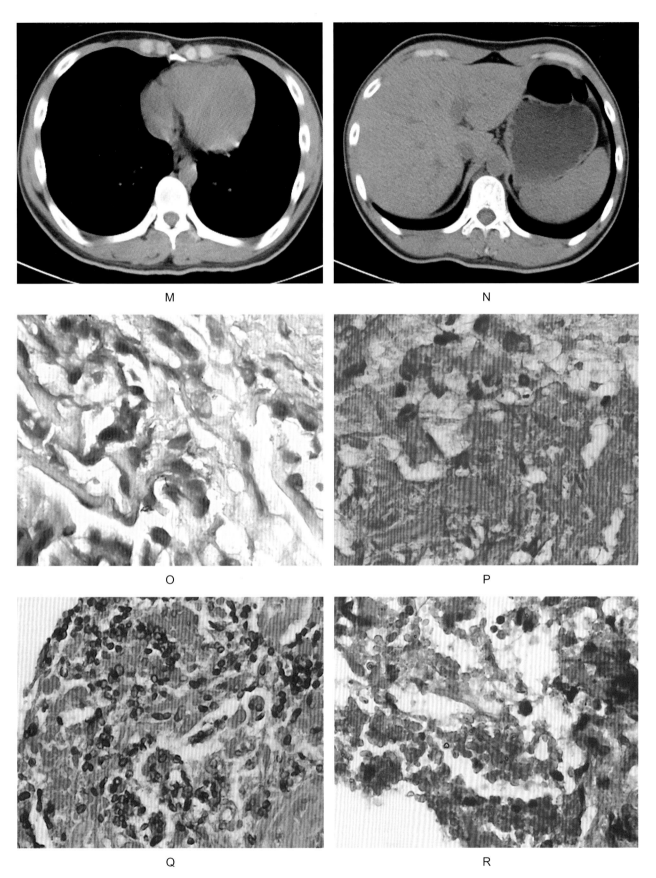

图7-19（续）

病例7-20（图7-20A～F）

患者，男，53岁。患者半月前无明显诱因出现咽部疼痛，体重下降6kg。体格检查：颜面部及躯干散在脐凹样皮疹，双侧颈部触及肿大淋巴结。CD4$^+$ T淋巴细胞计数37/μl，组织病理学：马尔尼菲篮状菌、隐球菌；临床诊断为AIDS（C3）合并马尔尼菲篮状菌、隐球菌感染。

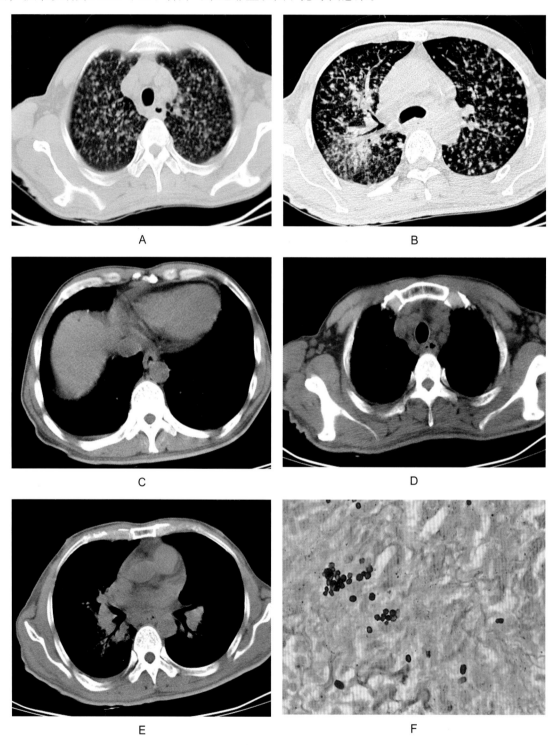

图7-20　AIDS合并马尔尼菲篮状菌、隐球菌感染

　　胸部CT示双肺弥漫粟粒、小结节影，右肺可见多发斑片状稍高密度影（A、B）；心包及右侧胸腔可见少量积液（C）；纵隔、双侧腋窝、双肺门淋巴结增大（D、E）。病理诊断为马尔尼菲篮状菌、隐球菌感染。六胺银染色示一些马尔尼菲篮状菌呈圆形、卵圆形，部分可见横隔；另见少数隐球菌菌体（×400）（F）。

三、影像特点

根据广州市第八人民医院初步统计，艾滋病合并马尔尼菲篮状菌感染胸部CT具有以下影像学表现：

1. 肺内病变　肺内病变常多种影像学表现同时出现。

（1）肺内出现斑片影（49.31%）、粟粒影（48.61%）、磨玻璃影（37.5%）及结节（24.59%）多见；部分斑片影内可见实变影（10.97%）；病灶常双肺多发，边界不清，在肺内无明显分布特征；当肺内弥漫粟粒影时，多伴有结节影出现，周围常出现网织状肺纹理、"树芽征"等，结节在肺内亦以多发为主，大小不等，部分边界欠清，在肺内无明显的分布特征。

（2）肺内可出现空洞影（11.67%）及肺气囊（2.08%），但出现概率相对不高；空洞一般为厚壁空洞，空洞壁多较完整，周围模糊呈浸润性改变。

（3）肺内病灶合并钙化（0.28%）罕见。

2. 肺外病变　常出现纵隔（49.17%）淋巴结增大，肺门（12.83%）及腋窝（8.47%）淋巴结增大相对较少，淋巴结增大以轻度增大为主，淋巴结密度一般比较低或呈等密度影，增强扫描一般不强化或无明显强化；心包积液（40.56%）及胸腔积液（40.69%）比较常见；均以少量多见。

第2节　艾滋病合并马尔尼菲篮状菌感染的腹部影像表现

一、概述

马尔尼菲青霉菌感染现已成为东南亚地区艾滋病最常见的机会性感染之一，可作为AIDS的"指征性"疾病。

马尔尼菲青霉菌感染人类常侵犯单核-吞噬细胞系统，形成肉芽肿性、化脓性、无反应性及坏死性病变，常造成富含单核-吞噬细胞的组织器官病变，腹部多器官如肝（细菌图7-4）、脾、淋巴结、肠道等易受累。

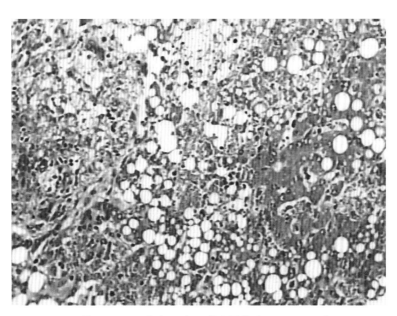

细菌图7-4　肝组织马尔尼菲青霉菌（HE，×100）

尸体肝组织穿刺病理镜检，肝实质多灶性溶解性坏死，坏死区、肝窦及汇管区见大量的孢子样病原体，呈"腊肠"状，一些有横隔。另外，可见较弥漫肝细胞脂肪变。

二、影像表现

病例7-21（图7-21A～V）

患者，男，25岁。以腹部肿物1月余入院，患者无明显诱因出现腹部肿物，起初以上腹部为主，进行性增大至全腹，伴上腹部胀，伴食欲减退，进食后腹胀加重，无腹痛、腹泻，无发热、气促等，门诊以艾滋病、腹部肿物收入院。体格检查：腹部可触及巨大包块，肋下起至髂前上棘，无触痛，脾脏肋下16cm，CD4$^+$T淋巴细胞计数42/μl，血及骨髓培养：马尔尼菲篮状菌；临床诊断为AIDS（C3）合并马尔尼菲篮状菌感染。

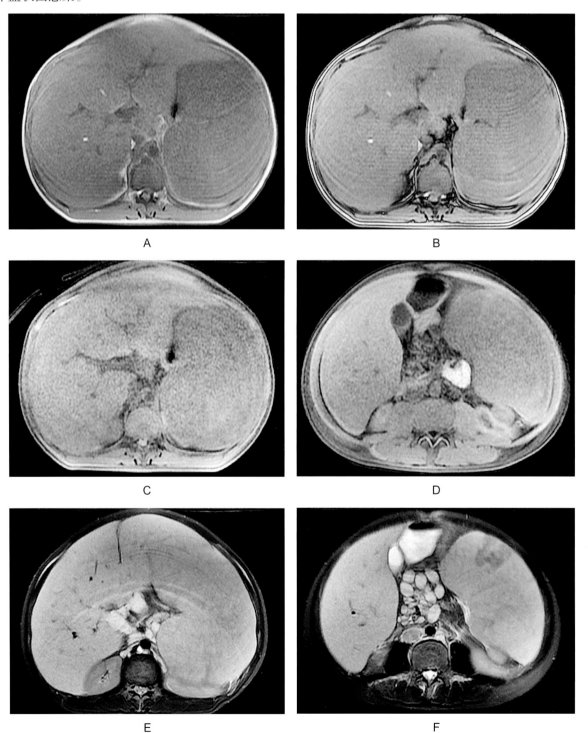

A

B

C

D

E

F

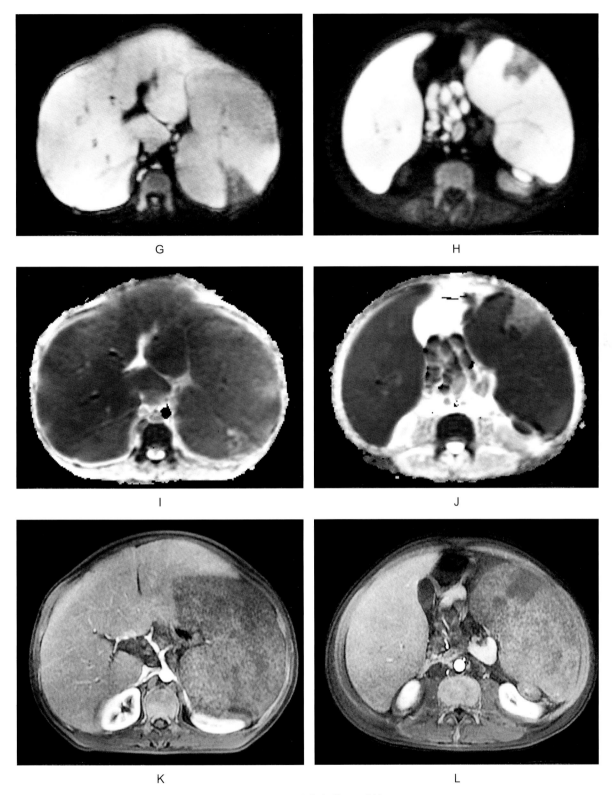

图7-21 艾滋病合并TM感染

　　上腹部MR示肝脾明显肿大，T1WI、T2WI肝实质信号反转（T1WI肝实质信号弥漫降低，T2WI肝实质信号增高），DWI信号增高，ADC值减低呈低信号改变，肝门区可见多发增大淋巴结影，呈T1WI低、T2WI高信号表现，DWI及ADC呈弥散受限表现；脾明显肿大，内可见多发类楔形低信号区（A～J）；增强扫描肝实质未见明显局灶性异常强化；脾内类楔形低信号区未见强化，肝门区淋巴结未见明显异常强化（K～P）。治疗10天后上腹部CT显示双侧胸腔少量积液（Q）；肝脾明显肿大，脾内可见类楔形低密度影，肝实质密度尚均匀，少量腹水（K～T）；肝门区、肠系膜及腹膜后可见多发肿大淋巴结影，少量腹水（T～V）。

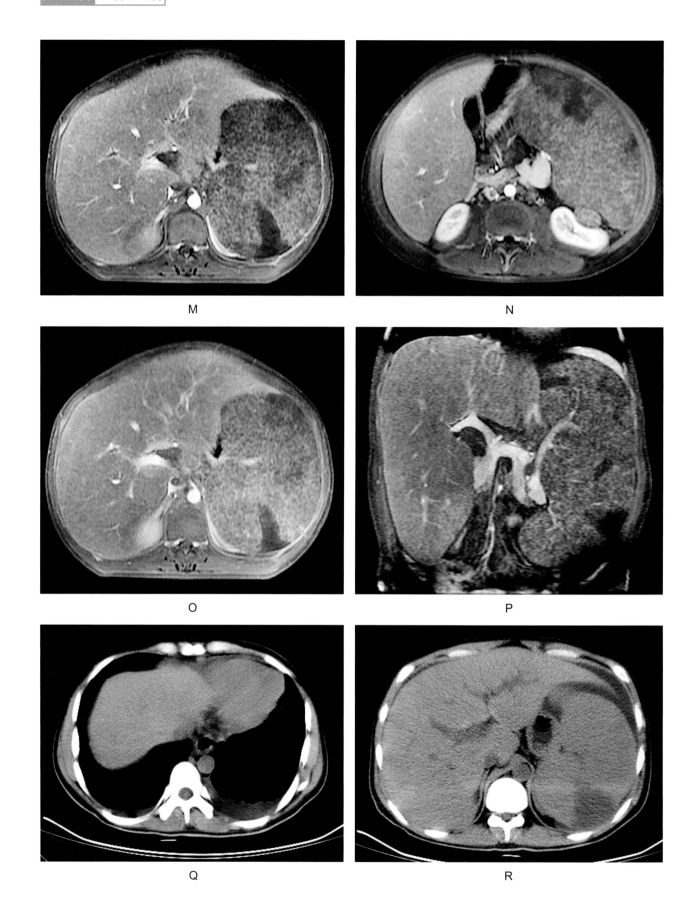

M

N

O

P

Q

R

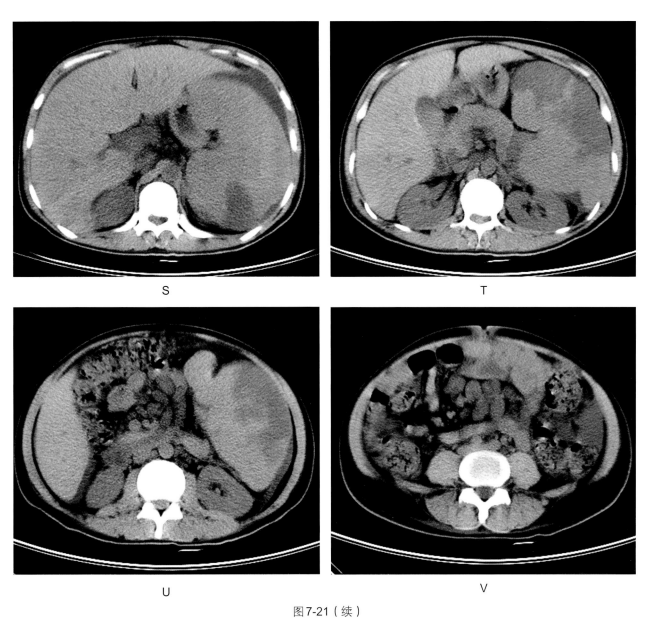

S

T

U

V

图7-21（续）

病例7-22（图7-22A～J）

患者，男，47岁。患者两周前无明显诱因出现发热，最高体温38.5℃，伴畏寒，发热无明显时间规律，伴咳嗽，咳少量白色黏液痰，不易咳出，双下肢水肿，腹胀明显，自发病以来，患者精神疲倦，食欲减退，近3个月体重下降10kg。体格检查：颜面部可见数颗黑色结痂，无触痛。CD4$^+$ T淋巴细胞计数10/μl，血培养及骨髓培养：马尔尼菲篮状菌；临床诊断为AIDS（C3）合并马尔尼菲篮状菌感染。

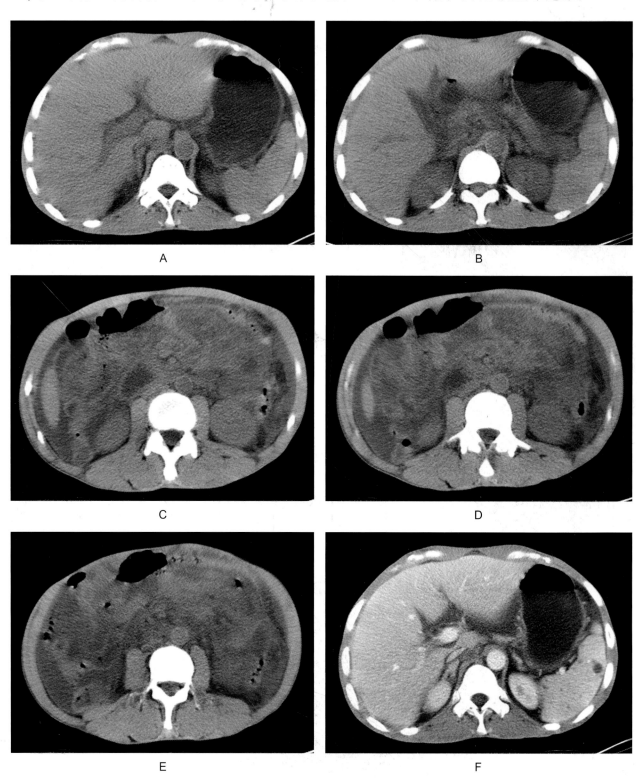

A

B

C

D

E

F

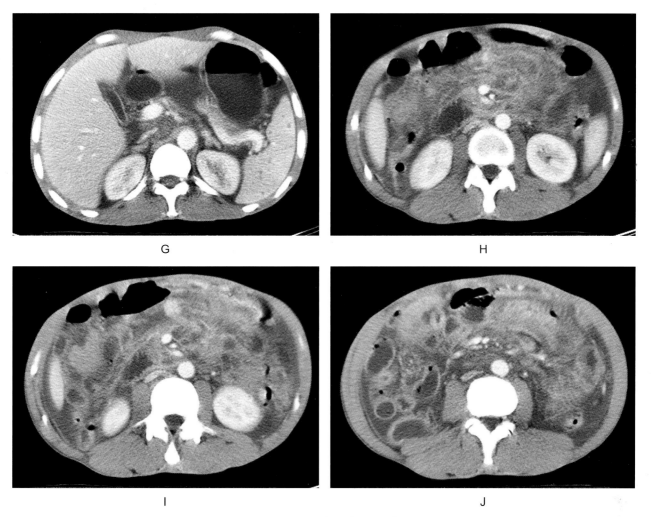

图7-22 艾滋病合并TM感染

上腹部CT示肝大，肝门区及腹膜后可见多发增大淋巴结，肠系膜浑浊，肠壁增厚（A～E），增强扫描：可见脾内多发结节状低密度影，肝门区淋巴结未见明显强化（F～G），肠系膜浑浊，肠壁增厚可见强化，腹水，淋巴结可见环形强化（H～J）。

病例7-23（图7-23A～K）

　　患者，男，25岁。以"咳嗽、气促1月，腹痛半月，发热5天"入院。患者1个月前无明显诱因出现咳嗽，伴少许黄白色稀痰，伴胸闷、气促，在当地医院就诊，症状无明显好转；并于半月前出现腹痛，性质为绞痛，呈阵发性加重，持续10余分钟后可自行缓解，时伴有排黄色烂便，2～3次/天，便后疼痛缓解，无恶心呕吐，无柏油样粪或血粪；患者于5天前出现发热，体温最高39℃，时有畏寒，发热一般在夜间出现，持续数小时后可见自行下降，伴有大汗；近半年患者体重减轻10kg。体格检查未见明显异常。$CD4^+$ T淋巴细胞计数7/μl，肠镜病理：马尔尼菲篮状菌；临床诊断为AIDS（C3）合并马尔尼菲篮状菌病。

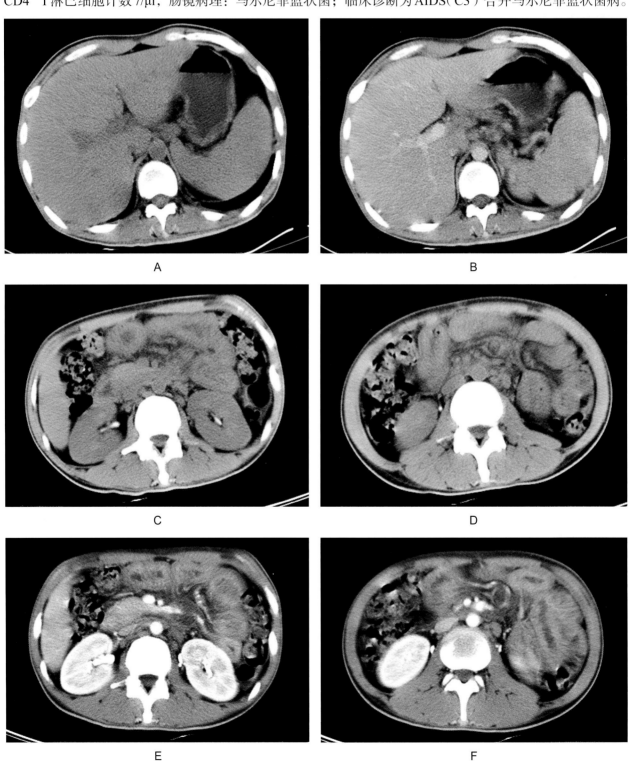

A

B

C

D

E

F

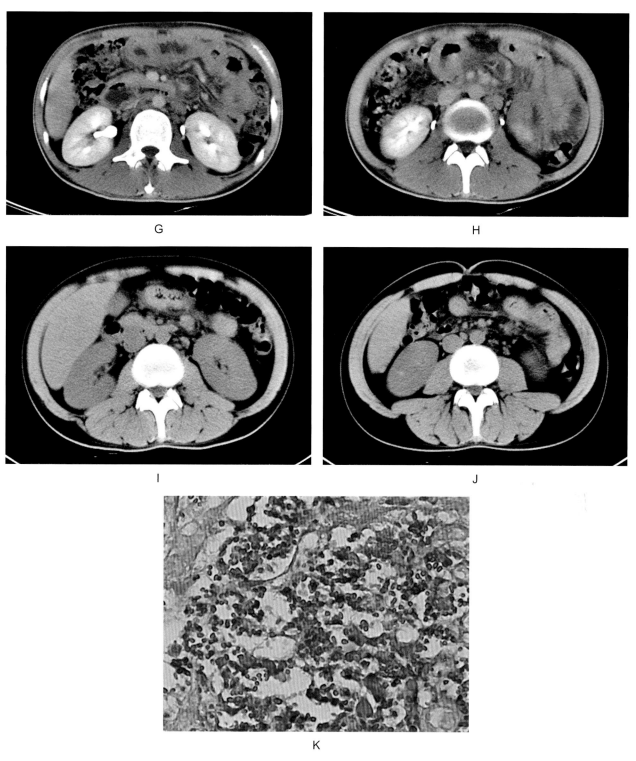

图7-23　艾滋病合并TM感染

　　上腹部CT示肝脾稍大（A）；增强扫描肝脾内未见明显异常强化灶（B）；平扫肠壁明显增厚，肠系膜及腹膜后可见增大淋巴结影（C、D）；增强扫描动脉期，可见肠壁明显强化（E、F）；门脉期，增厚的肠壁强化程度降低（G、H），治疗后复查，可见肠壁增厚较前明显减轻，肠系膜及腹膜后淋巴结较前缩小（I～J）。六胺银染色示结肠黏膜间质内大量马尔尼菲篮状菌呈小圆形、卵圆形，部分呈腊肠状，少许可见横隔（×400）（K）。

病例7-24（图7-24A～L）

　　患者，男，33岁。发现左颈部包块、发热3月余，皮疹2月余入院，当地医院病理活检提示结核性淋巴结炎，抗结核治疗2周后症状无改善。CD4$^+$ T淋巴细胞计数1/μl，CD4$^+$/CD8$^+$ 0.002；骨髓培养：马尔尼菲篮状菌。诊断为AIDS（C3）并播散性马尔尼菲篮状菌病。

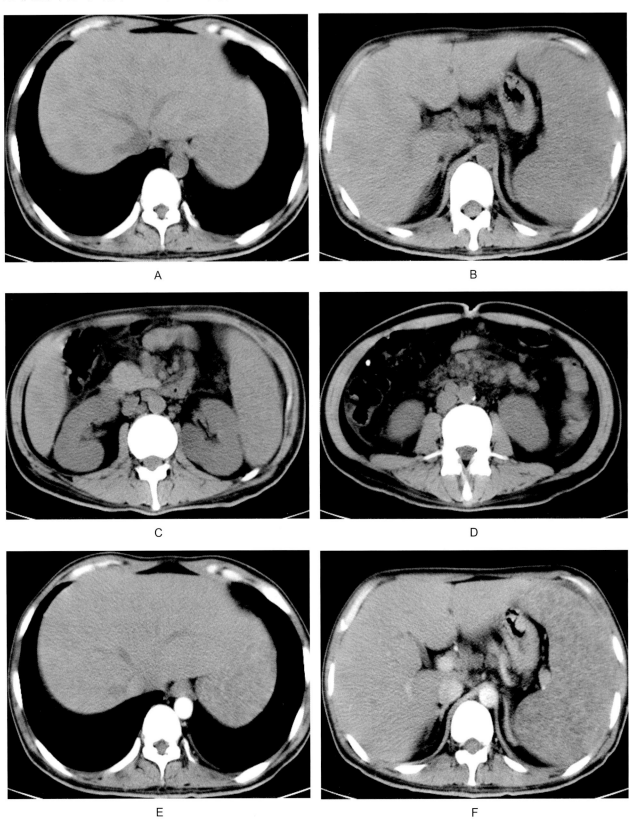

A

B

C

D

E

F

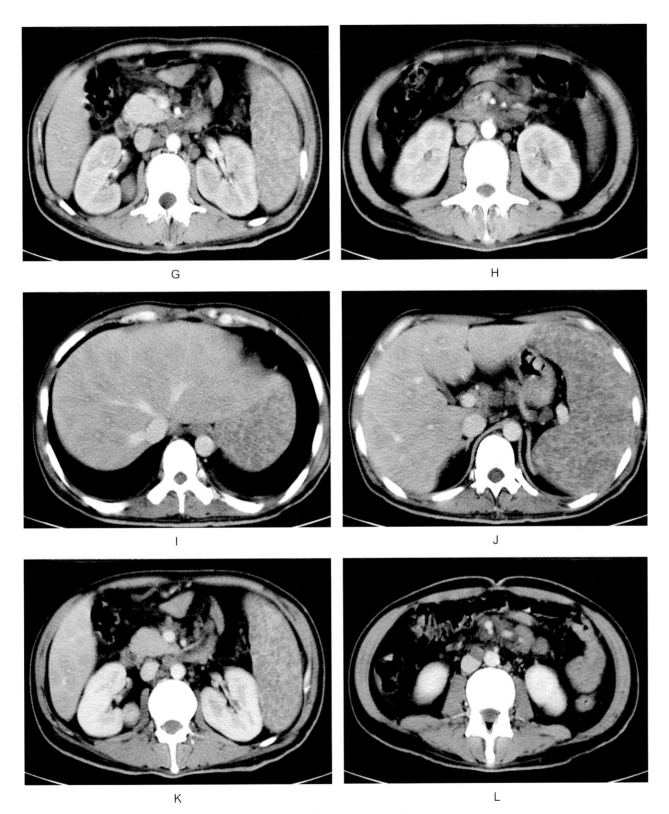

图7-24 播散性马尔尼菲篮状菌病

上腹部CT示平扫示肝脏多发类圆形低密度（A～C），增强扫描仍呈低密度，门脉期示门静脉小分支周围低密度病灶，中央见门脉高密度影（E～G，I～K）；脾脏明显肿大，脾内弥漫粟粒状低密度小结节，增强扫描门脉期脾脏不均匀强化呈"镂空状改变"（I～K）；肝门区、肠系膜及腹主动脉旁淋巴结肿大，以肠系膜明显，呈大小不等结节状均匀软组织密度，增强扫描轻度均匀强化（B～D，F～H，J～L）。

病例7-25（图7-25A～L）

患者，男，27岁。皮疹、腹部胀痛10天入院，面部密布斑丘疹，部分皮疹呈脐凹样，全身浅表淋巴结无肿大。腹部B超示肝大、肝内回声粗。CD4$^+$ T淋巴细胞计数35/μl，CD4$^+$/CD8$^+$ 0.11；血、骨髓培养：马尔尼菲篮状菌。诊断为AIDS（C3）并播散性马尔尼菲篮状菌病。

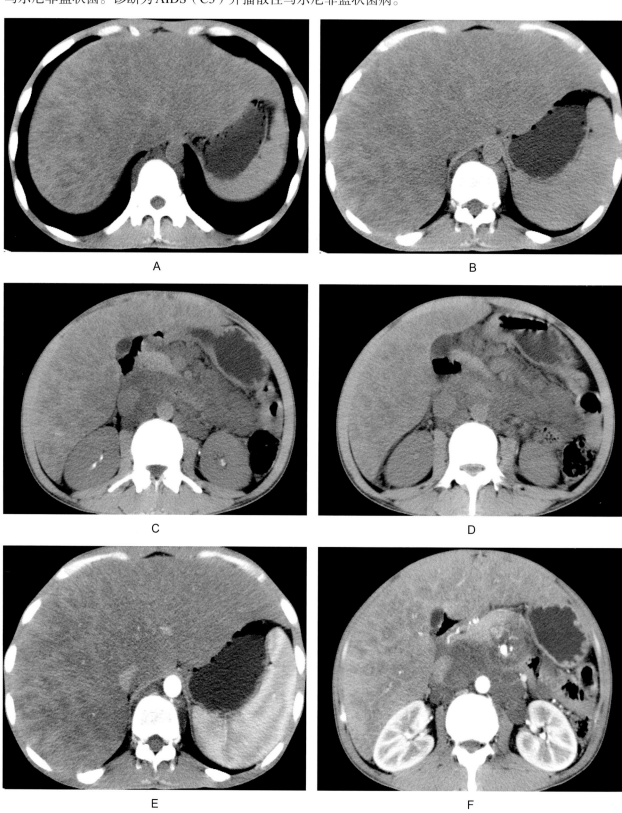

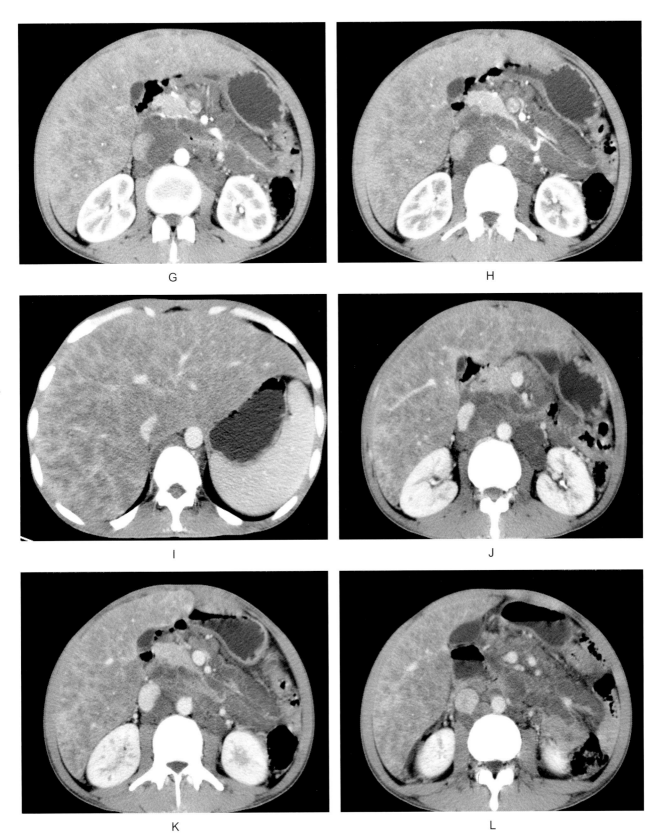

图7-25　播散性马尔尼菲篮状菌病

　　上腹部CT平扫示肝大并肝实质不均匀密度减低（A、B）；增强扫描动脉期及门脉期示汇管区周围弥漫低密度影，肝脏实质不均匀强化，索条状或板状强化，呈"镂空状改变"（E～L）；腹腔广泛淋巴结肿大（C、D），部分融合，以肠系膜病灶明显并呈"三明治征"，环状强化（F～H，J～L）。

病例7-26（图7-26A～L）

　　患者，男，38岁。疲乏，食欲减退，尿黄，伴发热2个月。CD4⁺T淋巴细胞计数4/μl，CD4⁺/CD8⁺ 0.02；骨髓培养：马尔尼菲篮状菌。诊断为AIDS（C3）并播散性马尔尼菲篮状菌病。

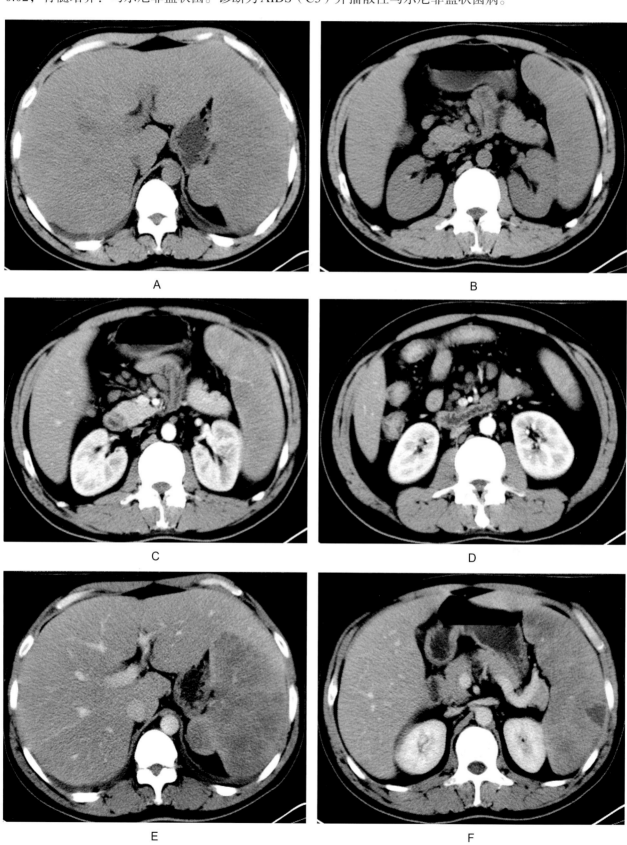

A

B

C

D

E

F

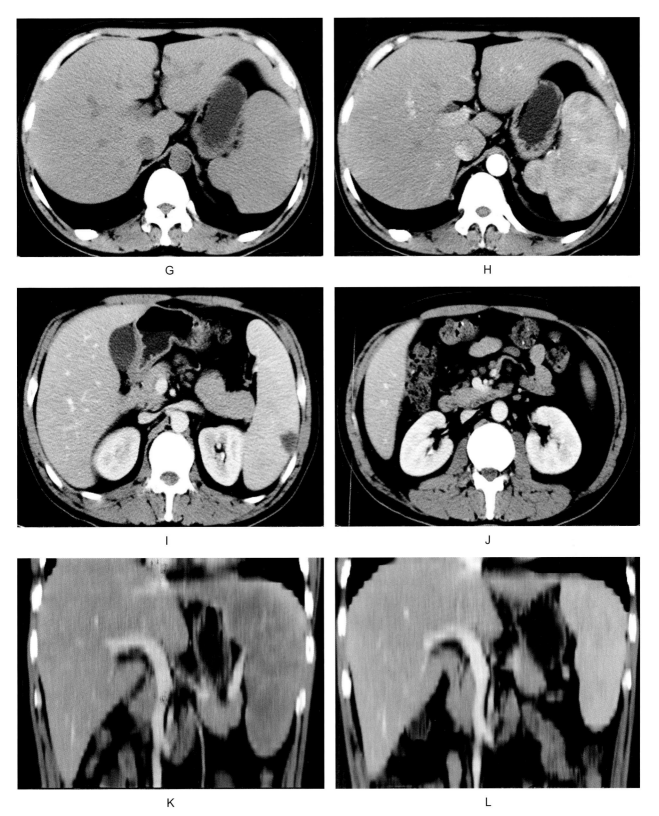

图7-26 播散性马尔尼菲篮状菌病

上腹部CT平扫示肝脏及脾脏肿大并肝脾实质密度减低（A、B）；增强扫描（门脉期）示脾脏不均匀强化，见不均匀斑片状低密度，脾下极外缘局部楔形梗死灶（E、F）；肠系膜淋巴结轻度肿大（C、D）；另可见双侧少量胸腔积液（A）。治疗9天后复查，上腹部CT示肝脏及脾脏体积较前缩小，肝脾实质密度恢复正常（G），原脾下极梗死灶仍存在（I）；增强扫描肝脾均匀强化；肠系膜淋巴结较前缩小（H～J）。MPR显示肝脾治疗前后对比有明显差异（治疗前：K；治疗后：L）。

病例7-27（图7-27A~L）

患者，男，37岁。半月前无明显诱因出现发热，体温最高达39℃，3天前出现咳嗽，少痰，伴有活动后气促，近1年体重减少约5kg。$CD4^+$ T淋巴细胞计数7/μl，$CD4^+/CD8^+$ 0.05；血、骨髓培养：马尔尼菲篮状菌。诊断为AIDS（C3）并播散性马尔尼菲篮状菌病。

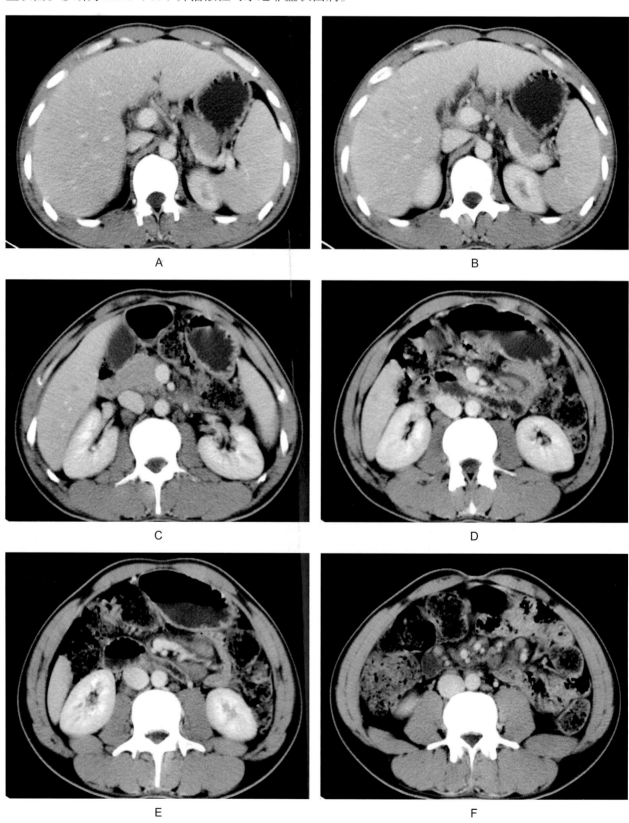

A

B

C

D

E

F

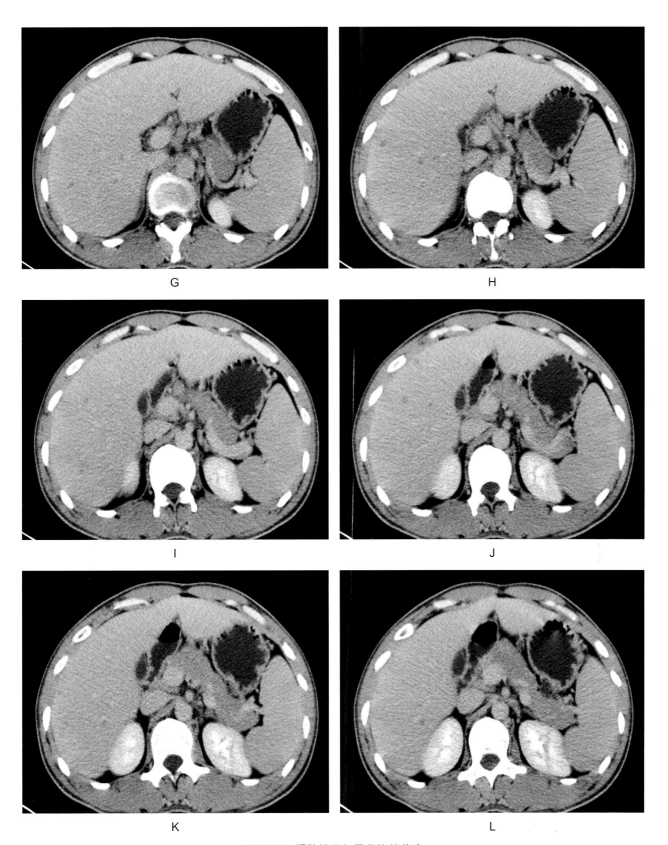

图7-27　播散性马尔尼菲篮状菌病

上腹部CT增强扫描门脉期（A～D）示肝实质多发粟粒状低密度小结节，薄层扫描（G～L）病灶显示清楚。肝门区、肠系膜及腹主动脉旁淋巴结肿大（D～F，G～I）；肝脾大（G）。

病例7-28（图7-28A～F）

患者，男，35岁。反复发热3个月，加重伴腹痛5天。面部和躯干可见散在暗红色斑丘疹，CD4+ T淋巴细胞计数18/μl，CD4+/CD8+ 0.25；血、骨髓培养：马尔尼菲篮状菌。诊断为AIDS（C3）并播散性马尔尼菲篮状菌病。经1个月治疗，患者临床症状逐步好转。

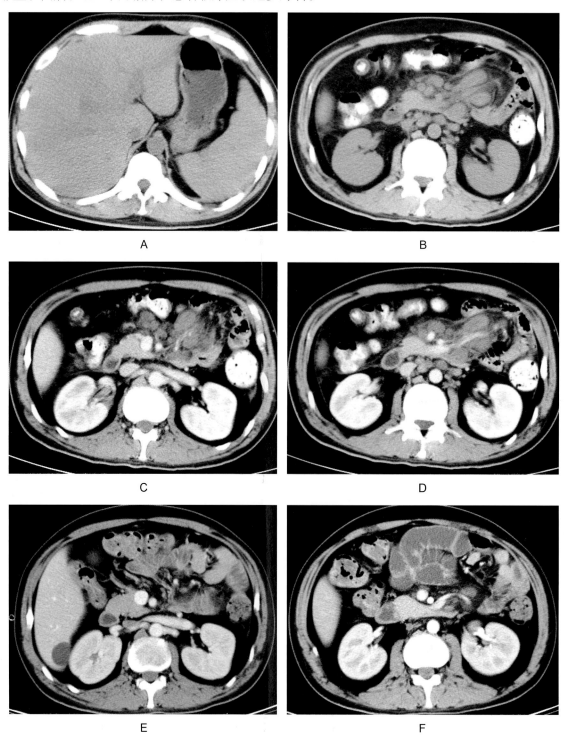

图7-28　播散性马尔尼菲篮状菌病

上腹部CT平扫示肝脾肿大（A），肠系膜及腹主动脉旁大小不等肿大淋巴结，以肠系膜明显（B），增强扫描示淋巴结轻度均匀强化，肠系膜呈三明治征（C、D）。抗真菌治疗4周后复查，CT增强扫描示肠系膜及腹主动脉旁肿大淋巴结明显缩小（E、F）。

病例7-29（图7-29A～F）

患者，男，30岁。1个月前无明显诱因出现发热，伴畏寒，无寒战，体温最高达38.9℃，1周前出现腹胀腹痛，CT检查发现腹部肿物，多发淋巴结肿大，体重减轻超过5kg。CD4$^+$ T淋巴细胞计数12/μl，CD4$^+$/CD8$^+$ 0.12；血、骨髓培养：马尔尼菲篮状菌。诊断为AIDS（C3）并播散性马尔尼菲篮状菌病。

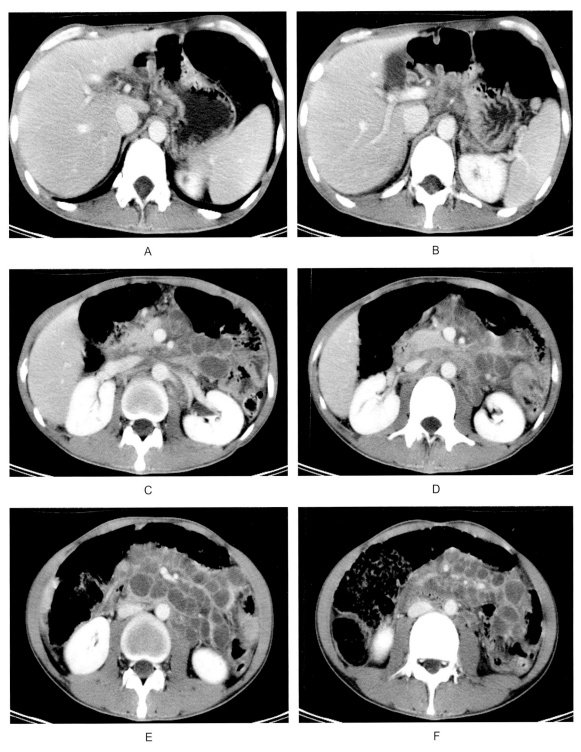

图7-29　播散性马尔尼菲篮状菌病

上腹部增强CT扫描门脉期示肝门区、肠系膜及腹膜后淋巴结明显广泛肿大，呈大小不等环状强化（A～F），以肠系膜显著，见三明治征（E、F）。

病例 7-30（图 7-30A～L）

患者，男，40岁、有治游史。8个月前发现"HIV抗体阳性"；20余天前出现吞咽困难，并有乏力、恶心，偶有咳嗽、咳白色黏液痰，胃镜提示"真菌性食管炎"。CD4$^+$ T淋巴细胞计数9/μl，CD4$^+$/CD8$^+$ 0.07；肺泡灌洗液培养：马尔尼菲篮状菌。诊断为AIDS（C3）并播散性马尔尼菲篮状菌病。

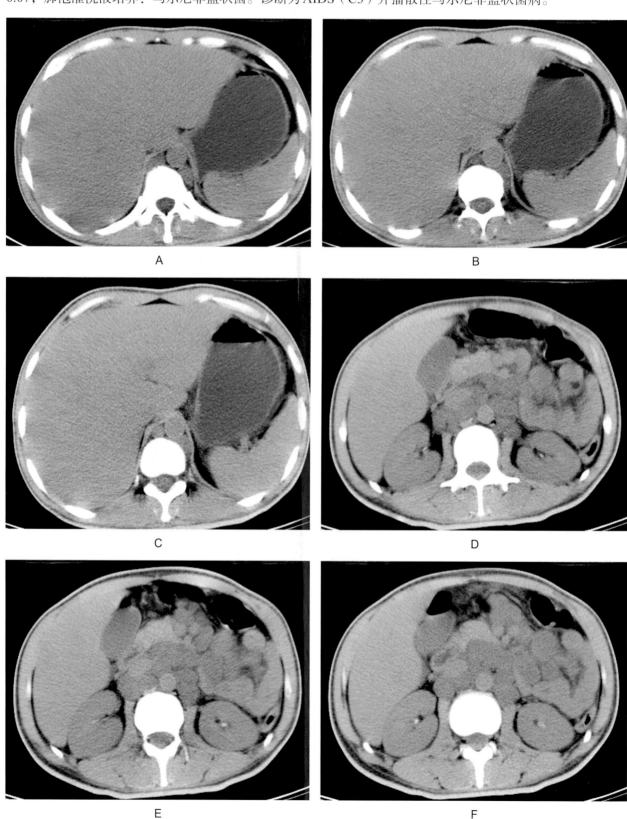

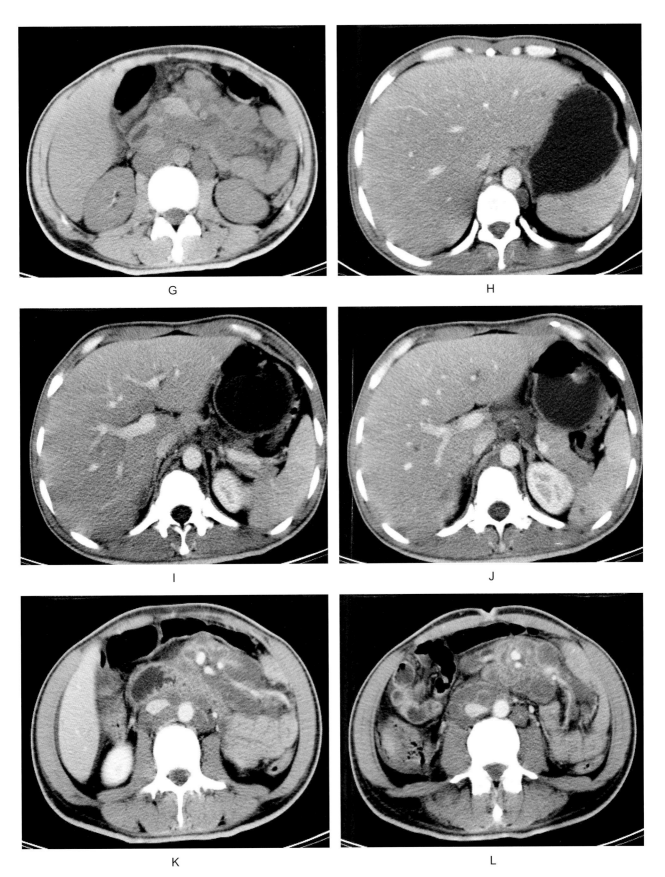

图7-30　马尔尼菲篮状菌病

上腹部CT平扫示肝大，肝脾密度减低（A～C）；门脉期示肝脏及脾脏数个低密度小结节（H～J）；肝门区、肠系膜及腹膜后淋巴结肿大，以肠系膜明显，呈三明治征，可见环状强化（D～G，J～L）。

病例7-31（图7-31A～L）

　　患者，男，38岁。反复下腹痛半年余，加重半发热1周。CD4$^+$ T淋巴细胞计数17/μl，CD4$^+$/CD8$^+$ 0.03；血、骨髓培养：马尔尼菲篮状菌。诊断为AIDS（C3）并播散性马尔尼菲篮状菌病。

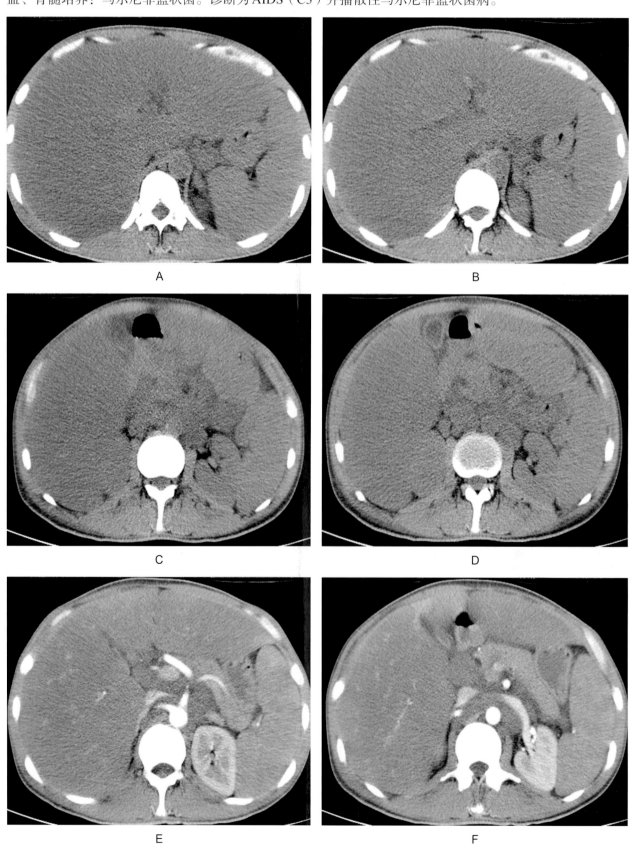

A

B

C

D

E

F

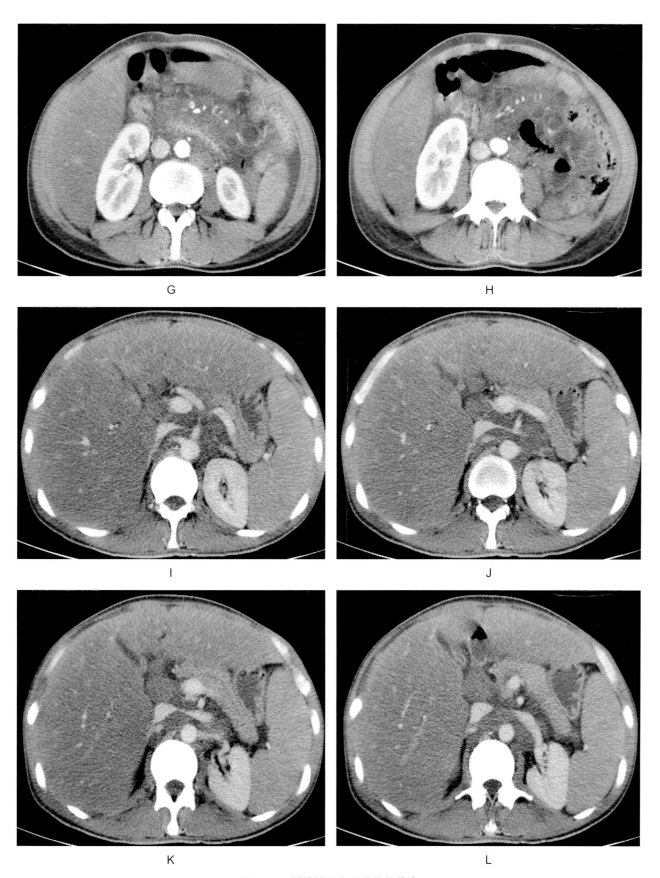

图7-31 播散性马尔尼菲篮状菌病

上腹部CT示肝脏及脾脏肿大，肝脾实质密度明显减低（A～D）；肝门区、腹膜后及肠系膜淋巴结广泛肿大，部分融合，腹腔干、肠系膜血管、门静脉主干、肾静脉被包绕（E～L）。

病例7-32（图7-32A～L）

患者，男，35岁。因"发热2个月，上腹胀痛1个月"入院。CD4$^+$ T淋巴细胞计数27/µl，CD4$^+$/CD8$^+$ 0.08；血培养及腹水培养：马尔尼菲篮状菌。诊断为AIDS（C3）并播散性马尔尼菲篮状菌病。患者因多器官功能衰竭死亡，死亡后肝穿刺病理：肝实质散在脂肪变，汇管区轻度增大，较少淋巴细胞浸润，肝实质及肝窦有较多大小不一溶解性坏死灶，灶内见较多孢子样病原体。

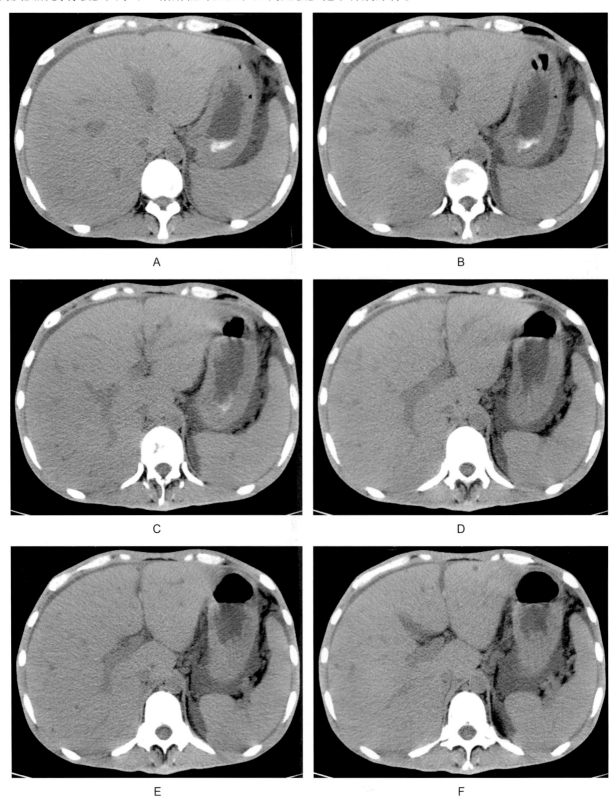

A

B

C

D

E

F

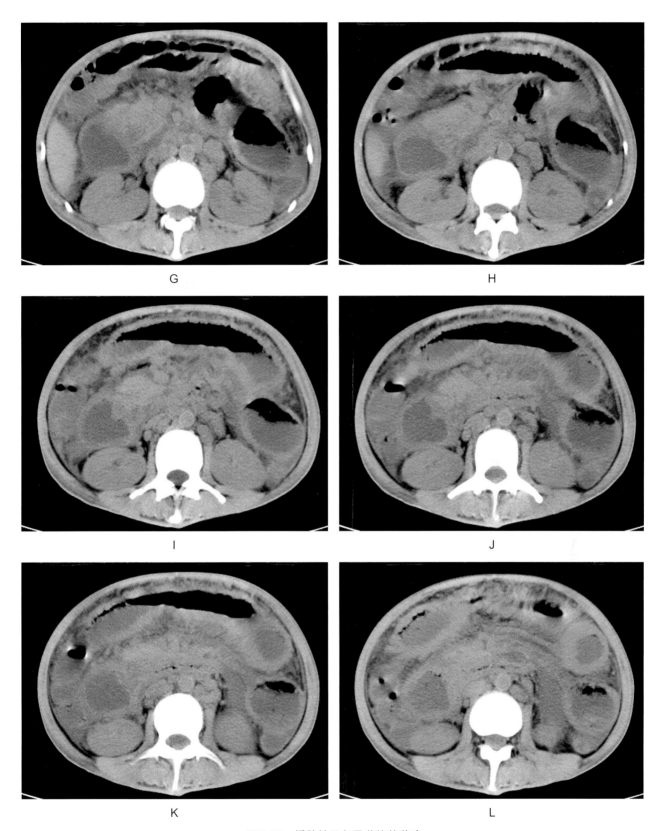

图 7-32 播散性马尔尼菲篮状菌病

上腹部CT平扫示肝脏及脾脏肿大，腹腔少量游离腹水（A~F）；十二指肠及小肠肠壁增厚，肠管扩张（G~L）；大网膜增厚、密度增高、结构模糊（G~L）。

病例7-33（图7-33A～L）

    患者，男，33岁。因"反复发热3月余"入院。入院3后天出现腹痛，诊断为急性胰腺炎，予对症治疗后好转。CD4$^+$T淋巴细胞计数32/μl，CD4$^+$/CD8$^+$0.03；骨髓培养：马尔尼菲篮状菌。予伊曲康唑针剂治疗1周后肺泡灌洗液仍培养出马尔尼菲篮状菌。诊断为AIDS（C3）并播散性马尔尼菲篮状菌病。

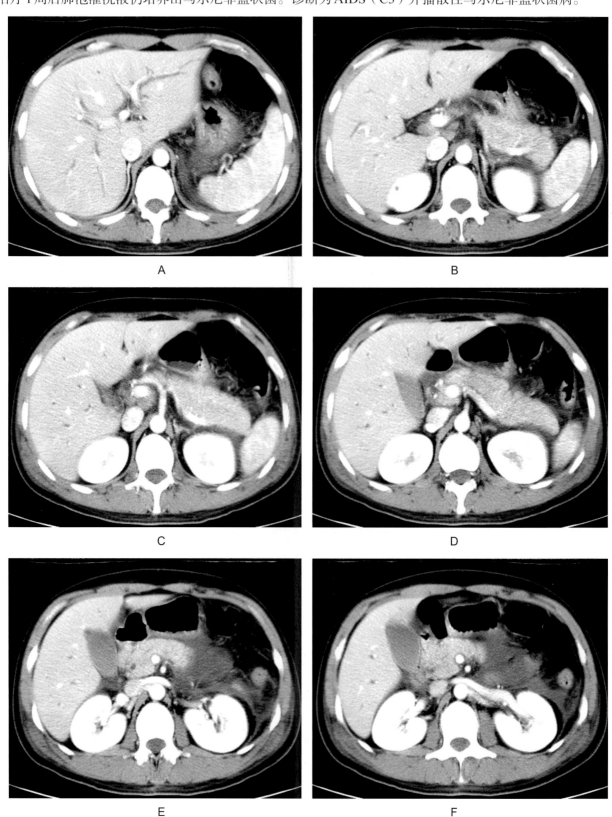

A

B

C

D

E

F

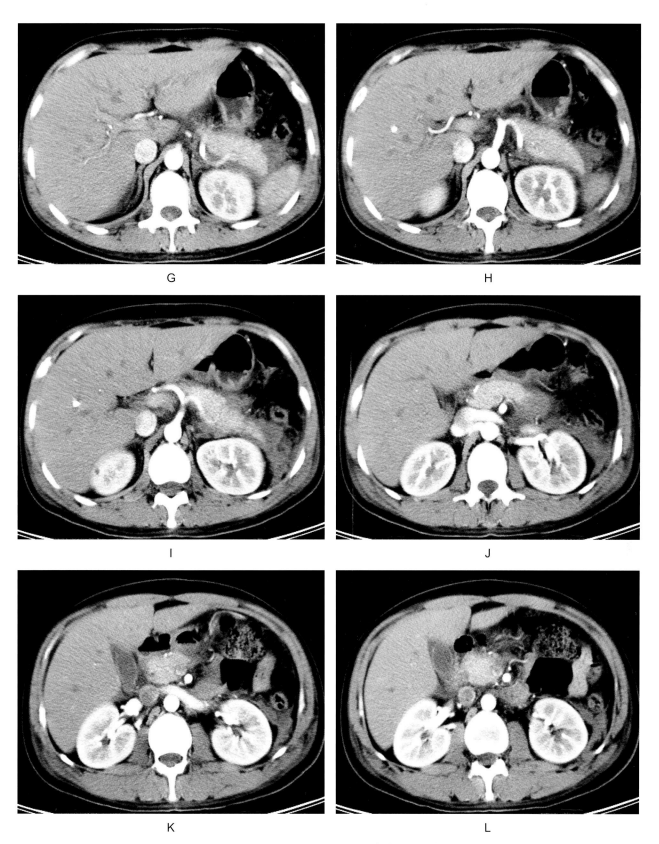

图7-33　播散性马尔尼菲篮状菌病并急性胰腺炎

　　上腹部CT增强扫描动脉晚期示胰腺体积弥漫肿大，胰周水肿、积液，左侧肾前筋膜明显增厚；肝内胆管轻度扩张（A～F）。治疗3周后复查，上腹部CT增强扫描动脉晚期示胰腺体积缩小，胰周水肿及左肾前筋膜增厚较前减轻，肝内胆管扩张较前明显改善（G～L）。

三、影像特点

1. 艾滋病合并播散性马尔尼菲篮状菌病的腹部CT主要表现

1）腹膜后及肠系膜淋巴结肿大，CT表现为肠系膜、肝门区、肝十二指肠韧带区及腹主动脉旁多发软组织密度结节，肠系膜见三明治征，表现为肠系膜前部及背部淋巴结增大，中央见肠系膜血管，CT增强扫描可见环状强化；有效抗真菌治疗后CT复查腹膜后及肠系膜肿大淋巴结可明显缩小。

2）肝脏及脾脏肿大。

3）肝脾实质病灶

（1）肝内多发低密度结节，CT平扫呈低密度，增强扫描未见明显强化，直径1.5cm以下，大小不等，可表现为散在分布或弥漫分布。

（2）脾内多发低密度结节，病灶形态、大小与肝内病灶相仿，可与肝脏病灶同时存在，部分病例脾内病灶表现为弥漫粟粒状结节且边界不清，在增强扫描像上呈"镂空状改变"。

（3）肝内弥漫性密度减低及肝实质强化不均匀，部分病例呈"镂空状改变"，以增强扫描门脉期显著；部分病例平扫见门脉血管周围及汇管区低密度灶，增强扫描仍呈低密度，中央见门脉血管显示。

4）消化道：可见肠壁增厚，以十二指肠及空肠肠壁增厚多见，可伴消化道梗阻。

5）其他，少数呈急性胰腺炎改变、腹膜炎及腹水存在等。

2. 艾滋病合并播散性马尔尼菲篮状菌病的腹部影像与病理联系

（1）肠系膜及腹膜后淋巴结肿大，可伴环状强化，本病胸部CT超半数病例见肺门及纵隔淋巴结肿大，腹腔淋巴结肿大是全身淋巴结肿大表现的一部分，且发生率极高（77%）。血及骨髓真菌培养结果表明马尔尼菲篮状菌侵犯全身单核-吞噬细胞系统。

（2）肝脾肿大及肝脾局灶性或弥漫性实质病灶，通过死亡病例肝组织穿刺，病理提示肝实质存在脂肪变、较多大小不一的溶解性坏死灶及灶内腊肠样孢子体（马尔尼菲篮状菌）、汇管区增大并见较多腊肠样孢子体。肝脾内结节状病灶及弥漫密度异常及异常强化与病理所见坏死及肉芽肿相符，密度减低与脂肪变及肝实质坏死相关。

（3）肝脏及脾脏"镂空状改变"，本征象以增强扫描门脉期显示最清楚，其特点为低密度灶较广泛、边界不清，未见肝脾外形轮廓隆突。"镂空状改变"与肝脾实质弥漫溶解性坏死相关，而相对正常密度区及强化区为残存肝脾实质。

（4）肝脏弥漫门脉周围低密度灶，笔者认为该征象与马尔尼菲篮状菌亲血管性有关，马沛卿等（2005）报导血管壁周围可见呈桑椹样或葡萄样的菌体及孢子，本院死亡病例肝组织穿刺病理亦提示门管区存在大量腊肠样孢子样病原体。

（5）其他多种器官受累表现，如肠壁增厚，马沛卿等报导1例十二指肠黏膜活检示肠黏膜炎症及腺体间马尔尼菲篮状菌孢子；部分病例见腹膜炎及腹水存在，腹水培养可见马尔尼菲篮状菌，说明与PM有关，亦可能与低蛋白血症有关；少数病例呈急性胰腺炎改变，可能为非特异性表现，内科对症治疗有效。

第3节 艾滋病合并马尔尼菲篮状菌感染的骨肌影像表现

一、概述

TM主要侵犯宿主的单核-吞噬细胞系统，包括骨髓、淋巴系统、皮肤、肺、肝脾等，常常表现为全身播散性感染，骨髓是其侵犯的主要部位之一，甚至出现溶骨性破坏。

由于机体的免疫功能不同，因而对TM的反应亦不同，所引起的临床表现也就有所不同。健康宿主感染TM后，一方面引起全身严重炎症反应，表现为反复高热、持续的白细胞及中性粒细胞显著增高，伴血沉、C反应蛋白显著增高；另一方面，增高的中性粒细胞在病变聚集并释放溶酶导致脓肿形成，引起的局部症状，如皮下结节或脓肿、骨痛及溶骨破坏等，化脓是机体的一种防御病原菌的反应，局部聚集足够数量的白细胞才能形成脓肿。当TM侵入骨髓后，在免疫功能正常的宿主，吞噬了病原菌的巨噬细胞形成组织细胞性肉芽肿，体内特异性抗体与真菌抗原形成抗原抗体复合物，激活补体，趋化中性粒细胞向病变处集中，而中性粒细胞的酶解组织作用导致脓肿形成。在HIV抗体阳性的宿主，特异性体液免疫能力下降，因而难以趋化中性粒细胞向病变处集中，无法形成化脓病灶而清除病原菌，极少引起溶骨病变，临床亦无明显骨痛症状，因此AIDS患者TM感染骨髓检查阳性率极高，但出现溶骨性病变罕见。

二、影像表现

病例7-34（图7-34A～H）

患者，女，42岁。患者无明显诱因出现胸闷不适，伴气促，以活动后为甚，伴有咳嗽，无痰，偶有发热，具体体温不详，3个多月前无明显诱因下唇出现一米粒大小肿物，无疼痛、瘙痒，患者自起病以来，体重下降4kg。体格检查：腹部脐上方及左侧腰背部可见两个圆形皮疹，中央破溃凹陷。CD4$^+$T淋巴细胞计数55/μl，穿刺病理诊断：马尔尼菲篮状菌感染。临床诊断为AIDS（C3）合并马尔尼菲篮状菌感染。

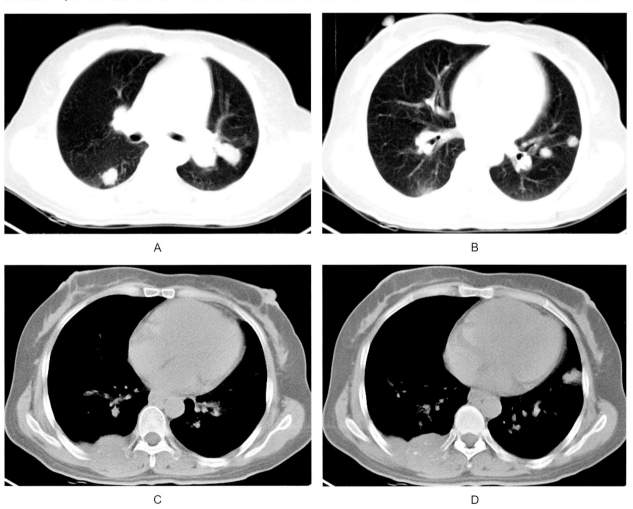

图7-34　AIDS合并马尔尼菲篮状菌感染

胸部CT示双肺多发结节影及粟粒影（A、B），右侧第8后肋溶骨性骨质破坏，局部可见不规则软组织肿块形成，肿块内可见多发斑点状骨样致密影，可见硬化边，胸8右侧横突骨质密度降低，骨皮质不连续（C～G）。六胺银染色示炎性肉芽肿病灶内散在一些小圆形、卵圆形病原体，少数呈腊肠样，个别可见横隔，形态上符合马尔尼菲篮状菌（×400）（图H）。

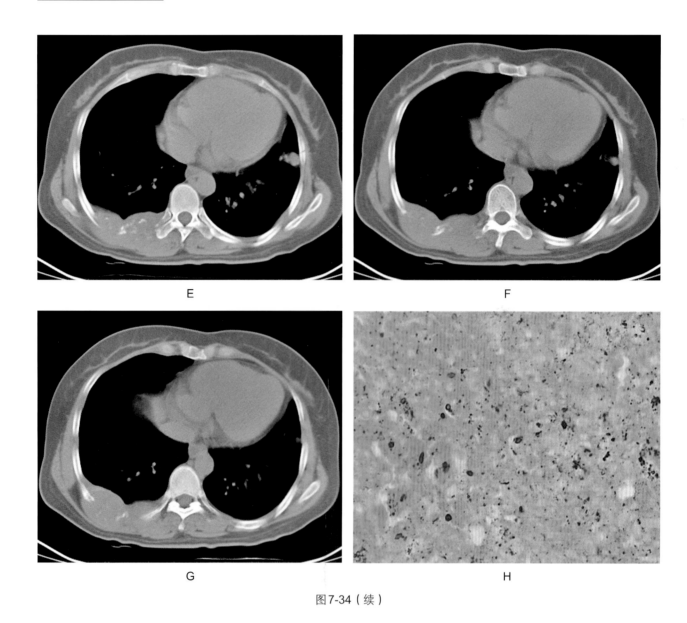

E

F

G

H

图7-34（续）

病例7-35（图7-35A～P）

　　患者，男，27岁。患者因发热、咽痛伴咳嗽、咳痰5天入院，患者无明显诱因出现发热，最高体温40℃，以夜间体温为主，有寒战、自汗，有咳嗽、咳痰，痰为白色黏液样痰，量中，易咳出，患者食欲、食量差，睡眠差，体重下降3kg。体格检查：面部散在脐凹样皮疹。CD4$^+$T淋巴细胞计数9/μl，血培养及骨髓培养：马尔尼菲篮状菌；临床诊断为AIDS（C3）合并马尔尼菲篮状菌感染。

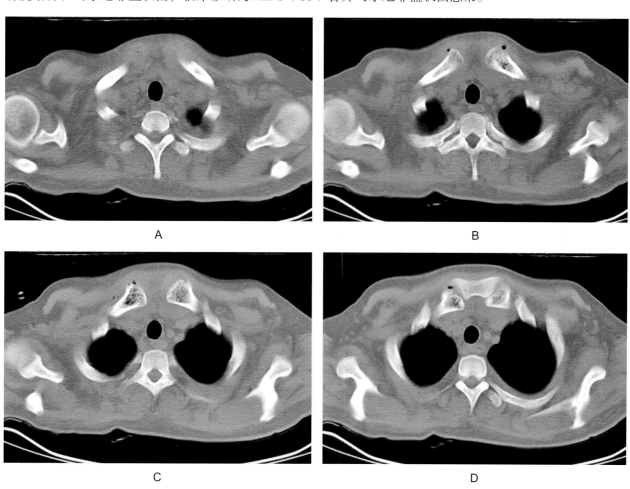

图7-35　AIDS合并马尔尼菲篮状菌感染

　　胸部CT示双侧锁骨内端骨质密度降低，内可见多发小囊状透亮度增高影，局部骨皮质毛糙，周围软组织肿胀，内可见少许气体密度影（A～D）；双肺透亮度降低呈磨玻璃样改变，双肺弥漫粟粒样影，右肺下叶可见斑片状稍高密度影（E、F）；心包及双侧胸腔可见少量积液（G）；纵隔淋巴结增大，双侧胸腔少量积液（H）；治疗8天后复查（I～P）：双侧锁骨内端骨质密度降低，内可见多发小囊状透亮度增高影较前减少，局部骨皮质毛糙，周围软组织肿胀，较前减轻，其内少许气体密度影已吸收（I～L），双肺病灶较前明显吸收减少（M、N），心包积液及双侧胸腔积液较前减少，纵隔淋巴结较前缩小（O、P）。

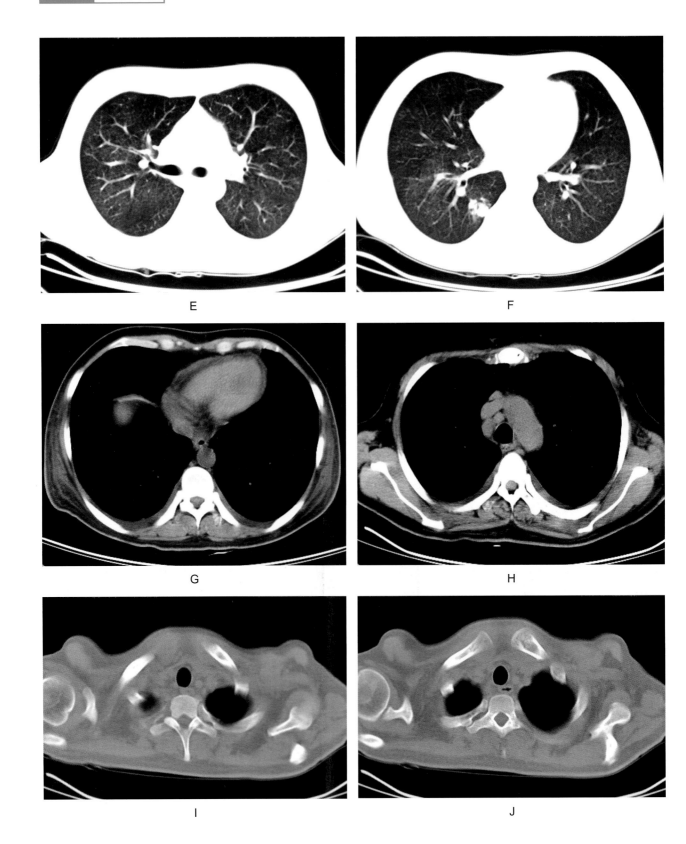

E

F

G

H

I

J

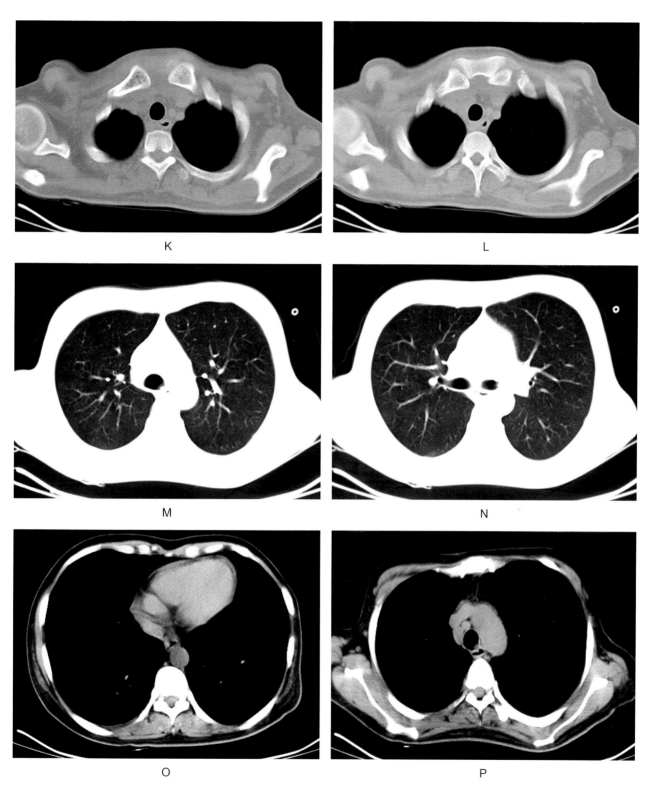

图7-35（续）

三、影像特点

艾滋病合并TM骨骼系统感染极为罕见，且其在影像学上的表现无明显特异性，可具有以下影像学表现：多发生在扁骨（如锁骨、肋骨），表现为溶骨性骨质破坏，并周围软组织肿块形成，邻近骨可有骨质密度降低，具有硬化边，未见明显骨膜反应。

第4节 艾滋病合并马尔尼菲篮状菌感染中枢神经系统影像表现

一、概述

AIDS患者由于T淋巴细胞免疫缺陷，极易发生全身播散性感染，多发病急，当病原菌随血液侵犯脑组织时，会出现脑组织炎症性反应，引起病变区域水肿、机化、坏死，出现肉芽肿性、化脓性等坏死性病变；可引起脑脊液循环障碍等，出现脑室扩张、脑积水；颅内压增高引起头痛、头晕、躁动、嗜睡、昏迷等症状；出现颈项强直、病理反射阳性等中枢神经系统受损体征；慢性炎症灶亦可引起继发性癫痫。

二、影像表现

病例7-36（图7-36A～L）

患者，男，58岁。反复头痛1月余，伴意识不清1天入院。家属代述患者1个月前无明显诱因头疼，起初为胀痛，经休息后可缓解，无发热、畏寒等，无意识不清；1周前出现恶心、呕吐，呕吐物为进食后胃内容物，无鲜红色及咖啡色样物，1天前出现意识不清，表现为胡言乱语，生活不能自理，患者精神状态差、体力、食欲食量、睡眠情况很差。CD4$^+$T淋巴细胞计数23/μl。脑脊液培养：马尔尼菲篮状菌。临床诊断为AIDS（C3）合并中枢神经系统马尔尼菲篮状菌病。

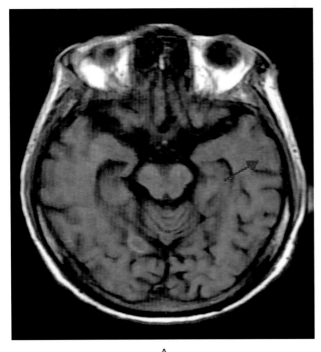

A

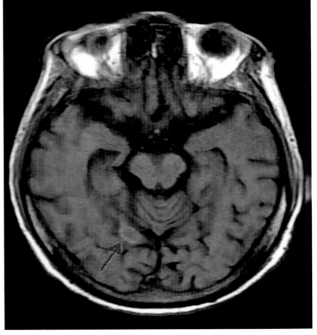

B

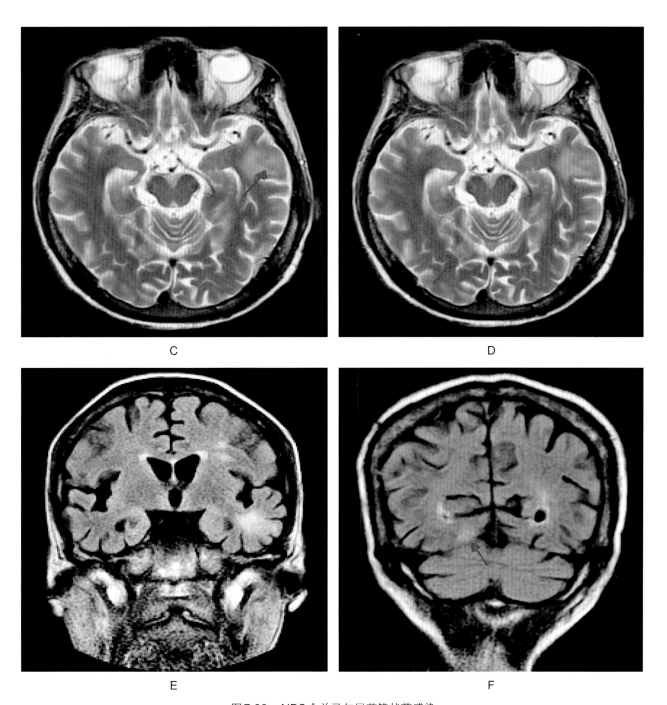

C

D

E

F

图7-36 AIDS合并马尔尼菲篮状菌感染

　　头颅MR示左侧颞叶结节状T1WI等信号（A）、T2WI稍高信号（C）、T2-FLAIR高信号影（E），病灶周边可见少许水肿；右侧枕叶可见结节状T1WI等信号，周边可见环形高信号影（B），T2WI稍高信号影（D）、T2-FLAIR高信号影（F），增强扫描左侧颞叶及右侧枕叶病灶可见环形强化。

　　头颅CT示左侧颞叶斑片状稍低密度影，边界不清，其内密度欠均匀，可见少许斑片状稍高密度影；右侧颞叶病灶显示欠佳，图（I~L）。

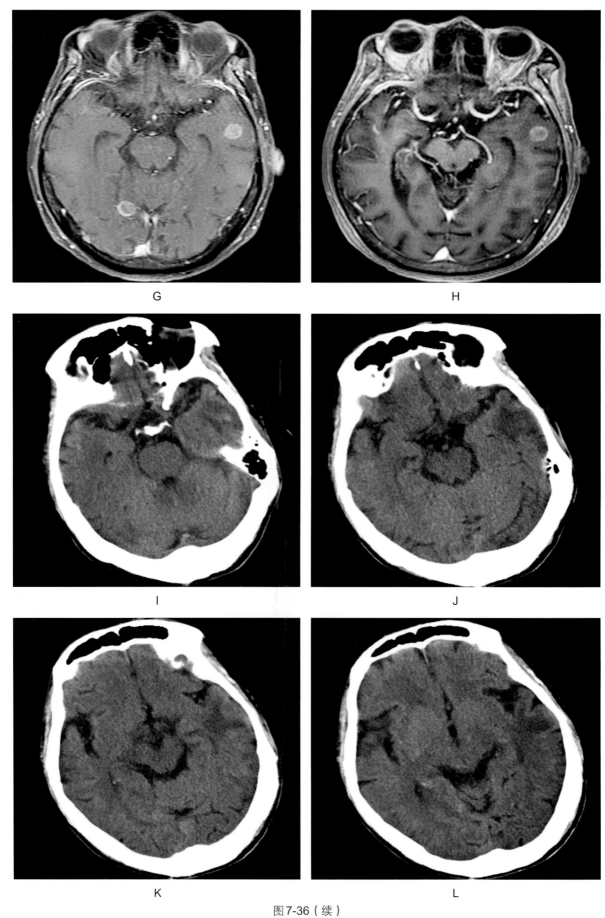

G

H

I

J

K

L

图7-36（续）

病例7-37（图7-37A～H）

　　患者，女，23岁。患者1个月前出现颈部肿物，逐渐肿大融合成片，最大约60mm×40mm，有触痛，伴发热，最高体温40.2℃，伴畏寒，有咳嗽、咳痰，咳大量白色脓痰。CD4+ T淋巴细胞计数5/μl。骨髓及肺泡灌洗液培养：马尔尼菲篮状菌感染。临床诊断为AIDS（C3）合并马尔尼菲篮状菌病。

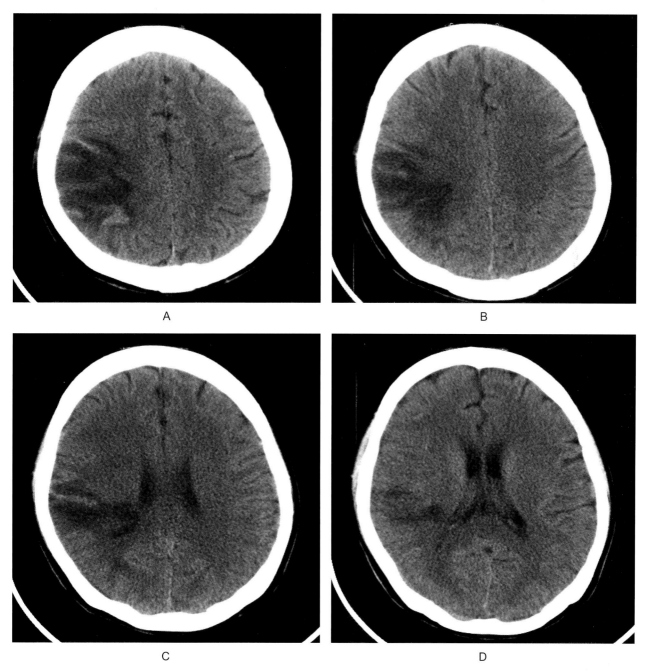

图7-37　AIDS合并马尔尼菲篮状菌感染

　　头颅CT平扫（A～D）右侧颞、顶叶可见大片状稍低密度影，边界不清，其内密度不均匀，可见少许出血；治疗18天后复查，可见病灶较前明显缩小（E～H），增强扫描（G、H）病灶未见明显强化。

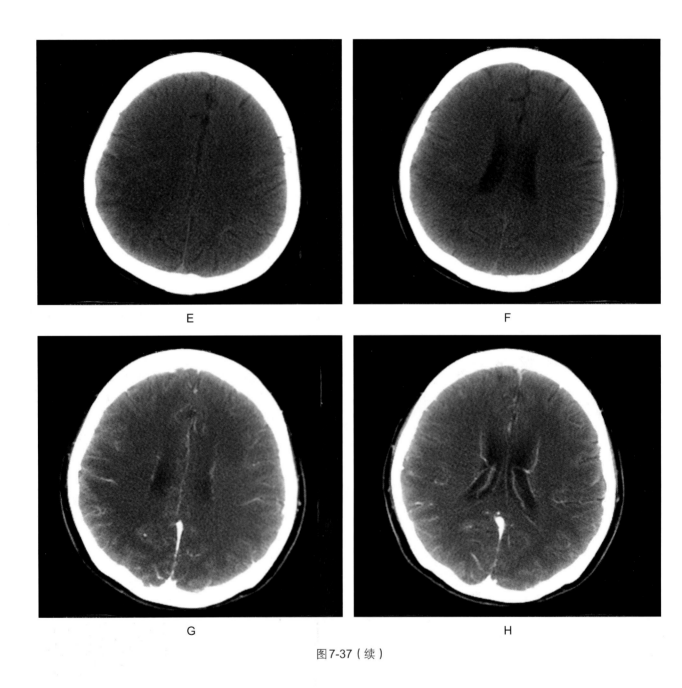

图7-37（续）

三、影像特点

AIDS合并TM可引起中枢神经系统疾病，主要表现为中枢神经系统感染，艾滋病合并TM感染颅内影像缺乏特征性表现，确诊主要依靠真菌学培养及病理学检查，PM侵犯中枢神经系统的报道极为罕见，根据广州市第八人民医院（广州医科大学附属市八医院）对艾滋病合并TM中枢神经系统感染的研究，归纳其具有以下影像表现：

（1）头颅CT常常表现为脑室扩张或颅内低密度影，颅内低密度影边界不清，病灶内可合并出血。

（2）头颅MR表现为脑实质内结节状、斑片状T1WI等信号、T2WI稍高信号影，周边伴有水肿，增强扫描病灶可呈环形强化。

第8章 艾滋病相关耶氏肺孢子菌肺炎的影像表现

一、概述

1. 病原学 耶氏肺孢子菌（*Pneumocystis jirovecii*）：1909年Chagas和Carinii从豚鼠肺中发现了肺孢子虫，但将其误认为是枯氏锥虫的一种形态学类型。1912年Delanoe夫妇明确了该虫种并非锥虫，而是一种新的病原体，为纪念Carinii学者而将其命名为卡氏肺孢子虫（*Pneumocystis carinii*）。1952年Vanek和Jirovec首次在人体（新生儿）内发现了"卡氏"肺孢子虫，将其命名为*Pneumocystis jirovecii*；1988年，研究发现肺孢子虫基因及其编码的蛋白与真菌特别接近，将其归属于真菌，随后正式更名为耶氏肺孢子菌。

2. 流行病学及临床表现 肺孢子菌通过空气从受感染的个体传播到新的宿主，包括医院内的个体之间，也可能通过胎盘转运，但目前的假设是，感染发生在短距离的感染者与易感个体之间。肺孢子菌的有性生殖发生在肺内，并且在宿主肺内完成了整个细胞周期；因此，健康受感染的宿主被认为是机体的定殖者，且对传播和循环过程有很大的作用。

艾滋病（Acquired immunodeficiency syndrome，AIDS）相关耶氏肺孢子菌肺炎（*Pneumocystis jirovecii pneumonia*，PJP）是由于艾滋病患者免疫功能低下，对寄生于肺泡内的耶氏肺孢子菌清除能力减低，使其在肺泡内大量繁殖，宿主体内的炎症反应导致肺泡-毛细血管表面损伤，所引起的肺泡内炎性渗出。严重的肺孢子菌肺炎可导致弥漫性肺泡损害、气体交换受损和呼吸衰竭，甚至死亡。

当CD4$^+$T淋巴细胞计数<200/μl时，PJP的发病率可达90%。患者一般亚急性起病（25~28天），以中青年多见，多表现为发热、咳嗽及呼吸困难、咳痰、气促、胸闷、胸痛、呼吸衰竭等症状。

二、影像表现

病例8-1（图8-1A~G）

患者，男，27岁。胸闷、气促、心悸1月余，加重2天。CD4$^+$T淋巴细胞计数22/μl。病理示（肺组织）肺孢子菌性肺炎（PJP），合并支气管黏膜轻度慢性炎症。临床诊断：AIDS（C3）合并双肺感染（PJP）。

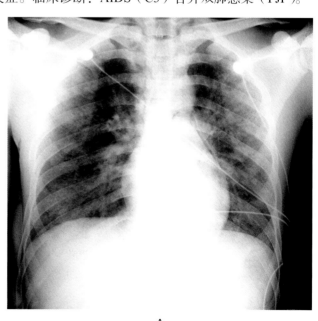

图8-1 AIDS相关耶氏肺孢子菌肺炎

胸片示双肺透亮度减低，呈磨玻璃改变（A）；胸部CT示双肺弥漫磨玻璃影，左肺上叶前段见少量气囊影（B、C），2周后磨玻璃影较前稍吸收，左肺上叶肺气囊破裂，导致左侧气胸（D、E）。纤维支气管镜活检，病理示肺泡间隔增厚及纤维组织轻度增生，部分肺泡上皮细胞增生肥大、部分脱落于肺泡腔中，大部分部分区域肺泡腔内充满嗜酸性泡沫样物（F），送检组织内未见明显干酪样坏死和结核结节等结构。六胺银染色见少量圆形、类圆形及新月形病原体（G）。特殊染色：六胺银（＋），PAS（－），抗酸（－）。免疫组化：CMV（－）。

A

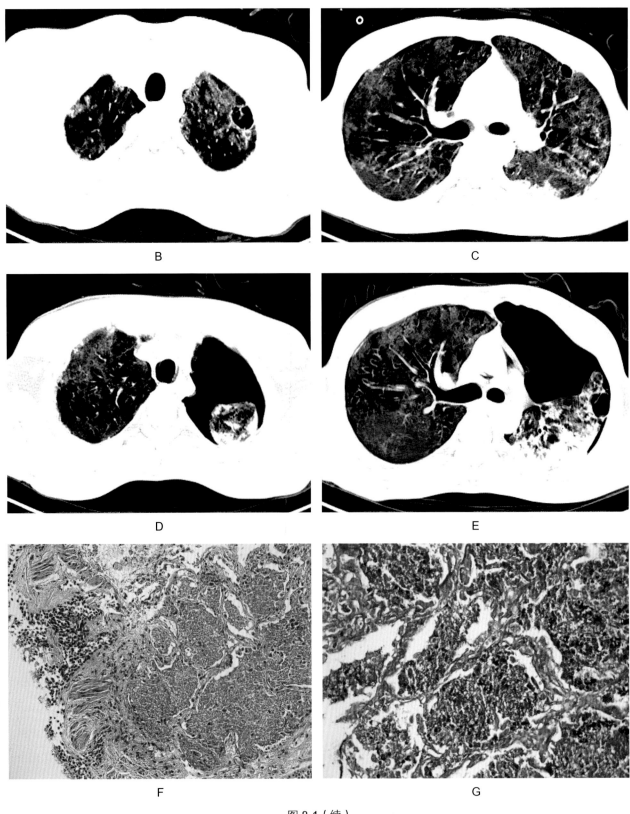

B

C

D

E

F

G

图 8-1（续）

病例8-2（图8-2A～J）

患者，男，41岁。咳嗽、气促1个月，咳痰2周，间断发热10天。CD4$^+$T淋巴细胞计数32/μl。病理：（肺组织）肺孢子菌性肺炎（PJP）。临床诊断：AIDS（C3）合并双肺感染（PJP）。

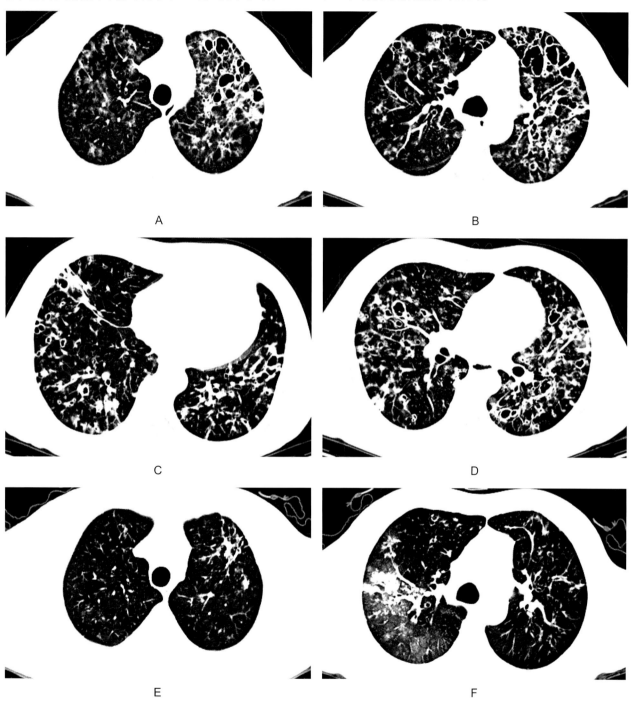

图8-2 AIDS相关耶氏肺孢子菌肺炎

胸部CT平扫示双肺散在磨玻璃影，并多发肺气囊，气囊大小不一，部分融合（A～D），5周后气囊明显减少、缩小，右肺下叶新增斑片影合并实变（E～H）。纤维支气管镜活检，病理示：支气管黏膜呈慢性炎改变，肺泡间隔增厚及纤维化，一些淋巴细胞浸润，并见多灶组织细胞及上皮样细胞增生聚集；肺泡上皮增生肥大、少许脱落于肺泡腔中，部分肺泡腔内见较多粉红染泡沫样渗出物，间质纤维组织增生（I）。未见明显病毒包涵体及真菌孢子，未见干酪样坏死及结核结节等结构。六胺银染色见粉红染泡沫样渗出物内见较多圆形、类圆形及新月形病原体（J）。特殊染色：六胺银（＋＋＋），PAS（－），抗酸（－）。

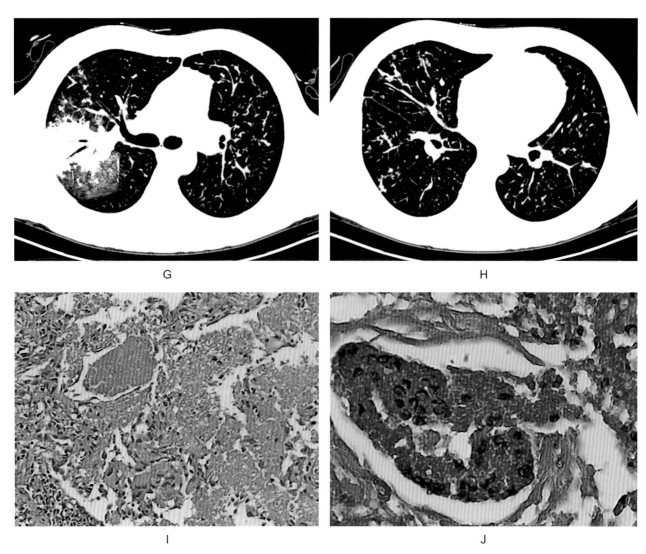

G

H

I

J

图 8-2（续）

病例8-3（图8-3A～K）

患者，男，45岁。反复咳嗽咳痰半年，加重6天。CD4$^+$ T淋巴细胞计数28/μl。病理：（肺组织）肺孢子菌性肺炎（PJP）。临床诊断：AIDS（C3）合并双肺感染（PJP）。

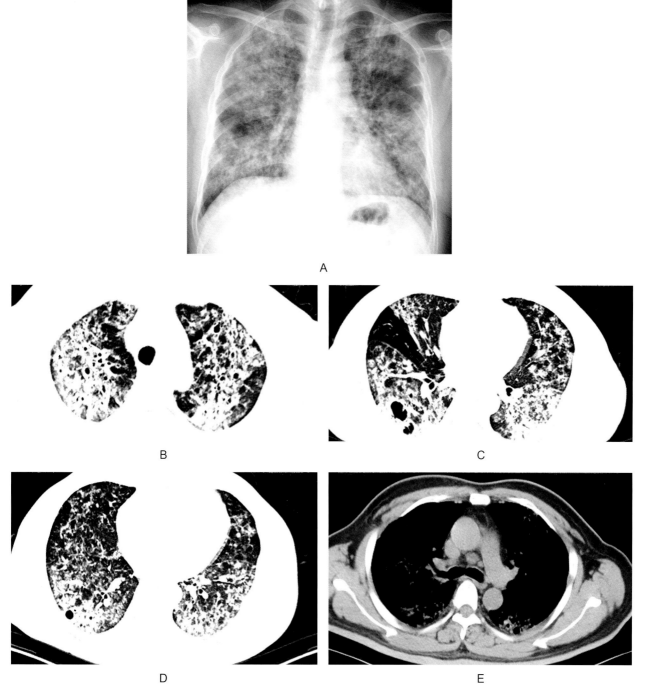

A

B

C

D

E

图8-3 AIDS相关耶氏肺孢子菌肺炎

胸片示双肺透亮度减低，并见多发斑片影，边缘模糊（A）；胸部CT示双肺弥漫斑片影及磨玻璃影，右肺见少量气囊影（B～D）；纵隔内见肿大淋巴结影（E）。3周后双肺病灶密度较前明显减低，呈磨玻璃样改变，右肺气囊较前减少、缩小（F～H），纵隔淋巴结较前明显缩小（I）。纤维支气管镜活检少许肺组织，病理示肺泡间隔增厚及纤维化，少量淋巴细胞浸润；肺泡上皮明显增生肥大，肺泡腔内见大量粉红染泡沫样渗出物，间质纤维组织增生伴局灶肉芽肿样增生（J）。未见明显真菌孢子，未见干酪样坏死及结核结节等结构。六胺银染色见较多圆形、类圆形及新月形病原体（K）。特殊染色：六胺银（＋＋），PAS（－），抗酸（－）。

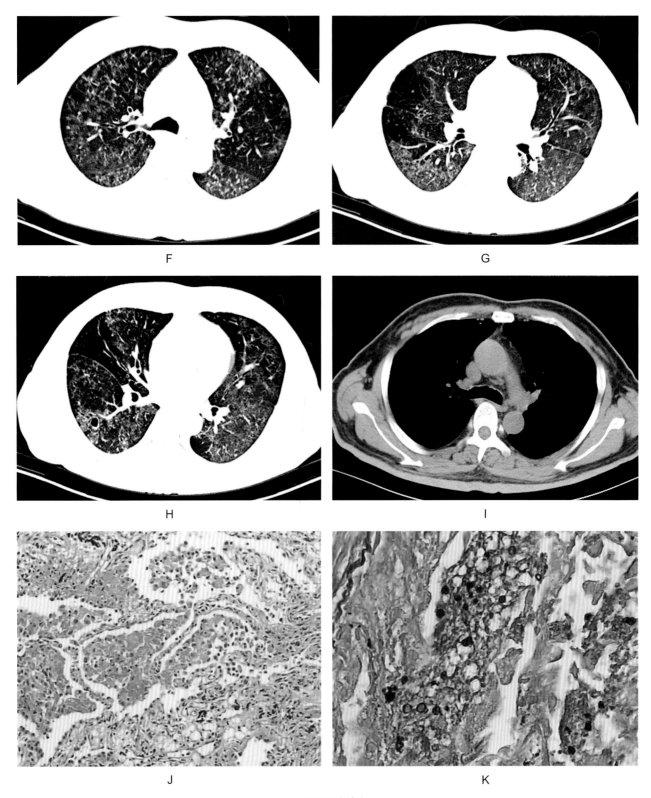

F

G

H

I

J

K

图 8-3（续）

病例8-4（图8-4A~F）

患者，男，53岁。气促1月，发热半月，最高体温39℃。CD4$^+$ T淋巴细胞计数25/μl。病理：（肺组织）肺孢子菌性肺炎（PJP）。临床诊断：AIDS（C3）合并双肺感染（PJP）。

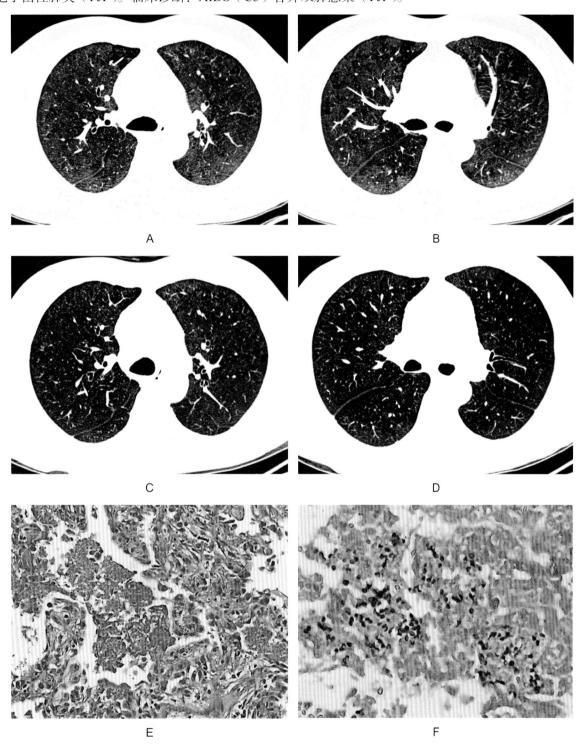

图8-4 AIDS相关耶氏肺孢子菌肺炎

胸部CT平扫示双肺呈对称弥漫磨玻璃改变（A、B）；治疗1周后病灶密度减低（C、D）。病理示肺泡间隔明显增厚及纤维化，一些淋巴细胞浸润，间质纤维组织增生，肺泡上皮增生肥大，一些脱落于肺泡腔中，一些肺泡腔内见多少不等的粉红染泡沫样渗出物（E）。六胺银染色见肺泡腔内较多圆形、类圆形及新月形病原体（F）。特殊染色：六胺银（＋＋），PAS（－），抗酸（－）。

病例8-5（图8-5A～F）

患者，男，54岁。发热、气促8天，最高体温达39℃。CD4$^+$T淋巴细胞计数20/μl。病理：（肺组织）肺孢子菌性肺炎（PJP）。临床诊断：AIDS（C3）合并双肺感染（PJP）。

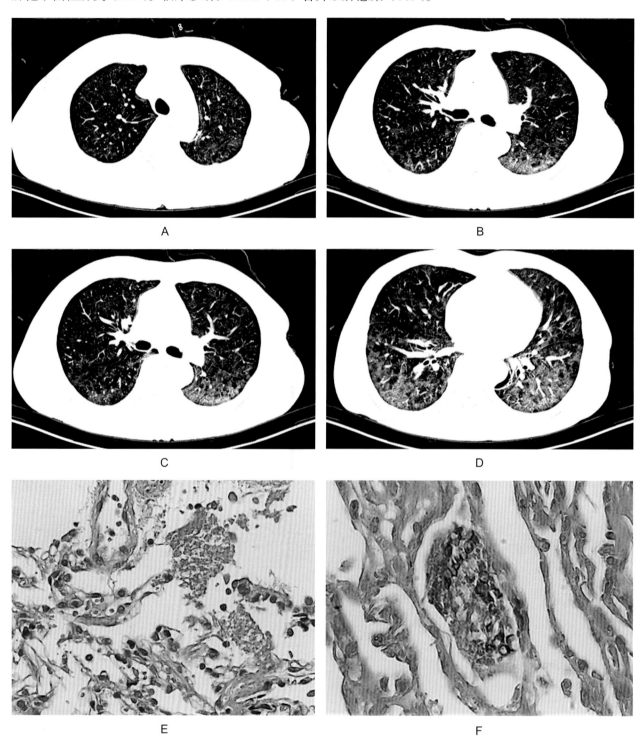

图8-5 AIDS相关耶氏肺孢子菌肺炎

胸部CT平扫示双肺对称分布弥漫磨玻璃影，双肺下叶为甚（A～D）。病理示支气管黏膜呈慢性炎症改变，肺泡间隔增厚及纤维化，一些淋巴细胞浸润；肺泡上皮增生肥大、部分脱落于肺泡腔中，少数肺泡腔内见一些粉红染泡沫样渗出物，间质纤维组织增生（E）。未见明显病毒包涵体及真菌孢子，未见干酪样坏死及结核结节等结构。六胺银染色见粉红染泡沫样渗出物内见少量圆形、类圆形及新月形病原体（F）。特殊染色：六胺银（＋），PAS（－），抗酸（－）。

病例8-6（图8-6A～F）

患者，男，34岁。反复发热、咳嗽4月余，咳少许白痰，活动后气促半月。CD4$^+$T淋巴细胞计数17/μl。病理：（肺组织）肺孢子菌性肺炎（PJP）。临床诊断：AIDS（C3）合并双肺感染（PJP）。

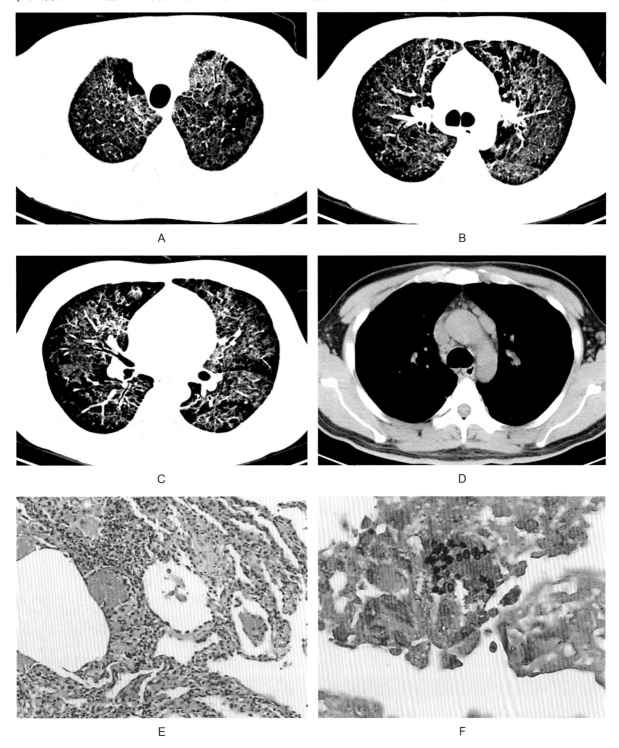

图8-6　AIDS相关耶氏肺孢子菌肺炎

胸部CT平扫示双肺对称分布弥漫磨玻璃影，小叶间隔增厚（A～C），纵隔及左侧腋窝淋巴结肿大（D）。病理示肺泡间隔稍增宽伴纤维组织增生，少量淋巴细胞、中性粒细胞浸润，局部肺泡腔内见少量嗜酸性泡沫样渗出液（E），六胺银染色肺泡腔内圆形、类圆形及新月形病原体（F）；肺泡上皮细胞未见异型。特殊染色：GMS（＋），PAS（－），抗酸（－）。免疫组化：CMV（－）。

病例8-7（图8-7A～G）

患者，男，49岁。反复发热20余天，咳嗽咳痰1天，伴畏寒，双下肢关节酸痛、乏力。CD4$^+$ T淋巴细胞计数41/μl。病理：（肺组织）肺孢子菌性肺炎（PJP）。临床诊断：AIDS（C3）合并双肺感染（PJP）。

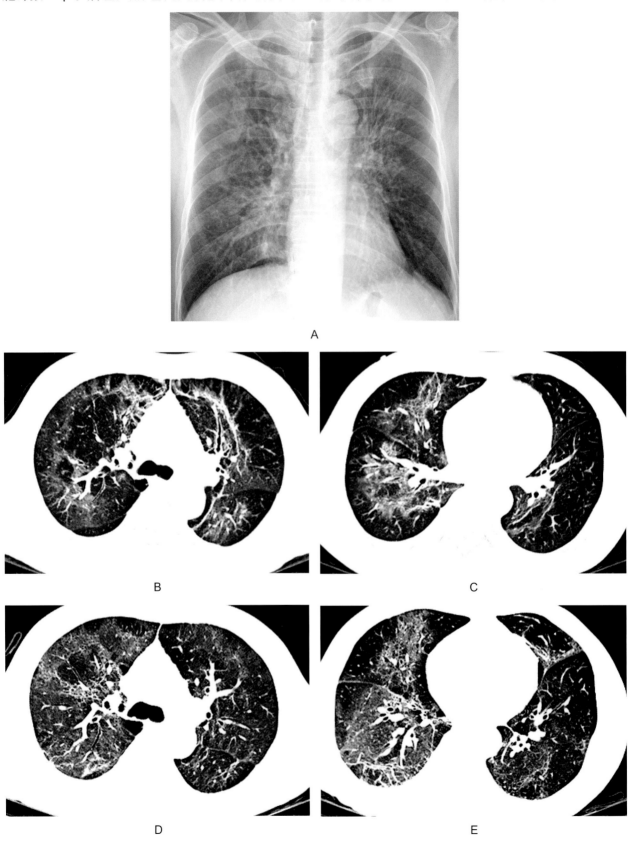

A

B

C

D

E

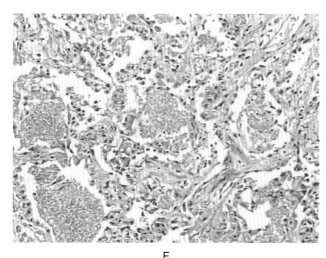

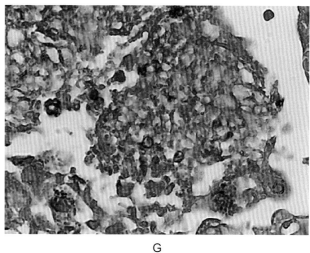

F　　　　　　　　　　　　　　　　　　G

图 8-7　AIDS 相关耶氏肺孢子菌肺炎

　　胸片示双肺透亮度减低，以内带及中带为主，双肺纹理增粗、增多，双肺见多发斑片影，边缘模糊（A）。胸部 CT 平扫示双肺不均匀磨玻璃改变，小叶间隔增厚（B、C）；治疗 1 周后双肺磨玻璃影范围较前增大，小叶间隔增厚较前明显（D、E）。病理示肺泡间隔增厚及纤维组织轻度增生，部分肺泡上皮细胞增生肥大、部分脱落于肺泡腔中，部分肺泡腔内充满嗜酸性泡沫样物（F），送检组织内未见明显干酪样坏死和结核结节等结构。六胺银染色见少量圆形、类圆形及新月形病原体（G）。特殊染色：六胺银（＋）（D），PAS（－），抗酸（－）。免疫组化：CMV（－）。

病例8-8（图8-8A～E）

　　患者，男，49岁。发热半月，最高体温39.5℃，伴活动后气促、恶心、呕吐。CD4$^+$T淋巴细胞计数6/μl。病理：（肺组织）肺孢子菌性肺炎（PJP）。临床诊断：AIDS（C3）合并双肺感染（PJP）。

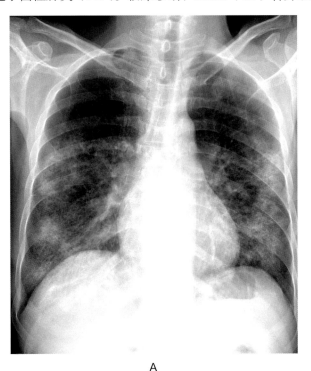

A

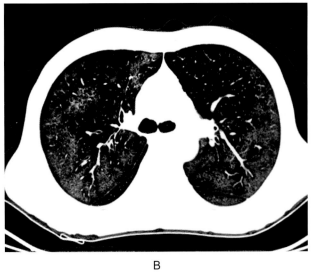

B

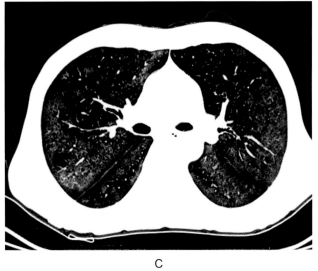

C

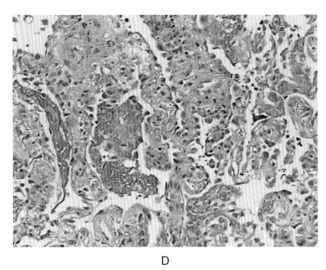
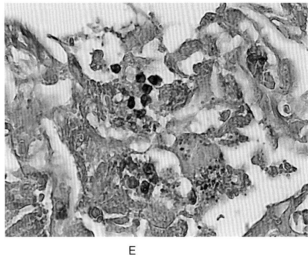

D　　　　　　　　　　　　　　　　　　E

图 8-8　AIDS 相关耶氏肺孢子菌肺炎

　　胸片示双肺中、下野多发斑片状稍高密度影，边缘模糊（A）。胸部 CT 平扫示双肺散在多发斑片状磨玻璃影，边缘模糊（B、C）。病理示肺泡间隔增厚及纤维化，一些淋巴细胞及少量中性粒细胞浸润；肺泡上皮明显增生肥大、部分脱落于肺泡腔中，肺泡腔内见少量红染渗出物，间质纤维组织增生（D）。未见典型病毒包涵体结构，未见真菌孢子，未见干酪样坏死及结核结节等结构。六胺银染色见少量圆形、类圆形及新月形病原体（E）。特殊染色：六胺银（＋），PAS（－），抗酸（－）。免疫组化：CMV（－）。

三、影像特点

　　1. X线表现　典型表现为双肺透亮度减低、以肺门为中心对称弥漫分布磨玻璃影。但在有症状的患者中，部分患者胸片也可呈阴性。此外，双肺上叶气囊形成也是其特征表现，少数患者可能发展为自发性气胸或纵隔及颈胸部皮下气肿。

　　2. CT表现

　　1）由于PJP病情发展快，病理表现复杂，CT显示多样化，同时具有特异性。根据不同时期肺部CT的不同表现，分为早期、进展期及终末期三期。

　　（1）早期：为炎性渗出期，典型表现为肺内多发粟粒状小结节，直径1～2mm，密度相对较低且边界欠清，以两中、下肺野分布为主，可伴有肺门影增大。但在此时期患者因临床症状不明显，以干咳为主，就诊率低，故临床上所见该时期病例较少，本院其发生率约4.1%。

　　（2）进展期：为浸润期，粟粒及斑片状阴影融合扩大为均匀致密的浸润阴影，呈弥漫性磨玻璃样改变，以对称性弥漫性分布为主，本院其发生率约72.5%。病变趋向于向心性分布，多位于肺门周围的内中带，由中肺向下肺发展，一般无小叶或沿支气管血管束分布趋势，病变区与正常肺组织交错存在，有融合倾向，有时磨玻璃密度也可表现为补丁状。病灶胸膜下区域少见，表现为"月弓征"，即胸膜下常见"新月形"或"柳叶形"的肺实质未受累。此时，患者常有发热及气促等临床表现。

　　（3）终末期：为增殖修复期，多发生在未经临床干预治疗的情况下，肺内病变以实变、纤维化为主（约63.6%），见大片状高密度影及索条状、网织状改变，可形成碎石路征（约24.0%），最后发生呈弥漫性实质性肺病。AIDS患者出现斑片状实变影的概率明显低于非AIDS患者，后者多急性起病，并且在数天内迅速进展。本院其发生率约24.0%。

　　2）其他特征性影像征象：肺气囊可出现在感染的任何阶段，发生在磨玻璃影中央或周边，两肺上叶为主，壁厚程度不一，气囊常常多发，也可相互融合，本院其发生率5.1%。少数患者还可合并气胸和（或）纵隔、颈胸部皮下气肿。

　　3）肺外表现：纵隔、肺门淋巴结肿大（约56.3%），胸腔积液（约17.9%）等征象。

四、鉴别诊断

1. 急性粟粒型肺结核 发病早期时X线仅示双肺野透亮度减低，肺纹理增强及显影模糊，而在HRCT图像中隐约可见细砂状改变，约2周出现典型的分布、大小、密度三均匀粟粒样结节，由于病灶数量较多而分布密集，两肺野可呈磨玻璃影改变；而耶氏肺孢子菌肺炎的粟粒样病灶在肺尖部分布稀少，以双下肺野分布为主。

2. 肺水肿 根据发生的部位及程度分为间质性肺水肿与肺泡性肺水肿。①间质性肺水肿主要表现为中轴支气管壁增厚呈"袖套征"、支气管血管束周围呈中央型分布的磨玻璃影、小叶间隔增厚，伴不同程度的心脏增大；②肺泡性肺水肿主要表现为沿双侧中轴支气管血管束呈中央型分布的斑片影，典型者呈蝶翼状影，肺外周清晰，可伴有少量胸腔积液。

3. 病毒性肺炎 病毒性肺炎以间质病变为主，病灶常以弥漫、多灶性分布为主，在弥漫性病灶中常可见小叶间隔增厚和小叶内间隔增厚，严重者出现弥漫性肺泡损伤时可见实变影。

第9章　AIDS合并肺结核的胸部影像表现

一、概述

肺结核是一种由结核分枝杆菌（*Mycobacterium tuberculosis*，MTB）引起的特殊炎症，是AIDS患者最常见的机会性感染之一，在AIDS肺部感染中约占20%。AIDS合并肺结核与患者$CD4^+$ T淋巴细胞的免疫功能损害有关，对于免疫功能完善的正常人，进入肺内的结核杆菌被巨噬细胞吞噬后，产生作用于T淋巴细胞的抗原使其敏化。敏化的T淋巴细胞进一步激活巨噬细胞使其将吞噬的结核杆菌消灭。其中$CD4^+$ T淋巴细胞可以加速结核病的进展，结核病也可使HIV感染者发展为AIDS，两者密切相关。

1. 病理学特点　AIDS合并肺结核的病理改变与HIV感染状况即$CD4^+$ T淋巴细胞计数密切相关，在HIV感染早期并发结核病，或结核病先于HIV感染，人体细胞免疫应答反应抑制不明显，病理检查镜下可见典型的结核肉芽肿（结核结节），干酪样坏死灶较小，MTB很少，病灶周围有较多的$CD4^+$ T淋巴细胞、上皮样巨细胞及朗格汉斯巨细胞包绕，使病灶局限和修复。在HIV感染中期或AIDS并发结核病，由于细胞免疫应答反应弱，干酪样坏死范围扩大，$CD4^+$ T淋巴细胞和上皮样巨细胞及朗格汉斯巨细胞明显减少，MTB较多。在AIDS晚期并发结核病，细胞免疫严重缺陷，对MTB感染丧失免疫应答反应，活检和尸体解剖所见呈播散性粟粒型结核和无反应性结核病表现为大面积的干酪样坏死病灶中MTB极多，见不到结核性肉芽肿形成，见不到上皮样巨细胞及朗格汉斯巨细胞，$CD4^+$ T淋巴细胞极少。

2. 肺结核的病原学诊断　细菌学检查是肺结核诊断的确切依据。

标本来源：痰液、超声雾化导痰、下呼吸道采样、支气管冲洗液、支气管肺泡灌洗液（BALF）、肺及支气管活检标本。

涂片检查采用姜-尼抗酸染色和荧光染色法。集菌法阳性率高于直接涂片法。直接涂片方法简单、快速，但敏感性不高，应作为常规检查方法。涂片阴性不能排除肺结核，连续检查≥3次，可提高其检出率。涂片染色阳性只能说明抗酸杆菌（细菌图9-1）存在，不能区分是结核菌还是非结核分枝杆菌。由于我国非结核分枝杆菌病发病较少，故检出抗酸杆菌对诊断结核病有极重要的意义。

分离培养法灵敏度高于涂片镜检法，可直接获得菌落，便于与非结核分枝杆菌鉴别，是结核病诊断的金标准。未进行抗结核治疗或停药48～72h的肺结核患者可获得比较高的分离率。分离培养法采用改良罗氏和BACTEC法，BACTEC法较常规改良罗氏培养法提高初代分离率10%左右，又可鉴别非结核分枝杆菌，检测时间也明显缩短。

肺结核是一种由结核分枝杆菌引起的特殊炎症，是AIDS患者最常见的机会性感染之一；据统计，HIV感染者肺结核的发病率是正常人的30倍，HIV感染可以加速结核病的进展，结核病也可使HIV感染者发展为AIDS，两者关系密切相关。同时AIDS合并肺结核的影像学表现与$CD4^+$ T淋巴细胞数密切相关。

3. 结核病分类（2017年结核病分类标准）

（1）原发性肺结核：为原发结核感染所致的临床病症，包括原发综合征及胸内淋巴结结核（儿童尚包括干酪性肺炎和气管、支气管结核）。

（2）血行播散性肺结核：包括急性血行播散性肺结核（急性粟粒型肺结核）及亚急性、慢性血行播散性肺结核。

（3）继发性肺结核：是肺结核中的一个主要类型，包括浸润性肺结核、结核球、慢性、纤维空洞性肺结核干酪性肺炎及毁损肺等。

（4）气管、支气管结核：包括气管、支气管黏膜及黏膜下层的结核病。

（5）结核性胸膜炎：临床上已排除其他原因引起的胸膜炎，包括结核性干性胸膜炎、结核性渗出性胸膜炎、结核性脓胸。

（6）肺外结核：结核病发生在肺以外的器官和部位，如淋巴结（除外胸内淋巴结）、骨、关节、泌尿生殖系统、消化系统、中枢神经系统等。肺外结核按照病变器官及部位命名。

4. 肺结核的临床表现　有下列表现应考虑肺结核的可能，应进一步做痰和胸部X线检查。

（1）咳嗽、咳痰3周或以上，可伴有咯血、胸痛、呼吸困难等症状。

（2）发热（常午后低热），可伴自汗、乏力、食欲降低、体重减轻、月经失调。

（3）结核变态反应引起的过敏表现：结节性红斑、泡性结膜炎和结核风湿症（Poncet病）。

应注意约有20%活动肺结核患者也可以无症状或仅有轻微症状。

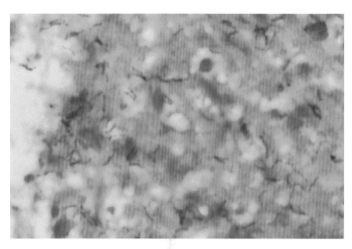

细菌图9-1　抗酸杆菌

二、影像表现

病例9-1（图9-1A~J）

患者，女，36岁。反复发热2个月，发现右颈部肿物1月余。入院时体温36.5℃，右锁骨上窝触及约5cm×5cm大小肿物，质硬，边界清，压痛明显，无活动。CD4$^+$T淋巴细胞计数36/μl。痰液培养及鉴定为结核分枝杆菌。诊断为AIDS（C3）合并肺结核。经"异烟肼、链霉素、乙胺丁醇、吡嗪酰胺"抗结核治疗，患者体温下降、肿大淋巴结缩小出院。

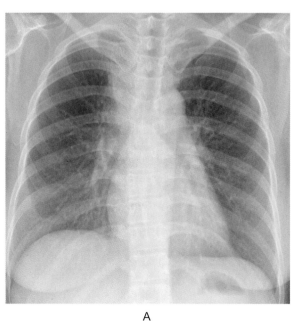

A

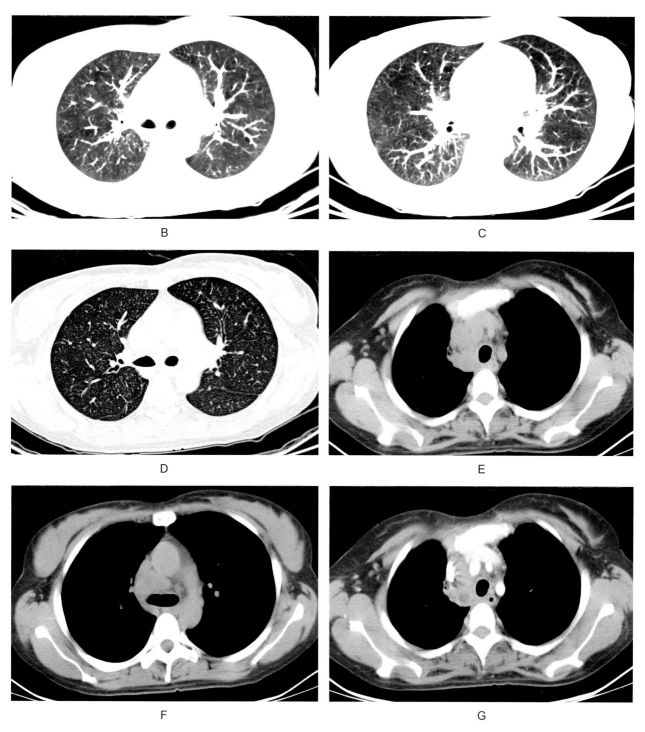

图 9-1　肺结核

　　肺结核胸片示右上纵隔影增宽（A）。胸部 CT 肺窗示双肺纹理稍增粗（B～D，D 为 HRCT）；纵隔窗示纵隔及双肺门淋巴结肿大，平扫淋巴结内见低密度影，增强扫描呈环形强化（E～I）。治疗 19 天后复查，胸片示右上纵隔增宽影稍缩小（J）。

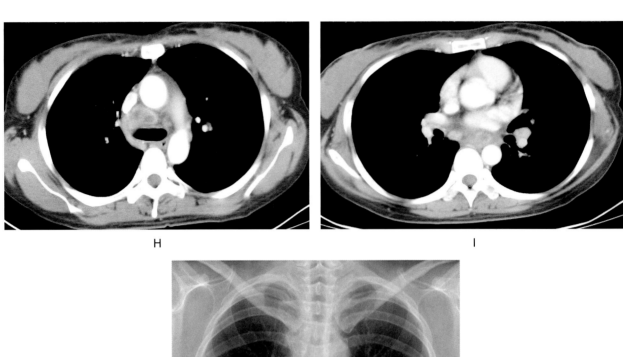

H   I

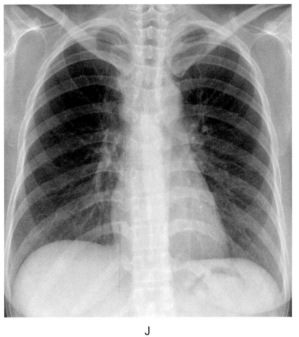

J

图 9-1（续）

病例9-2（图9-2A～K）

　　患者，男，31岁。反复发热、上腹胀痛1月余。入院时体温39.2℃，全身浅表淋巴结无肿大。CD4[+] T淋巴细胞计数9/μl。痰液培养及鉴定为结核分枝杆菌。诊断为AIDS（C3）合并肺结核。经"异烟肼、链霉素、乙胺丁醇、利福平"抗结核治疗，患者发热、腹痛等症状好转出院。

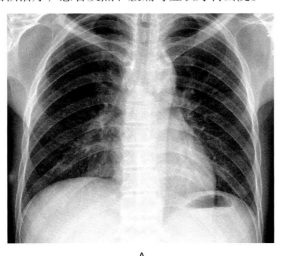

A

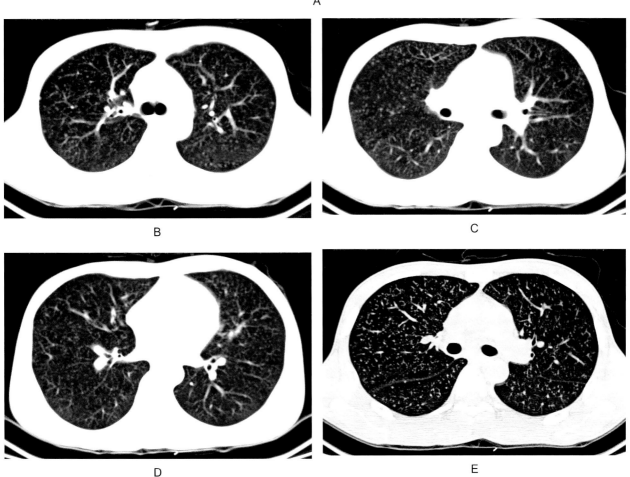

B

C

D

E

图9-2　肺结核

　　胸片示双肺弥漫粟粒样病灶（A）。胸部CT肺窗示双肺弥漫粟粒样病灶，分布均匀，大小、密度相似（B～G；E、F为HRCT，G为MIP重建图像）；纵隔窗示主-肺动脉窗淋巴结肿大（H、I）。治疗1个月、2个月后分别复查，胸片可见双肺弥漫粟粒病灶逐渐吸收（J、K）。

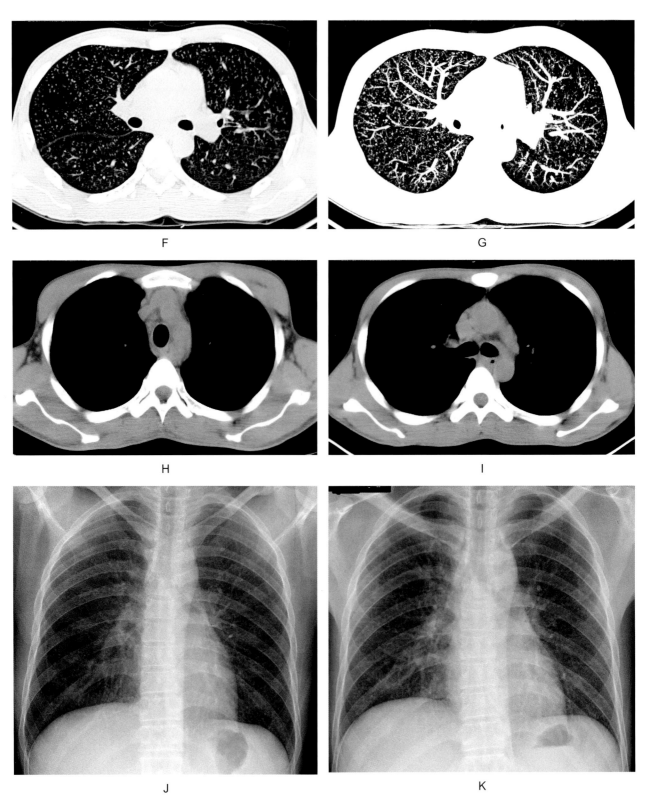

F

G

H

I

J

K

图 9-2（续）

病例9-3（图9-3A～J）

　　患者，男，34岁。发现颈部肿物9个月余，肿物显著增大伴腹痛2周。入院时体温36.6℃，左颌下触及一直径约1.5cm的淋巴结，质中、无压痛，右颈前触及两肿物，大小分别约7cm×10cm、5cm×6cm，质软，无压痛。$CD4^+$ T淋巴细胞计数89/μl。肺泡灌洗液、颈部淋巴结穿刺脓液培养及鉴定为结核分枝杆菌。诊断为AIDS（C3）合并肺结核、淋巴结结核。经"异烟肼、吡嗪酰胺、乙胺丁醇、利福平"抗结核治疗，患者颈部肿物缩小，发热、腹痛症状消失出院。

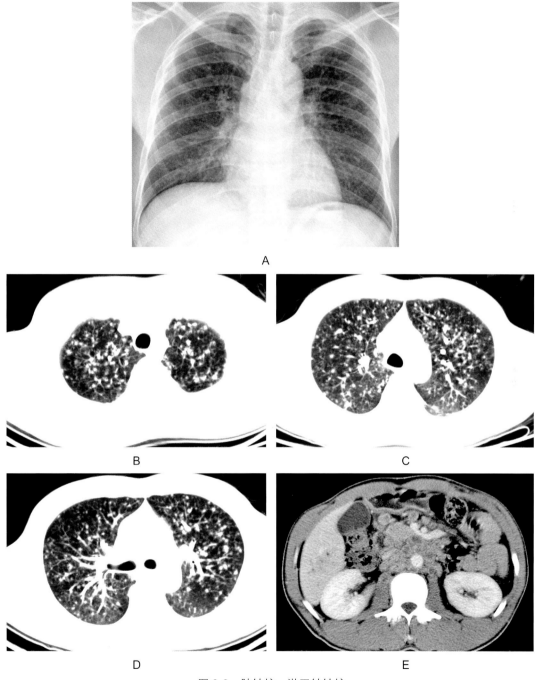

图 9-3　肺结核、淋巴结结核

　　胸片示双肺弥漫分布大小不等的小结节灶，双上肺明显（A）。胸部CT示双肺弥漫分布粟粒样、小结节灶，病灶大小、密度及分布欠均匀（B～D）；肝内见斑片状低密度灶，腹膜后及肠系膜淋巴结肿大，呈环形强化（E）。治疗11个月后复查，胸片示双肺小结节灶明显吸收（F）；胸部CT示双肺弥漫小结节病灶明显吸收、缩小（G～I），肝内病变及腹膜后淋巴结均缩小（J）。

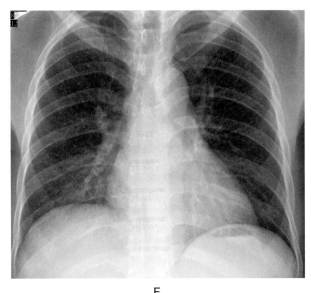

F

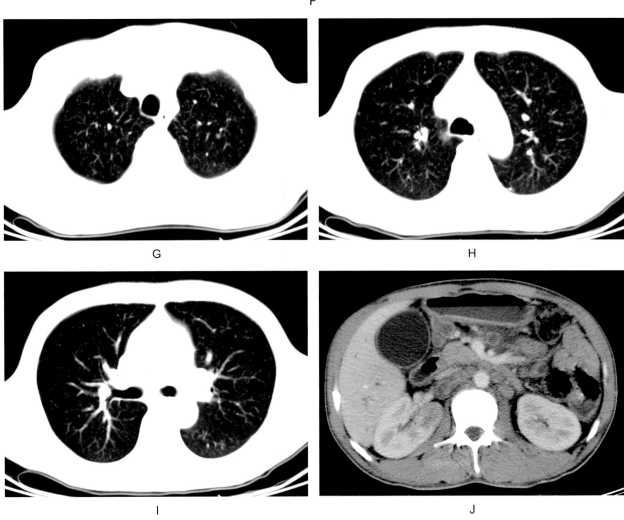

G

H

I

J

图 9-3（续）

病例9-4（图9-4A～L）

　　患者，男，27岁。咳嗽、进行性气促2个月余。入院时体温40℃，双肺呼吸音减弱，双侧中、下肺野闻及少量干性啰音；CD4$^+$ T淋巴细胞计数18/μl。肺泡灌洗液培养及鉴定为结核分枝杆菌。诊断为AIDS（C3）合并肺结核。抗结核治疗后患者症状好转出院。

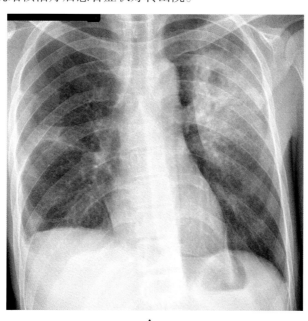

A

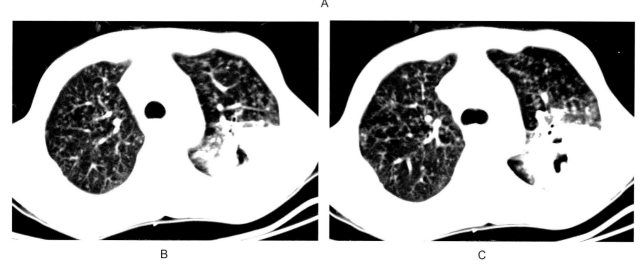

B　　　　　　　　　　　　　　　　　　　　C

图 9-4　肺结核

　　胸片示左上肺大片实变影，内见空洞，右下肺见大片稍高密度阴影，双肺弥漫分布粟粒样影；右侧少量胸腔积液（A）。胸部CT示左上肺大片实变影，内见不规则空洞，双肺多发小结节影及散布斑片状渗出病灶（B～I，G～I 为HRCT）；纵隔淋巴结肿大（J）；右侧少量胸腔积液（K）。治疗2个月后复查，胸片示双肺病灶有所吸收，左上肺病灶内仍可见空洞（L）。

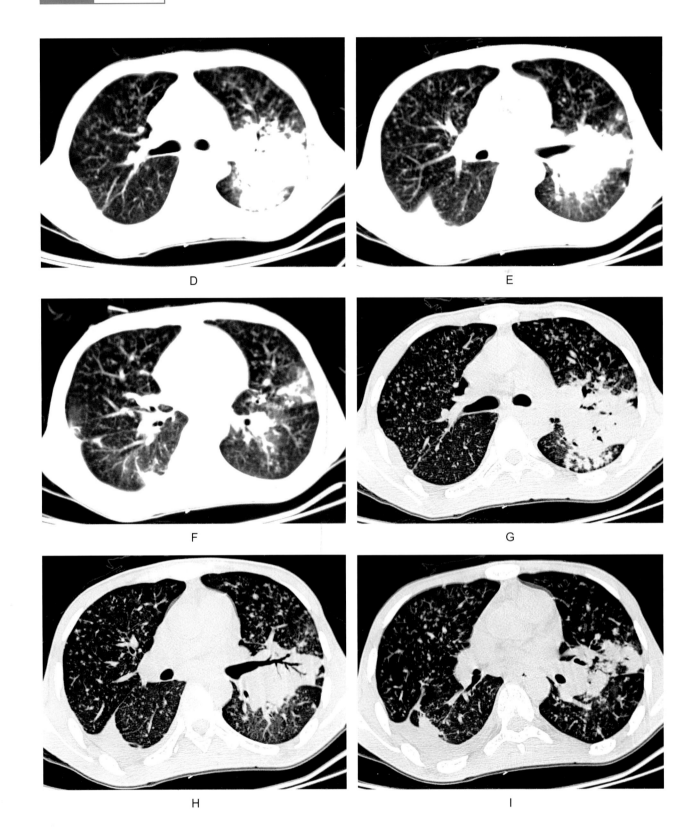

D

E

F

G

H

I

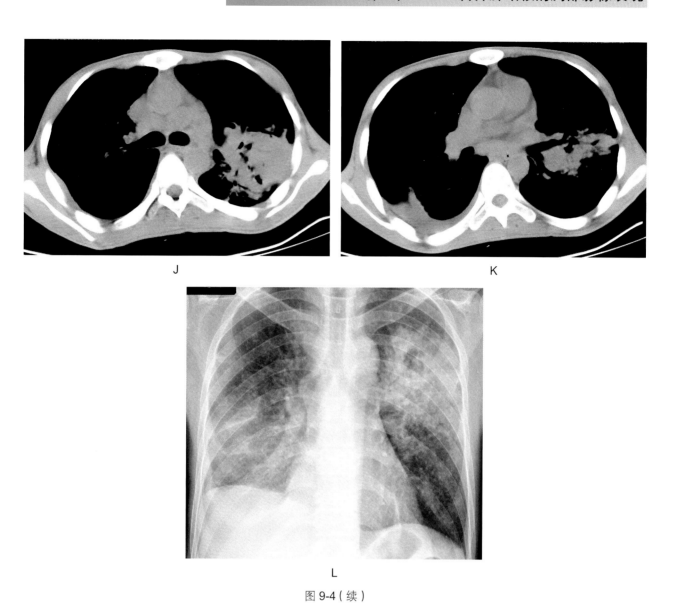

图 9-4（续）

病例9-5（图9-5A～L）

　　患者，男，31岁。疲乏、食欲减退1个月余，加重并气促3周。入院时体温36.5℃，双肺呼吸音增粗，右下肺闻及少量湿性啰音；CD4$^+$T淋巴细胞计数94/μl。肺泡灌洗液涂片：抗酸杆菌阳性（＋＋＋），纤维支气管镜病理诊断：干酪样结核。诊断为AIDS（C3）合并肺结核。

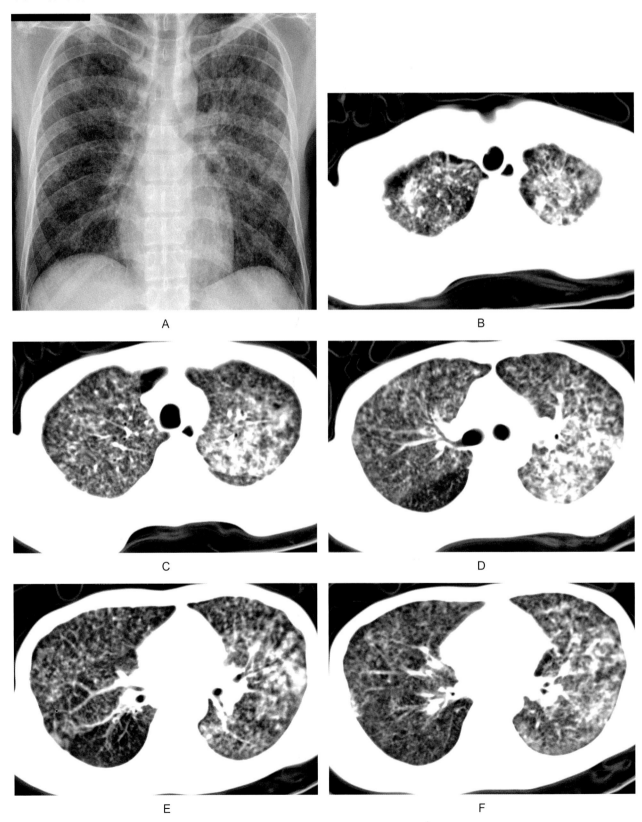

A

B

C

D

E

F

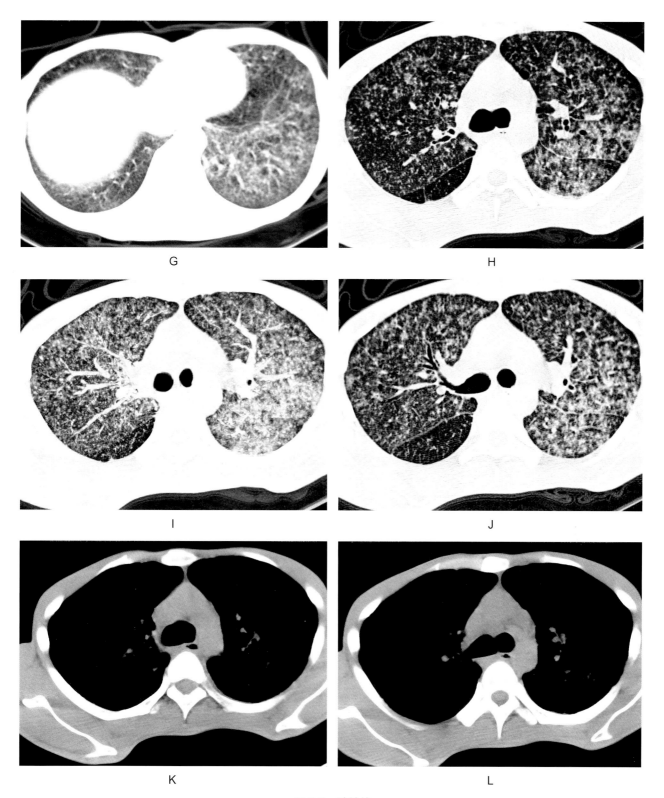

图 9-5 肺结核

胸片示双肺弥漫斑片状、粟粒样病灶，肺纹理明显增粗（A）。胸部CT示双肺弥漫片状渗出密度增高阴影及粟粒样影，肺野透亮度明显减低（B～J，H～J 为 HRCT）；纵隔淋巴结未见明显增大（K、L）。

病例9-6（图9-6A~L）

　　患者，男，36岁。发热、腹泻2周。入院体温38.5℃；CD4⁺ T淋巴细胞计数24/μl。肺泡灌洗液培养及鉴定为结核分枝杆菌。诊断为AIDS（C3）合并肺结核。

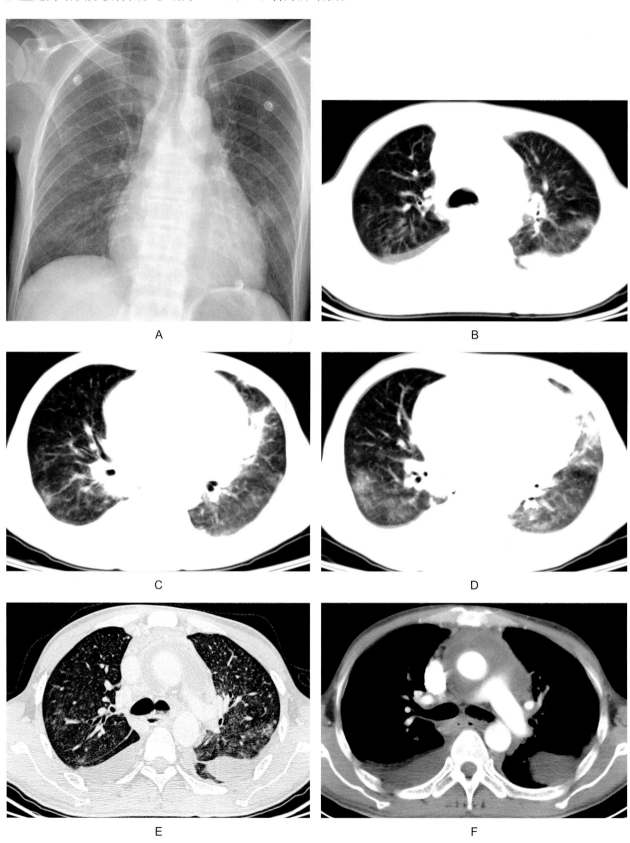

A

B

C

D

E

F

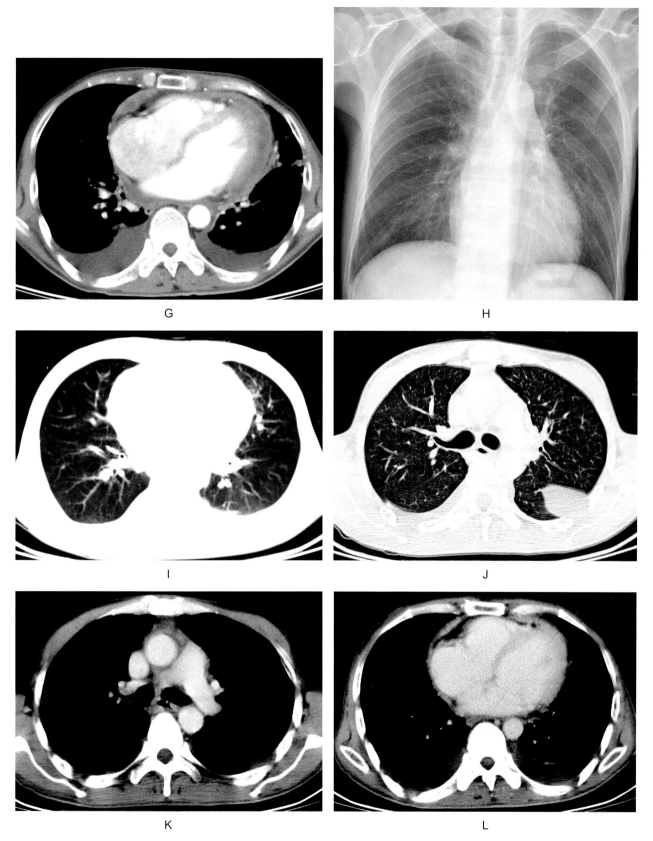

图 9-6　肺结核

　　胸片示双肺散布斑片状密度增高阴影，边缘模糊；心影明显增大（A）。胸部 CT 示双肺散布斑片状密度增高阴影（B～E，E 为 HRCT）；双侧胸腔积液，心包积液（F、G）。治疗 3 个月后复查，胸片示双肺病灶明显吸收、消散，心影形态正常（H）；胸部 CT 示双肺病灶明显吸收、消散（I、J；J 为 HRCT），双侧胸腔积液稍减少，心包积液基本吸收（K、L）。

病例9-7（图9-7A～H）

患者，男，28岁。咳嗽、发热2周。阵发性刺激性咳嗽，咳少许白黏痰，伴有发热，最高体温39℃，多夜间出现，自行服用退热药，可降至正常，但易反复；$CD4^+$ T淋巴细胞计数38/μl。肺泡灌洗液培养及鉴定为结核分枝杆菌，肺组织穿刺病理：送检（肺组织）结合组织形态及抗酸荧光染色结果，病变符合结核。诊断为AIDS（C3）合并肺结核。

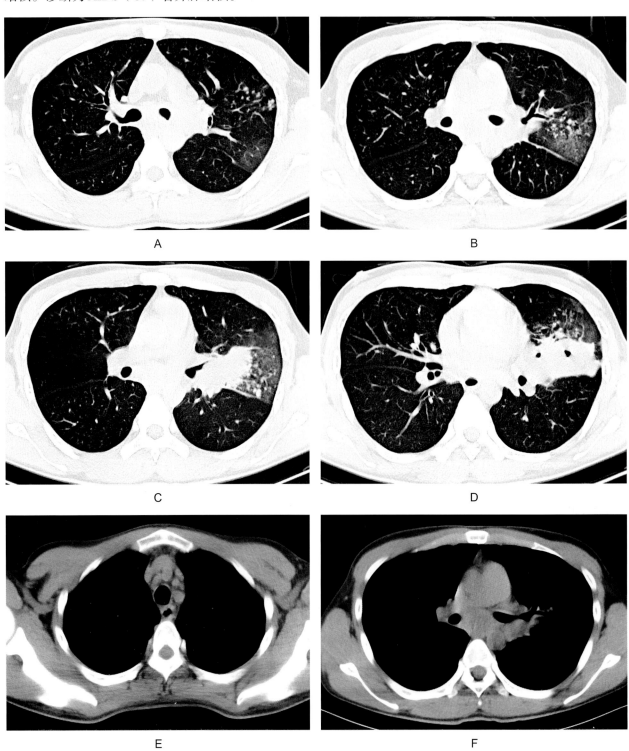

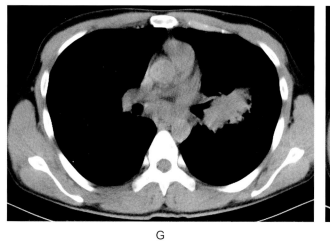

G

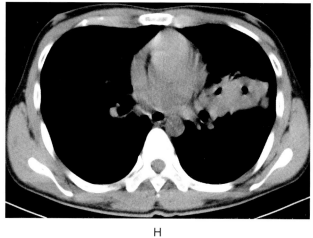

H

图 9-7　肺结核

胸部 CT 示左肺上叶多发小结节、磨玻璃影，舌段见大片状实变影，内见扩张支气管影（A～D），纵隔、左肺门见多发肿大淋巴结，最大约 32mm×21mm（E～H）。

病例9-8（图9-8A～H）

　　患者，男，45岁。发现双侧颈部肿块1月余。双侧颈部肿块渐感增大，无发热、畏寒、恶心、呕吐、大汗、心悸等不适，入院后出现反复发热，最高体温41℃，伴畏寒、寒战、恶心、呕吐，夜间较频繁；查体：双侧颈部可见巨大肿块，左侧约4cm×3cm，右侧约5cm×5cm，触之质硬，移动度较差，无触痛，颏下亦可触及左、右大小对称，约2cm×2cm，可移动，质硬肿块。CD4$^+$T淋巴细胞计数50/μl。肺病理：抗酸染色及TB荧光染色发现少量阳性杆菌，考虑结核感染。淋巴结穿刺抗酸染色及TB荧光染色发现少量阳性杆菌，病变考虑淋巴结结核。诊断为AIDS（C3）合并肺结核、淋巴结结核。

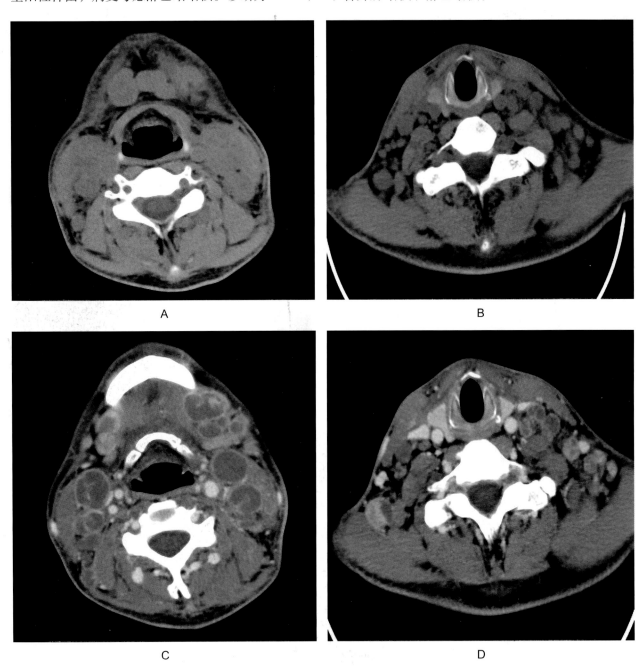

A

B

C

D

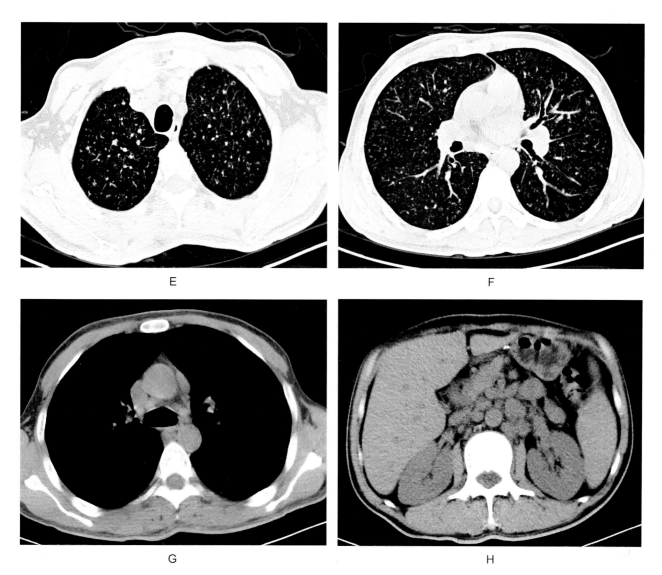

图 9-8　淋巴结核　肺结核

　　颈部 CT 平扫及增强扫描示颈部、双侧锁骨上区、颌下、颏下、颈动脉鞘周围、肌间隙多发肿大淋巴结，增强扫描见环形强化（A～D），胸部 CT 示双肺弥漫多发粟粒状小结节，结节呈随机分布、大小不一、分布欠均（E、F）；纵隔淋巴结轻度肿大（G）；肝脾稍肿大，腹膜后见多发肿大淋巴结（H）。

三、影像特点

1. 原发型肺结核 AIDS患者多表现为原发综合征，其特点是增大淋巴结数目多分布广泛，多出现淋巴结相互融合及干酪样坏死的表现，CT平扫淋巴结内出现低密度改变，增强扫描示肿大淋巴结呈环形强化为其典型的影像学表现。纵隔淋巴结钙化率明显低于单纯性肺结核患者。

2. 继发型肺结核 AIDS患者由于细胞免疫功能极度低下，其合并肺结核的肺部病变广泛、严重而不典型，且肺部各叶均可发病，可同时累及各肺叶，较少出现以病变范围局限为特征的典型结核病影像学表现。当患者的外周血CD4$^+$T淋巴细胞数极低时，肺内表现为浸润性病变与粟粒样、小结节播散病灶等多种征象混合，说明AIDS患者免疫功能抑制越严重，血行播散与支气管播散越容易同时发生，导致肺内病变广泛而严重。

3. 血行播散型肺结核 AIDS患者在CD4$^+$T淋巴细胞数极低时，粟粒性肺结核的发生率比较高。

4. 结核性胸膜炎 有文献提出AIDS合并肺结核患者出现胸腔积液的比例较单纯性肺结核患者高。此外，HIV/AIDS患者常见胸腔积液合并心包积液。

5. 肺外结核 AIDS肺结核患者常合并腹腔淋巴结肿大。AIDS合并肺结核的诊断要点：局灶性肺实质病变较少而弥漫性的病变较多，表现为不典型浸润灶、粟粒性病变、纵隔淋巴结肿大、胸腔积液较多，而空洞形成、结节、纤维陈旧病灶及淋巴结钙化均相对较少。

AIDS合并肺结核与AIDS合并非结核分枝杆菌肺病的鉴别诊断：AIDS合并非结核分枝杆菌肺病多为弥漫分布性病变和（或）大面积实变（肺叶、段）合并空洞、结节病灶、支气管扩张、纵隔和肺门淋巴结轻度肿大，非结核分枝杆菌肺病与肺结核有相似的临床及影像表现，但常比肺结核的进展缓慢，经长期抗结核治疗无效或有反复发作，应考虑非结核分枝杆菌肺病的可能，并尽早做非结核分枝杆菌培养鉴定以明确诊断。

AIDS合并肺粟粒性病变的鉴别诊断：AIDS合并肺粟粒性病变的诊断要结合发病的区域、病史、病程的变化以及胸腹部淋巴结的改变等。在我国广东、广西等省区及东南亚地区，当AIDS患者出现肺粟粒性病变时，除考虑到粟粒性肺结核可能性外，还应考虑到有合并肺部真菌感染如马尔尼菲青霉菌肺部感染、肺毛霉菌病的可能。肺部真菌感染所致的粟粒性病变经1~3周有效的治疗，可明显吸收消散，这一点与粟粒性肺结核的病程不符，有一定的鉴别诊断意义；再者，马尔尼菲篮状菌肺部感染的患者多同时合并纵隔、腹膜后及肠系膜淋巴结明显肿大。

第10章 AIDS合并NTM感染的影像表现

一、概述

非结核分枝杆菌（Nontuberculous mycobacteria，NTM）指除结核分枝杆菌复合体（Mycobacterium tuberculosis complex，MTC）及麻风分枝杆菌（Mycobacterium leprae，ML）以外的分枝杆菌。NTM为条件致病菌，毒力较MTB为弱，其生态学和生理学与MTB明显不同。大部分NTM是腐物寄生菌，存在于自然环境中，如水、土壤、灰尘等。最常见的是快生长型。NTM与MTB在菌体成分和抗原性上多具共同性，但其毒力较MTB为弱。

NTM病的病理组织所见，一般与结核病变相同，有渗出性反应、增殖性反应、硬化性反应三种病理组织变化。肺部病变为肉芽肿性，有类上皮细胞和淋巴细胞聚集成结节状病灶，但不似结核结节典型。肺内亦可见坏死和空洞形成，常为多发性或多房性，以薄壁为主，洞内坏死层较厚且较稀软，与结核空洞有所不同。

NTM的流行情况，因地区、人种不同以及对其重视程度、检查和鉴定方法不同而异。在艾滋病流行前，引起人类NTM感染的病原体主要来源于环境。NTM主要引起肺部、局部淋巴结和皮肤的感染，极少引起全身播散性感染。引起肺部感染的NTM主要为鸟-胞内分枝杆菌复合体（M. aviumand-M. Intracellulare complex，MAC）及堪萨斯分枝杆菌（*Mycobacterium Kansasii*）。艾滋病在全球流行后，NTM感染的流行情况发生了根本性的改变，NTM感染的发病率迅速上升，在欧美有高达25%～50%的艾滋病患者并发NTM感染；NTM感染的临床表现也发生了改变。在艾滋病流行前以及免疫力正常的NTM感染者，感染灶常呈限局性，而艾滋病患者或其他免疫力低下的患者，NTM感染常呈全身播散性。艾滋病的流行改变了分枝杆菌感染的种间构成比，因为艾滋病患者中NTM感染主要由鸟分枝杆菌所致；艾滋病的流行改变了分枝杆菌感染传播途径，在艾滋病流行前，很少出现人与人之间相互传染，然而艾滋病患者中分枝杆菌感染可通过呼吸道及胃肠道传播。

NTM的菌种分类

1950年Runyon根据非结核分枝杆菌生长温度、生长速度、菌落形态及色素产生与光反应的关系等将其分为4组：

1组即光产色菌（Photochromogens），以堪萨斯分枝杆菌（*M. kansasii*）、海分枝杆菌（*M.marinum*）为主；

2组为暗产色菌（Scotochromogens），以瘰病分枝杆菌（*M. scrofulaceum*）为主；

3组为不产色菌（Non2photochromogens），本组以鸟分枝杆菌复合群（*M.aviumcomplex*，MAC）（包括鸟分枝杆菌和胞内分枝杆菌）为主；

4组即快速生长分枝杆菌（Rapidlygrowingmycobacteria，RGM），主要有偶然分枝杆菌（*M.fortuitum*）、龟分枝杆菌（*M.chelonae*）、脓肿分枝杆菌（*M.abscessus*）等；

艾滋病患者合并NTM感染菌种目前报道较多的有鸟-胞内分枝杆菌复合体、堪萨斯分枝杆菌、蟾分枝杆菌（*M.xenopi*）、瘰病分枝杆菌（*M.scrofulaceum*）、嗜血分枝杆菌（*M.haemophilum*）、海分枝杆菌（*M. marinum*）和快速生长分枝杆菌（Rapid-growing mycobacterium，RGM）中的偶然分枝杆菌、龟分枝杆菌（*M. chelonei*）及脓肿分枝杆菌，其中又以MAC为多见。

引起人肺部病变者大多为光产色菌型中的不产色菌型中的鸟-胞内分枝杆菌复合体和堪萨斯分枝杆菌，较少见的有蟾分枝杆菌、偶发分枝杆菌、玛尔摩分枝杆菌（*M.Malmoense*）、猿分枝杆菌（*M. Simae*）等，各国家、各地区报道的NTM感染类型各有差异，总的来说以MAC肺感染为主，其次是堪萨斯、偶发和龟分枝杆菌感染，目前国内报道由NTM引起的肺病以MAC为多，快速生长的偶发型和龟型亦多见。

AIDS合并NTM感染的诊断标准：在满足AIDS诊断的基础上，根据痰、肺泡灌洗液、血、骨髓、分泌物、胸腹水、脑脊液等标本抗酸菌培养阳性并非结核分枝杆菌鉴定阳性，排除污染、定植及其他诊断。根据侵袭部位，NTM感染临床上主要分为4种类型：NTM肺病，播散性NTM病，淋巴结炎，皮肤或软组织感染。

鸟-胞内分枝杆菌复合体（MAC）是当前引起艾滋病患者NTM感染的主要菌种。MAC属于不产色的慢速生长的分枝杆菌。MAC不仅能引起艾滋病患者肺部感染，还能导致艾滋病患者全身播散感染、淋巴结炎及皮肤感染。MAC全身播散感染常伴贫血、发热、自汗和腹泻等症状。艾滋病患者的MAC全身播散感染，与患者CD4$^+$ T淋巴细胞计数关系密切，当患者CD4$^+$ T淋巴细胞计数<100×10^6/L时MAC全身播散感染的发病率开始升高，当患者CD4$^+$ T淋巴细胞计数<10×10^6/L时其发病率达最高。

分枝杆菌的检测方法主要包括传统法、色谱法和分子分类鉴定法。传统方法主要有直接镜检、培养与生化鉴定和组织病理，其中培养与生化鉴定一直是分枝杆菌感染诊断的金标准。因NTM多侵犯肺脏，故确诊取决于查痰或支气管肺泡灌洗液及进一步进行的培养和菌型鉴定。

二、影像表现

病例10-1（图10-1A~L）

患者，男，25岁。发热1个月余，咳嗽、咳痰、气促2周，体温最高39.5℃，无明显畏寒、寒战及无肌肉酸痛。皮肤未见皮疹，全身浅表淋巴结无肿大。CD4$^+$ T淋巴细胞计数16/μl，CD4$^+$/CD8$^+$ 0.01；肺泡灌洗液培养及鉴定为非结核分枝杆菌。诊断为AIDS（C3）合并非结核分枝杆菌肺病。

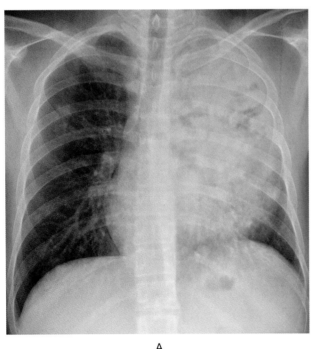

A

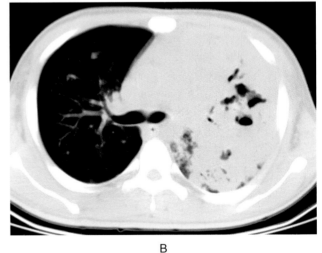

B

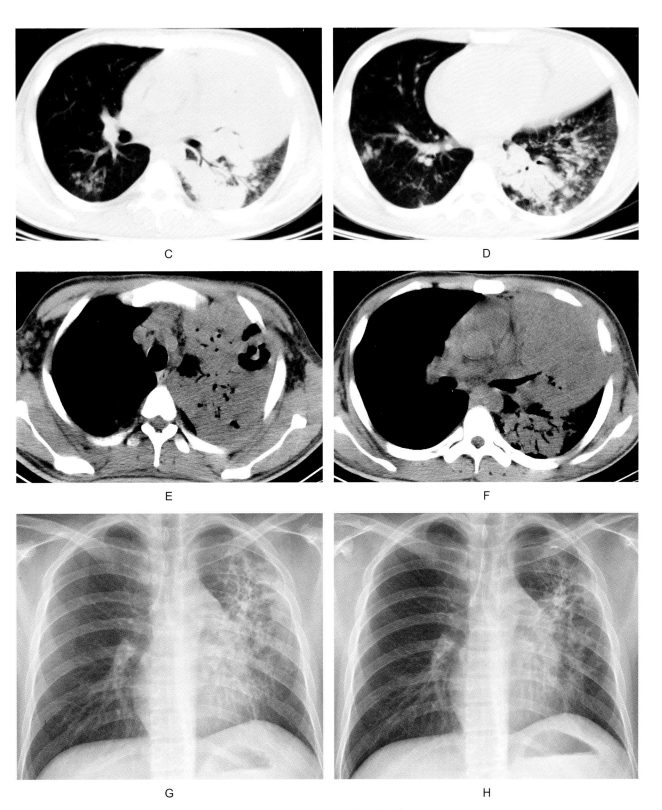

图 10-1 非结核分枝杆菌肺病

　　胸片示左肺大面积实变影，支气管气像及略低密度空洞，右肺可见多发小结节影，边缘模糊（A）。胸部CT肺窗示左肺大片状实变影，其内可见支气管充气征，左上、下叶均可见斑片及多发空洞影，左下叶后基底段亦可见多发大小不等结节影，右肺可见多发散在分布小结节影，边界模糊（B～D）；纵隔窗示左肺大片状实变影，其内可见支气管充气征，纵隔及左侧肺门可见轻度肿大淋巴结（E、F）。治疗5周后及7周后分别复查，胸片示左肺病变逐渐明显吸收、好转，但仍残留部分纤维化索条状病灶及多发空洞，内部支气管牵拉扩张明显，左肺体积缩小（G、H）。治疗8周后复查，胸部CT肺窗示左肺病变明显吸收、好转，但仍残留纤维化病灶，支气管明显扩张，右肺结节病灶已消失（I～L）。

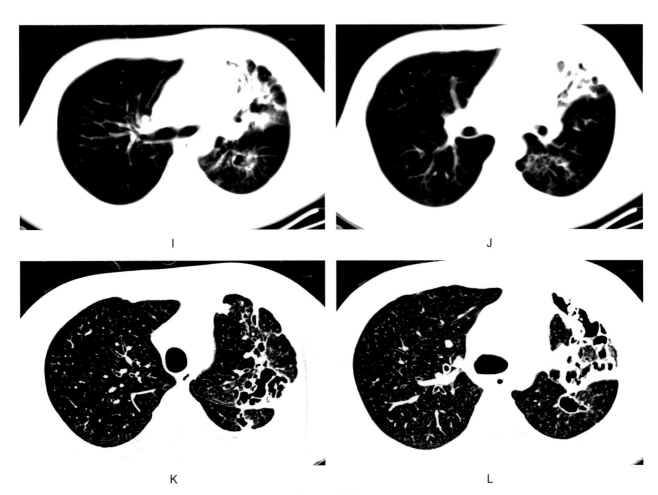

I

J

K

L

图 10-1（续）

病例10-2（图10-2A～L）

　　患者，女，29岁。1个多月前无明显诱因出现发热，无明显畏寒，体温最高38.5℃。伴头晕，自汗，咳嗽，有黄色黏痰，伴血丝痰，活动后稍气促，休息后可缓解，无胸痛，无头痛，体重下降约10kg。右锁骨上可触及一直径5cm大小圆形肿物，质硬，无红肿，表面光滑，无触痛，双侧腹股沟可触及多个肿大淋巴结，活动度好，表面光滑，无触痛。$CD4^+$ T淋巴细胞计数20/μl，$CD4^+/CD8^+$ 0.06；肺泡灌洗液培养及鉴定为非结核分枝杆菌。诊断为AIDS（C3）合并非结核分枝杆菌肺病。

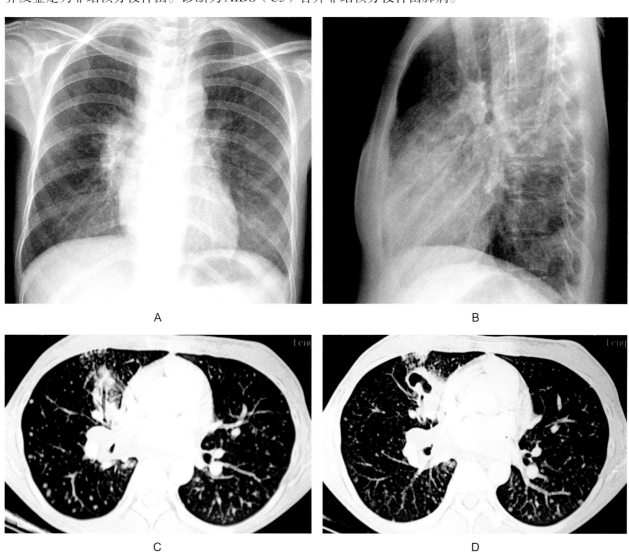

图10-2　非结核分枝杆菌肺病

　　胸片示双肺广泛分布粟粒样小结节影，右肺门影增大（A、B）。胸部CT肺窗示右肺中叶一团块状影，内见不规则空洞，双肺广泛分布大小不一、粟粒样小结节影，右肺门增大（C～F）；增强扫描纵隔窗示纵隔及右侧肺门多发明显肿大淋巴结（G、H）。治疗3周后复查，胸部CT肺窗示双肺病灶明显缩小及减少，右肺中叶内侧段病灶内见明显扩张的支气管及空洞，壁光滑，边缘清楚（I～K）；纵隔窗示纵隔淋巴结较前缩小（L）。

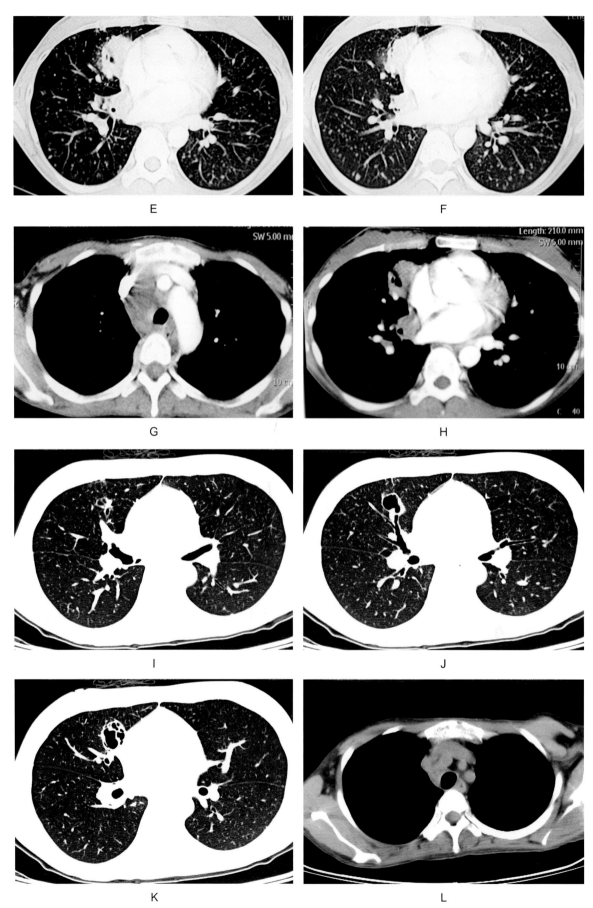

图 10-2（续）

病例10-3（图10-3A～J）

患者，男，46岁。1个月余前无明显诱因出现气促、不适，有间断性发热。10天前感气促加重，体温最高达41℃，且伴畏寒、寒战，偶有干咳，无咳痰。双侧颈部可触及淋巴结，大小约1cm×1cm，无触痛，光滑，活动度好。CD4$^+$ T淋巴细胞计数15/μl，CD4$^+$/CD8$^+$ 0.04；肺泡灌洗液培养及鉴定为非结核分枝杆菌。诊断为AIDS（C3）合并非结核分枝杆菌肺病。

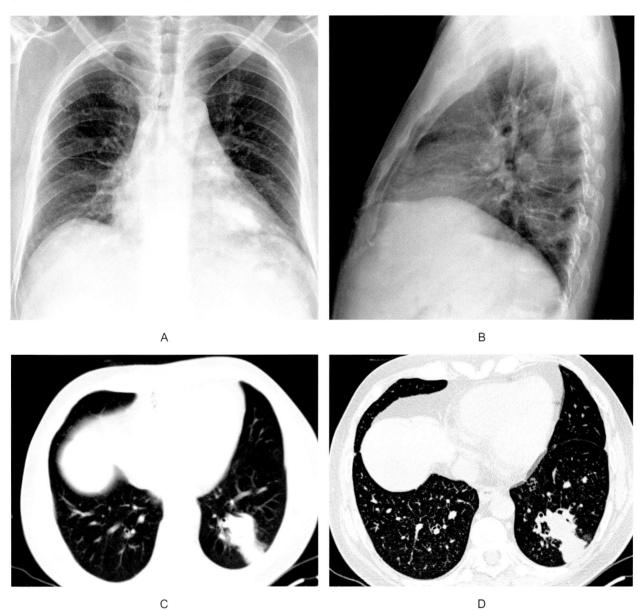

图10-3　非结核分枝杆菌肺病

胸片示双肺纹理多、粗乱，左肺下叶后基底段见一团片状影，密度较高，边缘毛糙（A、B）。胸部CT肺窗及高分辨力CT示左肺下叶后基底段一不规则结节状影，略呈分叶，边缘毛糙，内可见小支气管扩张及小空洞（C～E）；纵隔窗示病灶呈软组织密度，见一小空洞，气管旁及主动脉弓旁见轻度肿大淋巴结（F～H）。治疗4周后复查，胸片示左肺下叶后基底段病灶范围进一步扩大，其周围可见多发斑片状密度增高影，边缘模糊（I、J）。

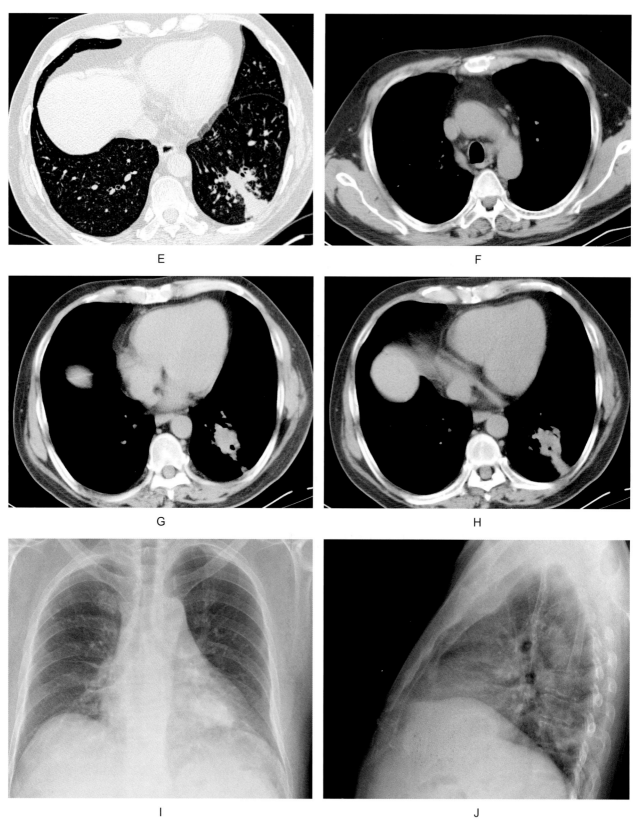

E

F

G

H

I

J

图 10-3（续）

病例10-4（图10-4A～J）

　　患者，男，47岁。2个多月前无明显诱因出现发热，体温最高为39.5℃，热型不详，无伴畏寒、寒战，咳嗽、咳痰，为黄白黏痰，伴有气促、胸闷，无胸痛，无头晕头痛，无恶心呕吐。经当地医院治疗后症状有好转，2天前再出现发热，最高为40℃，发热以下午明显，伴气促明显，咳痰增多。查体未见异常。CD4$^+$T淋巴细胞计数1/μl；血培养培养及鉴定为非结核分枝杆菌，菌种鉴定为鸟分枝杆菌。诊断为AIDS（C3）合并非结核分枝杆菌感染。

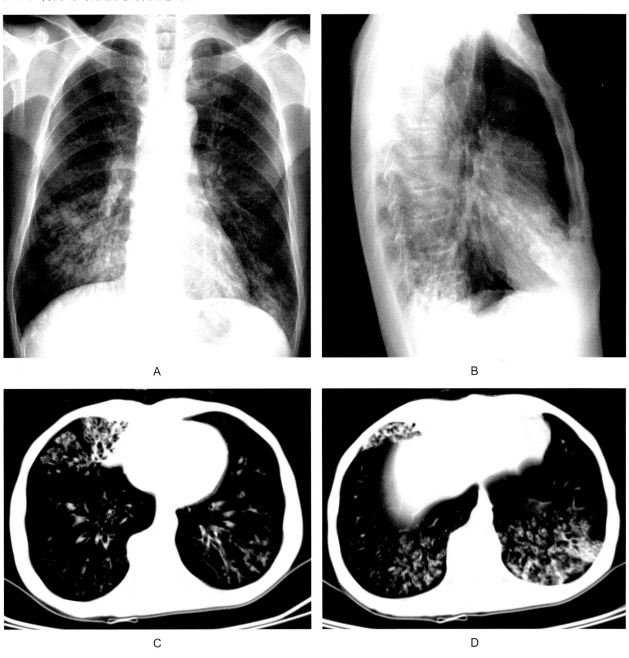

图10-4　非结核杆菌感染

　　胸片示双下肺野可见片状密度增高影，病变边界不清，侧位片右肺中叶及左侧下叶后基底段呈大片状高密度影（A、B）。胸部CT肺窗示右肺中叶及双肺下叶多发结节及斑片密度增高影，边界模糊，伴支气管壁普遍增厚，轻度扩张（C～F）；纵隔窗示病变局部实变，呈软组织密度，内见支气管扩张（G、H）。抗非结核分枝杆菌治疗1个月后复查，双肺病变较前明显吸收，支气管扩张较前好转（I、J）。

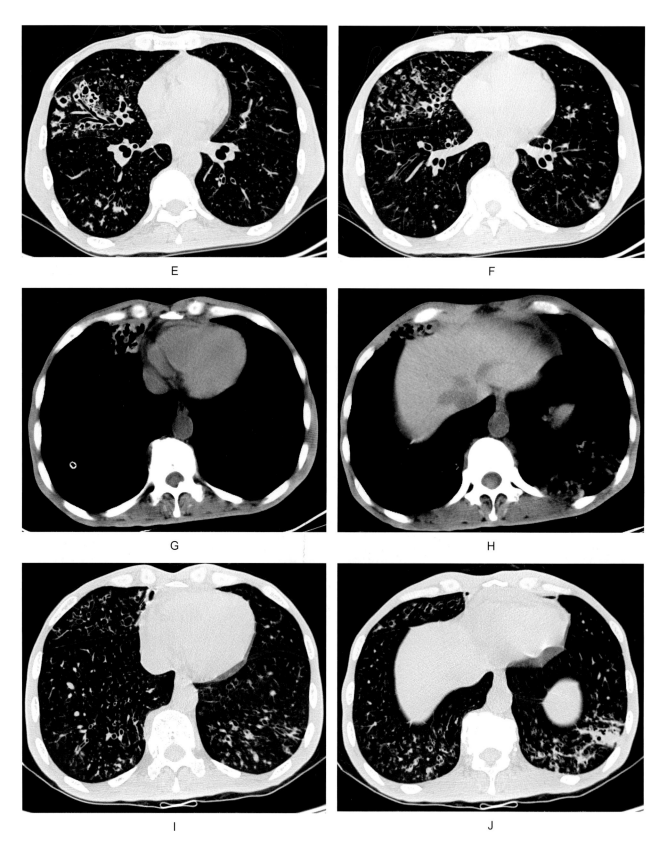

图 10-4（续）

病例10-5（图10-5A～H）

患者，男，32岁。无明显诱因出现阵发性咳嗽，咳少量白色黏液痰，晨起及睡前较为明显，伴全身轻度乏力不适，食欲下降，偶有自汗，无畏寒、发热、头痛、呕吐、咯血、胸痛、气促、腹痛、腹泻。查体未见异常。$CD4^+$ T淋巴细胞计数16/μl；肺泡灌洗液培养及鉴定为非结核分枝杆菌，菌种鉴定为堪萨斯分枝杆菌。诊断为AIDS（C3）合并非结核分枝杆菌肺病。

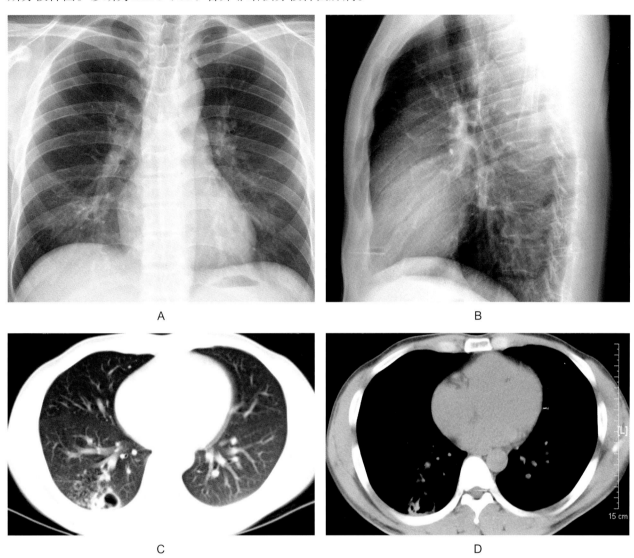

图10-5　非结核杆菌感染

胸片示右下肺野斑片状密度增高影，边界模糊，侧位片右下叶后基底见斑片影（A、B）。胸部CT肺窗示右肺下叶外基底段、后基底段沿支气管分布多发结节及斑片实变影，与胸膜相连，内见数个空洞，较大空洞约1.5cm，内壁均匀；纵隔窗示病变局部实变，见薄壁空洞影（C～F）。抗非结核分枝杆菌治疗3周后复查，右肺下叶病变较前明显缩小、减少，空洞较前闭合（G、H）。

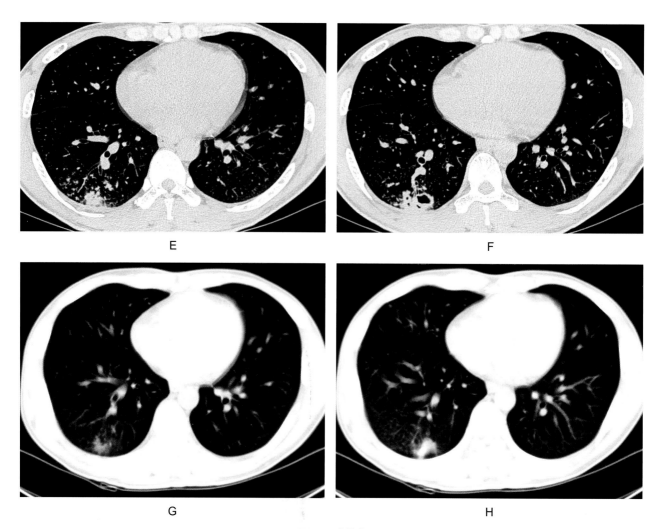

E

F

G

H

图 10-5（续）

病例10-6（图10-6A～H）

患者，男，27岁。反复发热伴腰痛2个月余，无明显诱因出现全身发热，以夜间为主，体温波动在37～42℃之间，伴畏寒、大汗淋漓，伴腰部酸痛、乏力，左侧腰痛，呈无规律隐痛，疼痛不剧烈，能忍受，放射至大腿、左下肢，伴双足麻木刺痛，肿胀，无咳嗽、咳痰，无咽痛、声嘶，无胸闷、心悸，无恶心、呕吐、腹痛、腹泻，无尿频、尿急、尿痛等症状。

CD4$^+$ T淋巴细胞计数18/μl；血培养非结核分枝杆菌阳性，腰大肌脓液抗酸菌阳性（＋＋＋）。诊断为AIDS（C3）合并播散性非结核分枝杆菌病（血、腰大肌）。

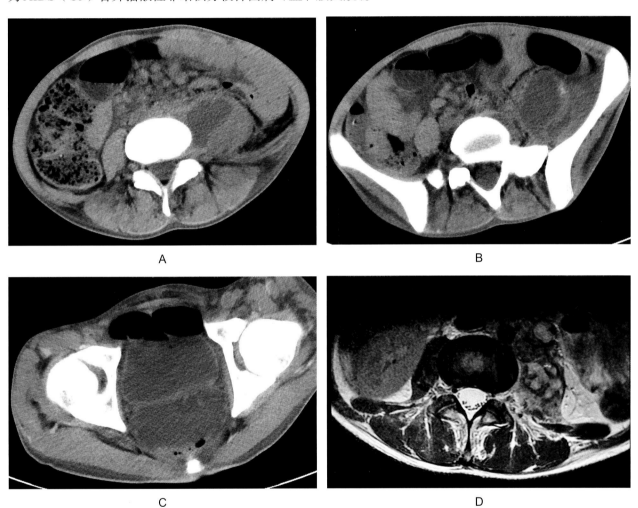

A　　　　　　　　　B

C　　　　　　　　　D

图10-6　腰大肌非结核分枝杆菌感染

胸部CT示左侧腰大肌、髂腰肌肿胀，内见多发类圆形低密度影，密度不匀，周边见小的稍高密度影，肠系膜、左侧腹股沟见多发肿大淋巴结（A～C）。初次MRI检查：左侧腰大肌明显肿胀，内见多发囊状T2WI高信号，边界欠清（D）。治疗2个月后复查：腰椎左前缘软组织信号影，左侧腰大肌广泛肿胀并异常信号影，病变范围前扩大（E）。治疗3个月后复查：左侧腰大肌、左侧髂腰肌感染性病变，考虑脓肿较前明显缩小（F）。治疗约8个月后复查左侧腰大肌、左侧髂腰肌感染性病变，考虑脓肿较前进一步缩小（G、H）。

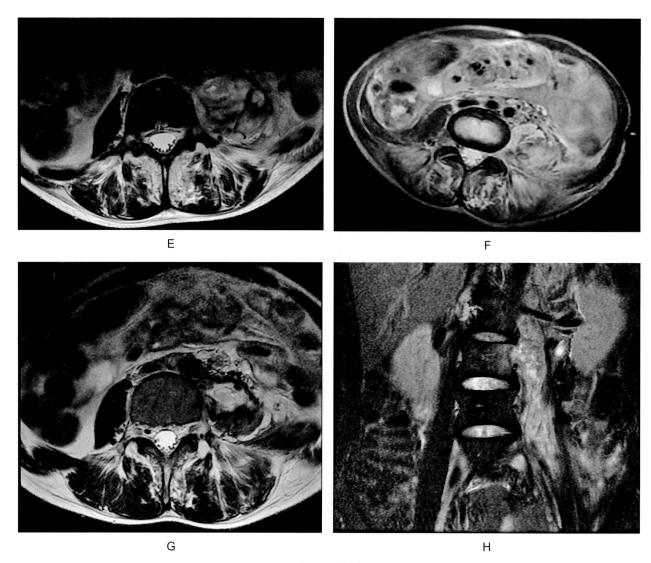

E

F

G

H

图 10-6（续）

病例10-7（图10-7A～E）

　　患者，男，35岁。因发热1个月余入院；无明显诱因出现发热，以低热为主，发热时间无规律，无畏寒、寒战、鼻塞、流涕。自行服退热药物，体温可退至正常，最高体温达39℃，伴畏寒、寒战，无咳嗽、头痛、头晕等；查体可触及双侧腹股沟多个肿大淋巴结，约1.0cm×1.5cm，抗结核治疗后反复发热，CD4$^+$T淋巴细胞计数4/μl，Th/Ts 0.01，血培养非结核分枝杆菌阳性。诊断为AIDS合并播散NTM感染。

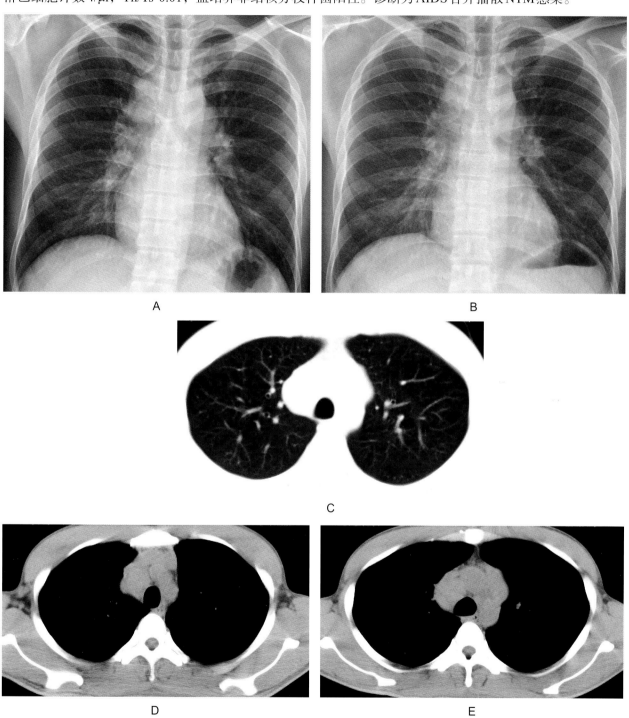

A

B

C

D

E

图 10-7　AIDS 合并播散 NTM 感染

　　胸片示肺内未见明显实质性病变，右上纵隔增宽、增浓，提示纵隔淋巴结肿大（A），治疗10天后复查，右上纵隔增宽、增浓未见明显变化（B）。胸部 CT 肺窗示肺内未见明显病变（C），纵隔窗示纵隔多发淋巴结肿大，双侧腋窝多发轻度增大淋巴结（D、E）。

三、影像特点

文献报道非AIDS的NTM肺病，气腔实变、空洞性病变、多发结节、支气管扩张是常见的CT表现，多种病变同时累及多肺叶是该病的特点。在AIDS合并NTM病时通常表现为播散性，最常见的表现为纵隔和肺门淋巴结肿大，气腔实变、粟粒样结节、胸腔积液少见。

根据广州医科大学附属市八医院系统、连续观察AIDS合并NTM肺病患者的胸部影像，CT可表现为双肺多发小结节、弥漫粟粒样影，斑片渗出影，大片实变影，支气管扩张，纵隔淋巴结肿大，胸腔积液等，临床表现及部分影像表现类似肺结核，且与患者的$CD4^+$ T淋巴细胞计数有一定关系。AIDS合并NTM感染患者常处于晚期阶段，免疫功能严重低下，病变表现多变且不典型，出现多种病变形态并存。总结有以下几个特点：

（1）肺内多发结节或弥漫粟粒样结节，以散发小结节多见，治疗效果不明显，临床上患者症状改善，但肺内病灶变化不明显。

（2）斑片或大片实变，大面积实变合并空洞的病灶，随病程的进展，病灶逐渐吸收消散，病变范围缩小但支气管扩张病变明显增多，部分病例出现患侧肺容积缩小，此类病例病程较长、预后较好。

（3）支气管扩张常见于病变区或双侧广泛分布，呈不同程度扩张，柱状或囊状扩张，以轻度柱状扩张为主。

（4）以弥漫分布的渗出性病变为主的病例主要为AIDS晚期的患者，常出现多种病原体的混合感染，病变进展快、预后不良。

（5）纵隔和肺门淋巴结轻度肿大。

其中大面积实变合并空洞、结节病灶、支气管扩张、纵隔和肺门淋巴结轻度肿大在同一病例出现有一定的鉴别诊断价值。当$CD4^+$ T淋巴细胞计数$<50\times10^6$/L，特别是$<20\times10^6$/L时，经短期抗结核治疗效果不佳，或病情反复时应考虑NTM感染的可能。

AIDS合并NTM感染多发生在$CD4^+$ T淋巴细胞计数$<200\times10^6$/L，特别是$CD4^+$ T淋巴细胞计数越低，$CD4^+$ T淋巴细胞计数$<50\times10^6$/L，越容易发生播散感染。部分播散MAC感染胸部可未见异常，仅肺外见纵隔及双侧腋窝淋巴结或腹膜后淋巴结肿大。

第11章 艾滋病合并巨细胞病毒性肺炎的影像表现

一、概述

巨细胞病毒（Cytomegalovirus，CMV）是一种双链DNA病毒，在早期感染人体后，能长期潜伏在机体中，当人体免疫功能降低，病毒可重新激活，导致人体多系统感染。CMV感染的发病率因不同地域、不同人群而不同，最常发生于AIDS、骨髓移植及器官移植等免疫功能受损患者中，传播途径包括母婴传播：经胎盘直接传播或经产道分娩直接感染；体液传播：长期接触被感染者乳液、血液、唾液、尿液及精液等；医源性途径传播：经输血、移植器官等。

CMV是AIDS患者最常见的病毒感染之一，可导致肺炎、视网膜炎、胃肠道炎症、脑炎、脑膜炎、脊髓炎、肝炎及血液系统疾病等多系统感染。CMV肺炎常发生于AIDS晚期患者中，其CD4$^+$T淋巴细胞计数通常极低（<50/μl）。CMV肺炎起病隐匿，早期无明显临床症状，或仅出现发热、咳嗽、咳痰及气促等常见呼吸道感染症状，但病程进展迅速，致死率高，因此早期诊断、早期治疗对CMV肺炎预后有重要作用。CMV肺炎的检测方法包括血液细胞学检查、肺泡灌洗液组织学检查及经支气管或肺活检等，经病理活检在组织中发现巨细胞病毒或其包涵体是确诊的重要指标，诊断关键在于取材部位是否准确。CMV肺炎不具有特征性的影像学表现，并且患者常同时合并其他病原体感染，如肺孢子菌、结核、马尔尼菲篮状菌及隐球菌等，因而确诊仍需纤维支气管镜活检、肺泡灌洗液组织学检查或死后肺穿刺取材病理证实。

CMV肺炎病理改变：①实质性改变：早期弥漫性肺泡损伤、炎性渗出及出血；②间质性改变：小叶间隔炎性细胞浸润；③支气管壁增厚、水肿及管腔扩张；④其他合并症：淋巴结肿大及胸腔积液。

二、影像表现

患者，男，30岁。气促、咳痰1个月，进行性加重。入院体温36.0℃。全身淋巴结无肿大；双肺呼吸音增粗，未闻及干、湿性啰音。CD4$^+$T淋巴细胞计数43/μl；血培养：肠炎沙门菌；纤支镜肺组织活检病理诊断为CMV肺炎。诊断为AIDS（C3）合并CMV肺炎、肠炎沙门菌感染。

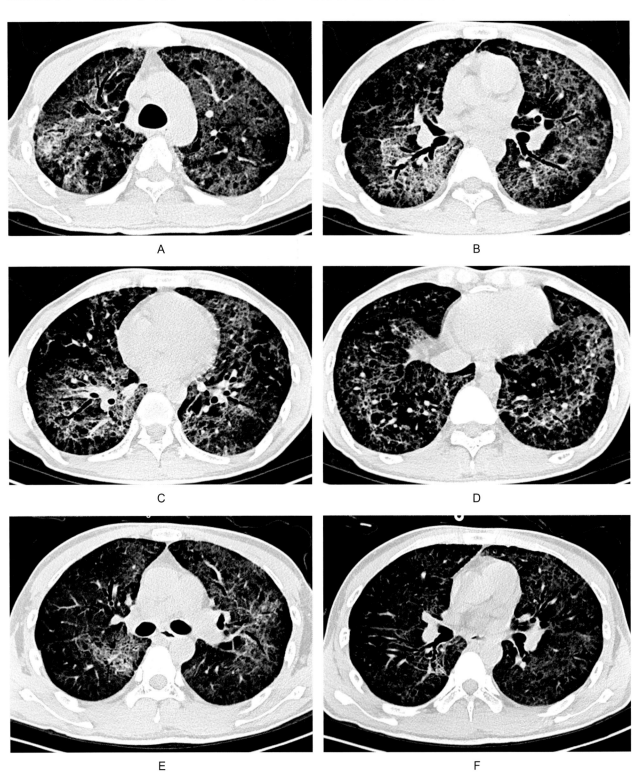

A

B

C

D

E

F

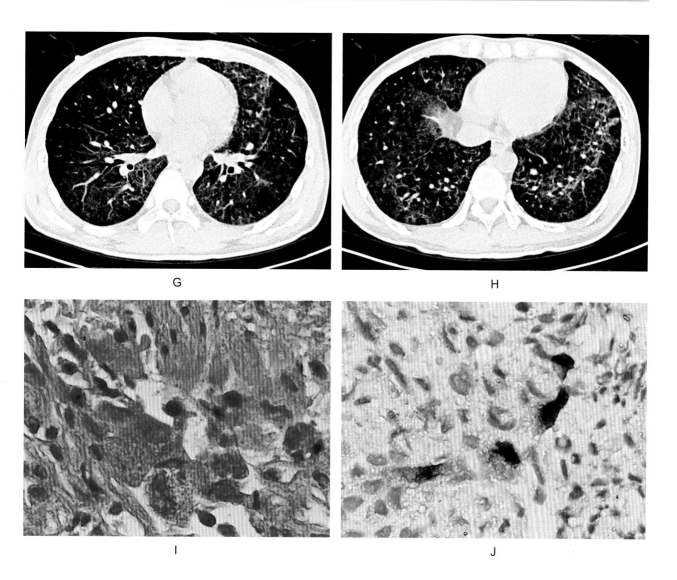

图 11-1　AIDS（C3）合并 CMV 性肺炎、肠炎沙门菌感染

　　胸部 CT 示双肺弥漫多发磨玻璃密度影，小叶间隔明显增厚，呈弥漫条索状、网格状改变（A、D）；经抗细菌、抗病毒治疗 16 天后，双肺弥漫磨玻璃密度影较前吸收，小叶间隔增厚程度较前减轻（E～H），患者气促较前明显改善，出院后继续抗感染治疗。HE 染色示肺泡上皮或组织细胞体积增大，巨细胞化，有紫蓝或紫红色核内包涵体，圆形或卵圆形，周围有空晕，呈"鹰眼样"表现（×400）（I）；免疫组化染色示 CMV 抗原阳性（×400）（J）。

病例11-2（图11-2A～J）

患者，男，36岁。反复发热、咳嗽10天，气促1周，伴畏寒、头晕及乏力。入院时体温：38.4℃。专科体查：呼吸急促（＞30次/分），双肺呼吸音粗，双侧肺可闻及散在湿性啰音。$CD4^+$ T淋巴细胞计数6/μl。纤支镜肺组织活检病理诊断：慢性间质性肺炎合并巨细胞病毒感染。血细菌、真菌培养：阴性。临床诊断：AIDS（C3）合并CMV肺炎、PCP、细菌、真菌感染。

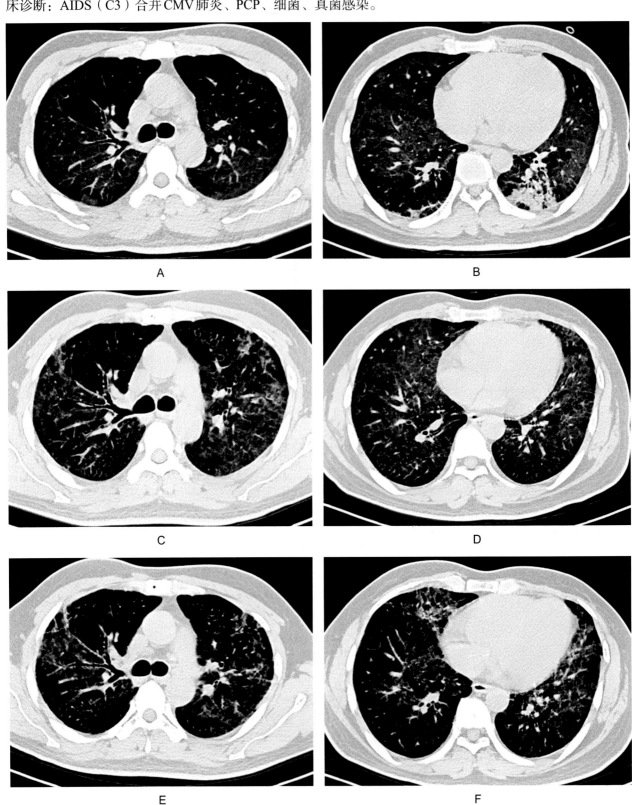

A

B

C

D

E

F

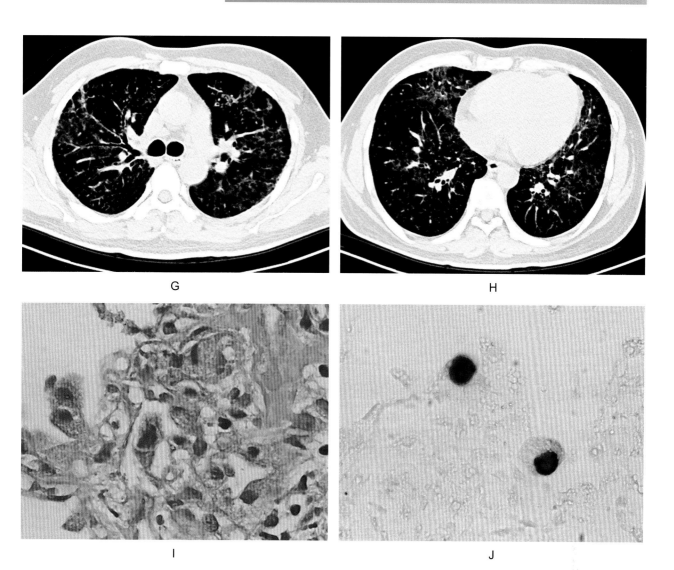

图 11-2　AIDS（C3）合并 CMV 肺炎、PCP、细菌、真菌感染

　　入院时胸部 CT 示双肺弥漫磨玻璃样改变，左肺下叶部分实变，小叶间隔增厚不明显（A、B），巨细胞 DNA 定量检测（－）。经抗 PCP、抗真菌及细菌治疗 21 天后复查，双肺磨玻璃密度影及左肺下叶实变影较前明显吸收，小叶间隔较前增厚，纤支镜肺组织活检提示：肺慢性间质性炎合并巨细胞病毒感染（C、D）。14 天后再次复查胸部 CT，双肺磨玻璃密度影较前进一步吸收，小叶间隔较前明显，患者气促仍未改善（E、F）。在原治疗方案基础上，加用抗 CMV 治疗，规律治疗 7 天后复查胸部 CT，双肺小叶间隔增厚程度较前明显减轻，症状好转出院（G、H）。HE 染色示肺泡上皮或组织细胞体积增大，巨细胞化，有紫蓝或紫红色核内包涵体，圆形或卵圆形，周围有空晕，呈"鹰眼样"表现（×400）（I）；免疫组化染色示 CMV 抗原阳性（×400）（J）。

病例11-3（图11-3A～H）

患者，男，40岁。反复发热12天，伴畏寒、头痛、四肢乏力。入院时体温：38.2℃。专科检查：双肺呼吸音粗，双肺未闻及干、湿性啰音。$CD4^+$ T淋巴细胞计数2/μl。纤支镜肺组织活检病理诊断为巨细胞病毒感染。骨髓、血培养：马尔尼菲篮状菌病。临床诊断：AIDS（C3）合并CMV肺炎、细菌性肺炎、马尔尼菲篮状菌病。

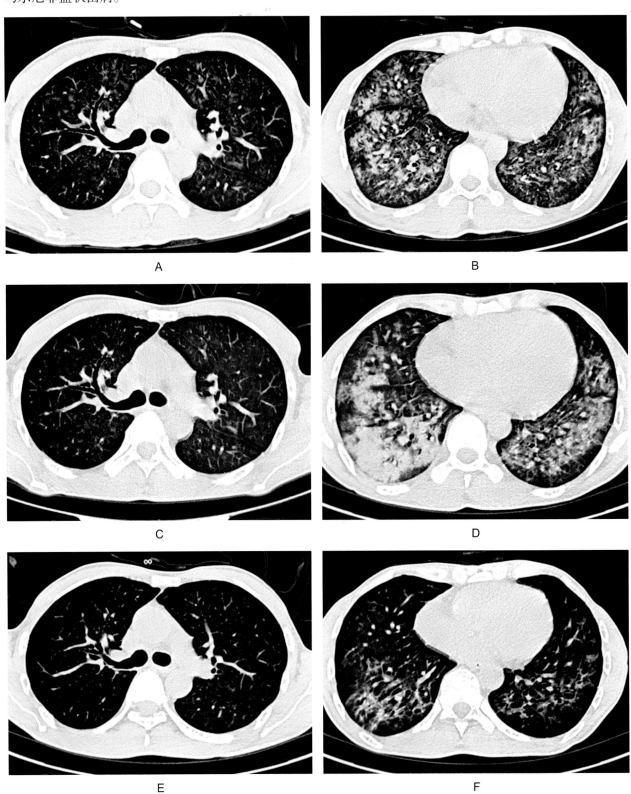

A

B

C

D

E

F

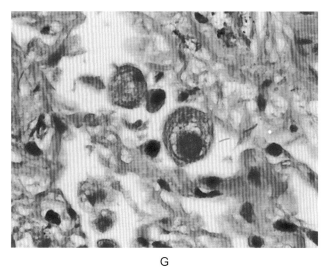
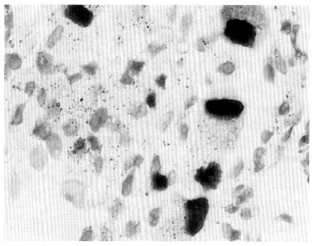

G   H

图 11-3 AIDS（C3）合并 CMV 肺炎、细菌性肺炎、马尔尼篮状菌病

入院胸部 CT 示双肺弥漫斑片状模糊影，沿小叶中心分布，以双肺下叶为著，小叶间隔增厚不明显（A、B）。经抗细菌、真菌及预防性抗 PCP 治疗 15 天后，患者症状未见缓解，复查胸部 CT 示双肺下叶病灶较前明显增多，部分实变（C、D）。查抗血、尿、BALF-CMV 定量阳性，加用抗 CMV 治疗 8 天后，再次复查胸部 CT 示双肺病灶较前明显吸收，进一步治疗后，患者症状缓解出院（E、F）。HE 染色示肺泡上皮或组织细胞体积增大，巨细胞化，有紫蓝或紫红色核内包涵体，圆形或卵圆形，周围有空晕，呈"鹰眼样"表现（×400）（G）；免疫组化染色示 CMV 抗原阳性（×400）（H）。

病例11-4（图11-4A～F）

患者，男，31岁。皮疹1个月余，发热咳嗽10天，精神行为异常1天，伴咳嗽、咳白色黏液痰。入院体温：38.3℃。专科检查：双肺呼吸音粗，双下肺可闻及湿性罗音。CD4$^+$ T淋巴细胞计数27/μl。纤支镜肺组织活检病理诊断：巨细胞病毒感染。骨髓、血培养：马尔尼菲篮状菌病。临床诊断：AIDS（C3）合并CMV肺炎、细菌性肺炎、马尔尼菲篮状菌病。

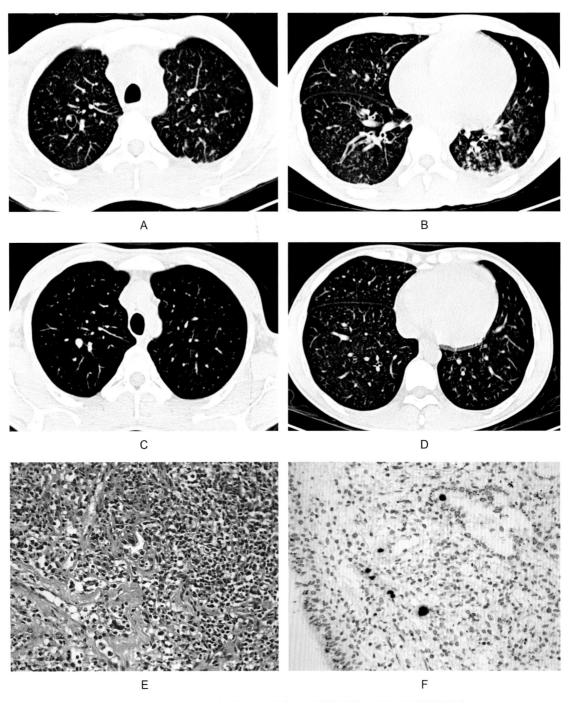

图11-4　AIDS（C3）合并CMV肺炎、细菌性肺炎、马尔尼菲篮状菌病

入院胸部CT示双肺弥漫斑片状模糊影，右肺上叶薄壁空洞形成，空洞内可见偏心性结节，边缘清；双肺多个段及段以下支气管壁增厚，部分管腔轻度扩张，腔内见少许黏液栓填充（A、B）。规律治疗45天后复查胸部CT：双肺病灶较前明显减少，空洞较前缩小（C、D）。HE染色示肺泡上皮或组织细胞体积增大，巨细胞化，有紫蓝或紫红色核内包涵体，圆形或卵圆形，周围有空晕，呈"鹰眼样"表现（×200）（E）；免疫组化染色示CMV抗原阳性（×200）（F）。

病例11-5（图11-5A～J）

　　患者，男，53岁。咳嗽5个月，发热3个月，皮疹10天，伴寒战、呕吐。入院体温：37.7℃。专科检查：双肺呼吸音清晰，双肺下叶可闻及细湿性啰音，无胸膜摩擦音。CD4$^+$T淋巴细胞计数7/μl。纤支镜肺组织活检病理诊断：肺组织慢性间质性炎合并CMV感染。血培养：马尔尼菲篮状菌病。临床诊断：AIDS（C3）并播散性马尔尼菲篮状菌感染、肺部真菌感染、细菌性肺炎、CMV肺炎。

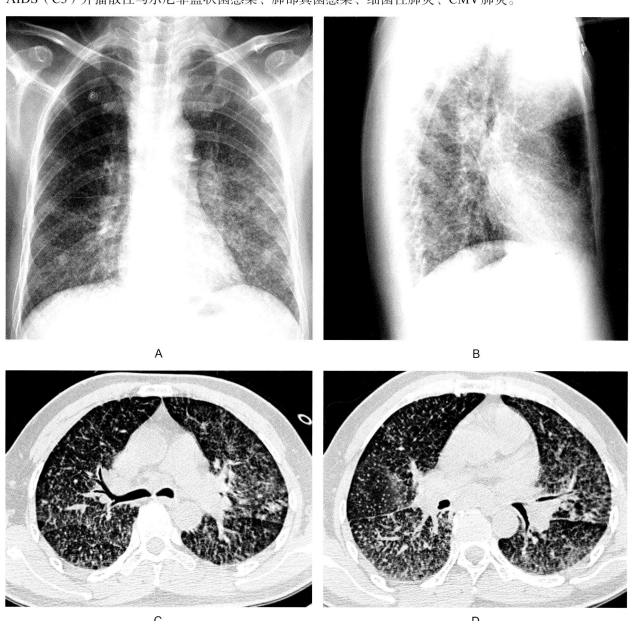

图11-5　AIDS（C3）并播散性马尔尼菲篮状菌感染、肺部真菌感染、细菌性肺炎、CMV肺炎

　　入院胸片示双肺弥漫粟粒状结节，边缘不清，分布不均，以双下肺为著（A、B）。胸部CT示双肺弥漫粟粒状结节，呈随机分布，边缘尚清，密度均，以双肺下叶为著（C、D）。治疗20天、35天后复查胸部CT：双肺病灶较前明显吸收（E、H）。HE染色示肺泡上皮或组织细胞体积增大，巨细胞化，有紫蓝或紫红色核内包涵体，圆形或卵圆形，周围有空晕，呈"鹰眼样"表现（×400）（I）；免疫组化染色示CMV抗原阳性（×400）（J）。

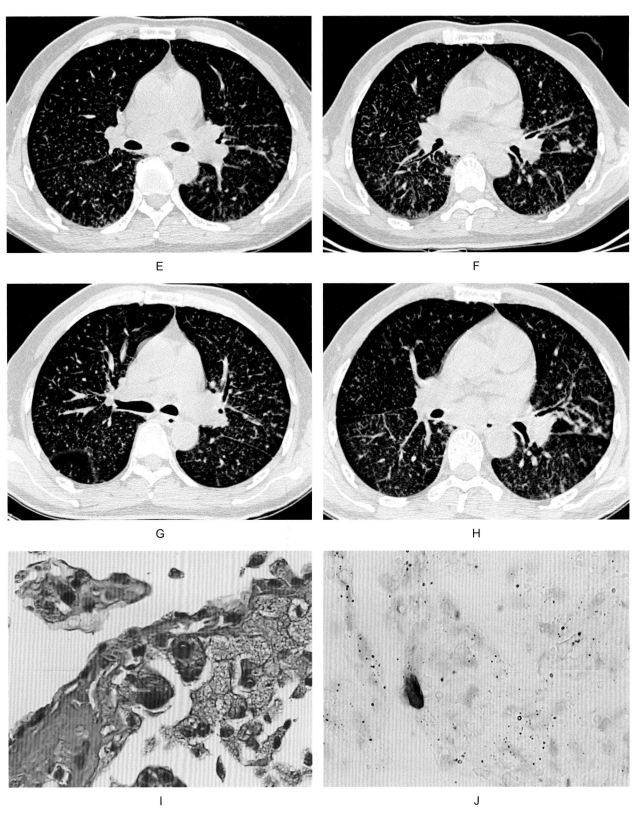

E

F

G

H

I

J

图 11-5（续）

病例11-6（图11-6A～R）

患者，女，41岁。反复咳嗽、咳痰、发热、气促1个月余，皮疹2周。入院时体温38.4℃。全身浅表淋巴结无肿大。双肺呼吸音增粗，未闻及干湿性啰音。CD4$^+$ T淋巴细胞计数2/μl。纤支镜肺组织活检：CMV性肺炎、肺泡蛋白沉积症。诊断为AIDS（C3）合并CMV性肺炎、肺泡蛋白沉积症。

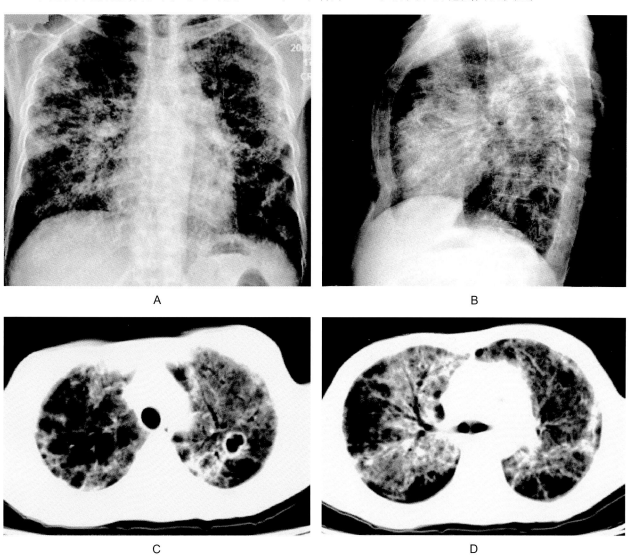

图 11-6　CMV 性肺炎、肺泡蛋白沉积症

　　胸片示双肺弥漫磨玻璃样密度改变（A、B）。胸部 CT 示双肺弥漫不均匀磨玻璃样密度改变（C～F），左上肺见薄壁空洞（C），双下肺见胸膜下线（F）；HRCT 示弥漫性肺间质增厚，局部支气管扩张（G、H）；纵隔淋巴结肿大（I、J）。治疗14 天、54 天后复查，胸片示双肺病变逐渐吸收（K、L）。治疗 7 个月后复查，胸片示双肺病变基本吸收（M）。2 年后复查，胸片示双肺野较前清晰（N）；胸部 CT 示小叶间隔增厚、局部支气管扩张、双下肺胸膜下线，较前明显好转（O～Q），纵隔淋巴结缩小（R）。

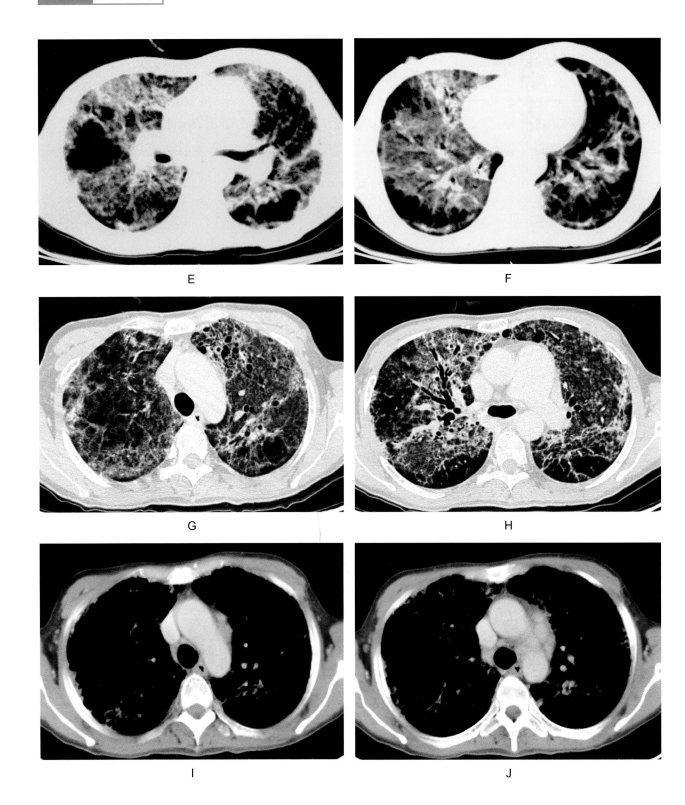

E

F

G

H

I

J

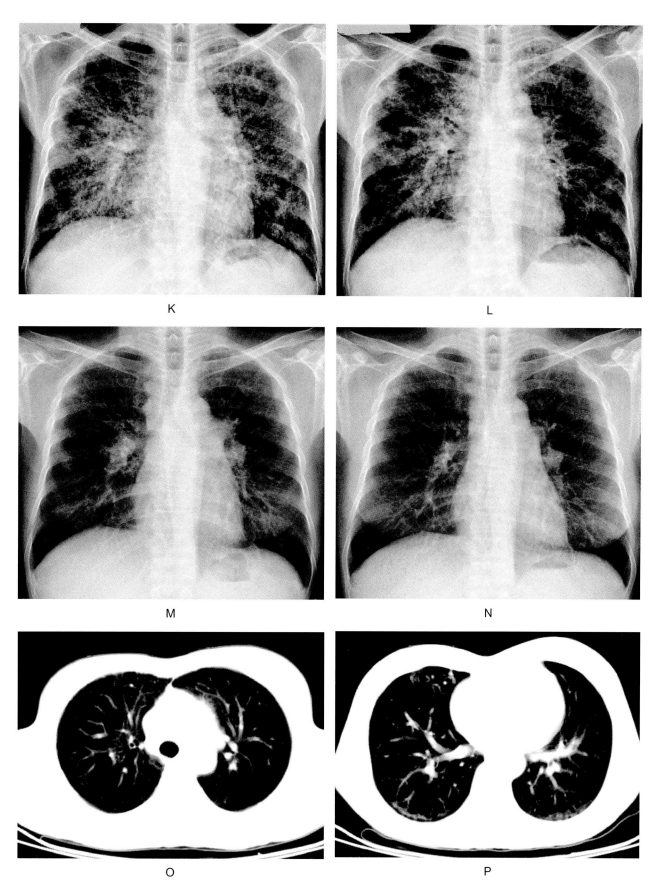

图11-6（续）

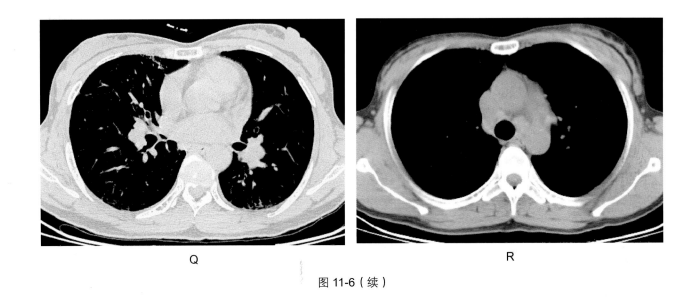

Q   R

图 11-6（续）

三、影像特点

    艾滋病患者由于免疫功能受损，机会性感染发生率较正常人群增高，其中CMV肺炎是艾滋病患者，特别是晚期艾滋病患者常见的肺部感染之一，由于该病发展迅速，因此致死率较高。CMV感染通常是从支气管、细支气管开始，并沿着肺间质结构蔓延，最后累及肺泡，导致肺泡炎性细胞浸润。因此，早期CMV肺炎主要影像表现主要以肺间质性改变为主，中晚期则以肺实质性改变为主，可表现为支气管壁增厚、小叶间隔增厚、小结节（主要沿支气管血管束分布）、磨玻璃密度影、斑片影、实变影、胸腔积液及纵隔淋巴结肿大等。在以上各种征象中，以双肺弥漫磨玻璃密度影（61/76）、小叶间隔增厚（39/76）及广泛分布的小结节（31/76）等征象最为常见。但由于艾滋病患者常合并多种感染，肺部影像表现多种多样，因此，CMV肺炎的影像表现并不具有特征性，还需要我们做更进一步的研究。

第12章 艾滋病合并肺部多重感染的影像表现

一、概述

AIDS晚期由于患者机体处于严重的免疫抑制状态，常合并多重的病原体感染，因此合并的机会性感染具有多样性、播散性和难治性的特点，因而常出现各种征象相互重叠，使其影像学表现复杂多样，特异征象不多，增加了影像诊断的难度。此时需要密切结合临床及实验室资料，特别是纤支镜肺组织活检、肺泡灌洗液培养才能明确诊断。

二、影像表现

病例12-1（图12-1A～N）

患者，男，26岁。发热20天，气促10余天。入院体温36.4℃；双肺呼吸音增粗，可闻及干性啰音；全身浅表淋巴结无肿大。$CD4^+$ T淋巴细胞计数6/μl。纤支镜肺组织活检：巨细胞病毒（CMV）、曲霉菌、肺孢子菌肺炎（PCP）；肺泡灌洗液培养：曲霉菌；痰培养：腐生葡萄球菌。入院32天后因呼吸衰竭死亡。诊断为AIDS（C3）合并重症肺炎（CMV、曲霉菌、PCP、腐生葡萄球菌）。

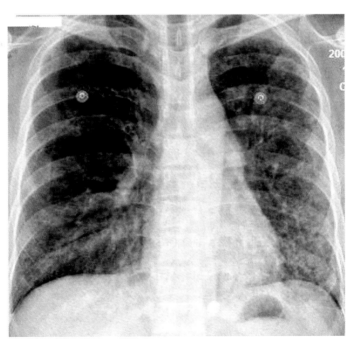

A

图12-1 AIDS合并重症肺炎（CMV、曲霉菌、PCP、腐生葡萄球菌）

胸片示双肺弥漫磨玻璃样改变（A）。胸部CT示双肺弥漫磨玻璃样改变（B～E）。治疗两周后复查：胸部CT示双肺磨玻璃样影稍吸收，网织索条状影增多（F～G）；治疗3周后复查：双肺磨玻璃样影及网织索条状影均有所吸收（H～L）；HRCT示小叶间隔增厚（M、N）。

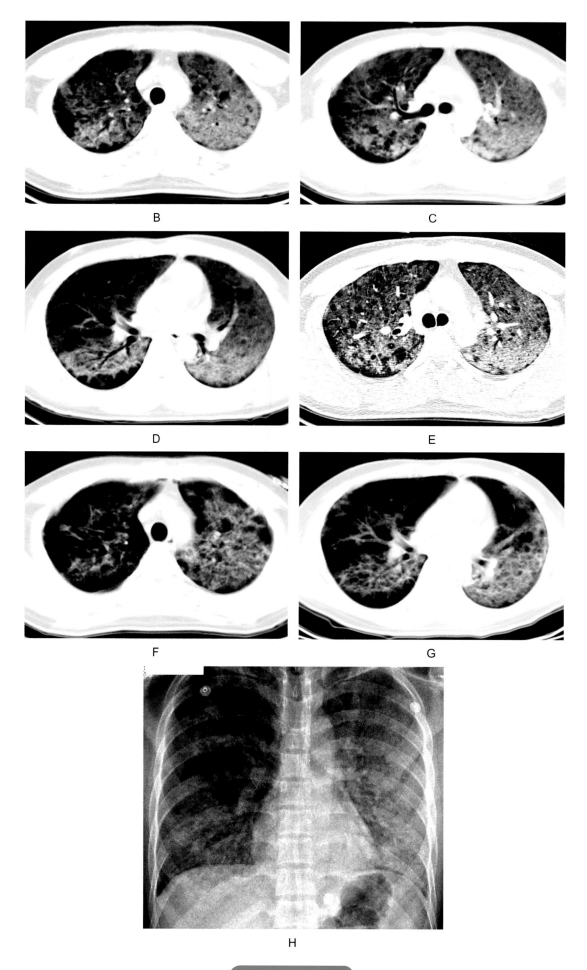

B

C

D

E

F

G

H

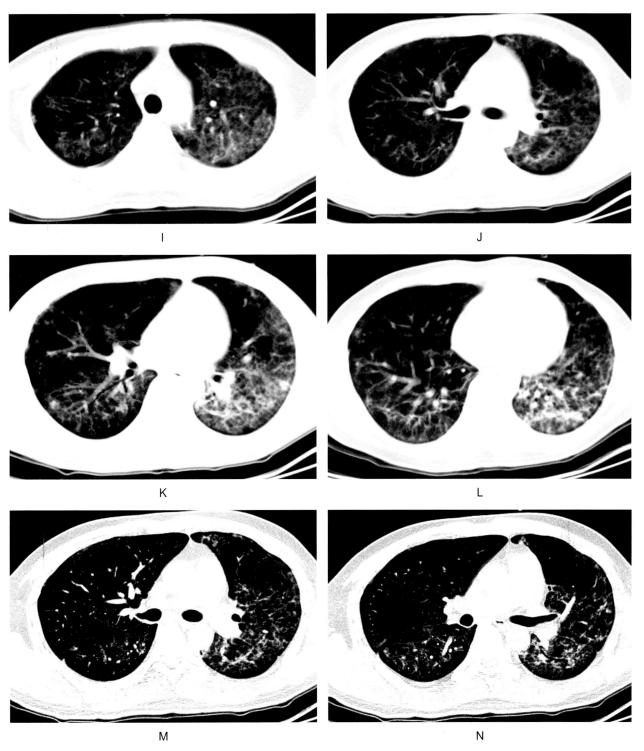

图12-1（续）

病例12-2（图12-2A～J）

患者，男，45岁。咳嗽、发热2个月，皮疹1个月，排血性便1周。入院体温40℃；颜面及躯干有散在皮疹，质韧，无触痛，呈脐凹样改变；全身浅表淋巴结无肿大；双肺呼吸音增粗。CD4$^+$ T淋巴细胞计数56/μl。痰培养：肺炎克雷伯菌（KLEPNEP）；血液及骨髓培养：马尔尼菲篮状菌。诊断为AIDS（C3）合并肺炎（克雷伯菌、马尔尼菲篮状菌）。

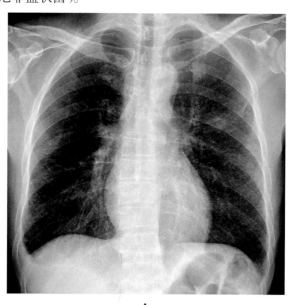

A

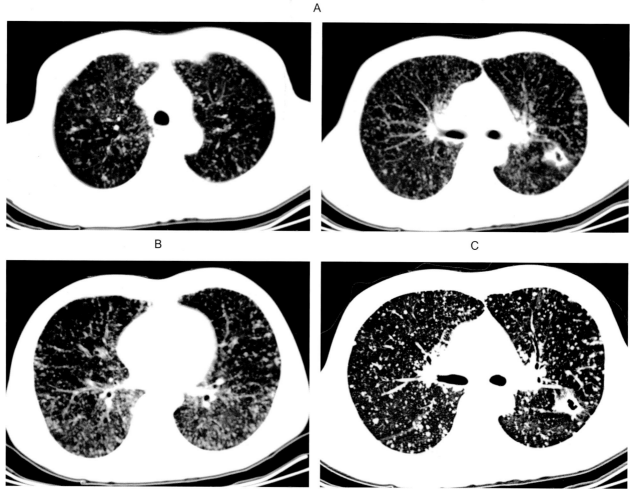

B

C

D

E

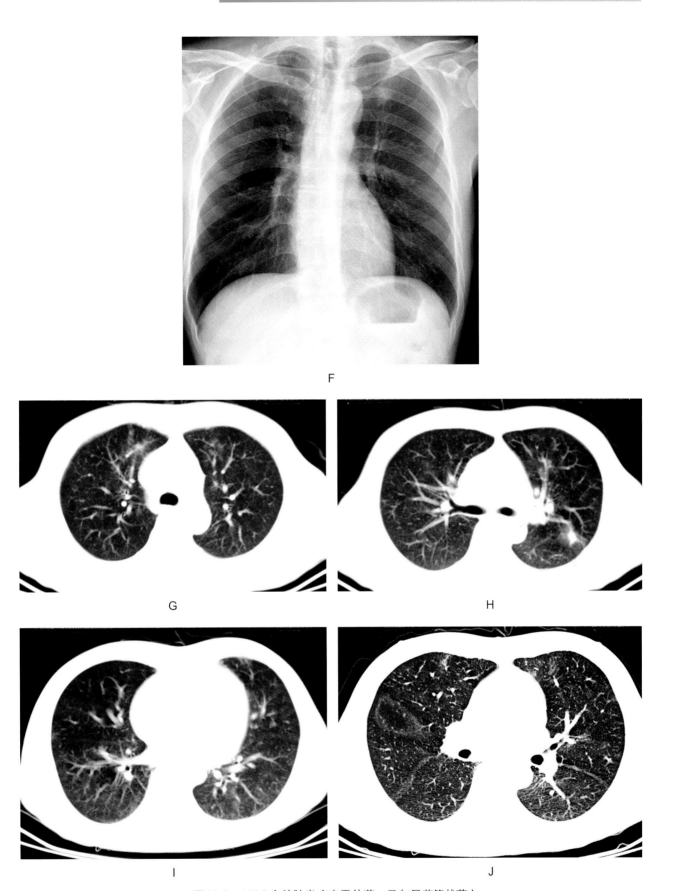

图 12-2　AIDS 合并肺炎（克雷伯菌、马尔尼菲篮状菌）

　　胸片示双肺弥漫分布粟粒结节影，左上肺见一小结节灶，右侧少量胸腔积液（A）。CT 示双肺弥漫分布粟粒、小结节灶，左上肺病灶内见空洞（B～D），HRCT 示空洞内壁凹凸不平（E）。治疗 5 周后复查，双肺病变基本吸收（F～J）。

病例 12-3（图 12-3A～K）

　　患者，男，41 岁。发热、咳嗽 1 个月。入院体温 38.9℃；双肺呼吸音增粗；双侧颈部及腋窝可触及多个肿大淋巴结，质地软，光滑；肝脏右肋下 2cm 下可及。 $CD4^+$ T 淋巴细胞计数 93/μl。血液及骨髓培养：马尔尼菲篮状菌；肺泡灌洗液培养：曲霉菌。诊断为 AIDS（C3）合并肺炎（马尔尼菲篮状菌、曲霉菌）。

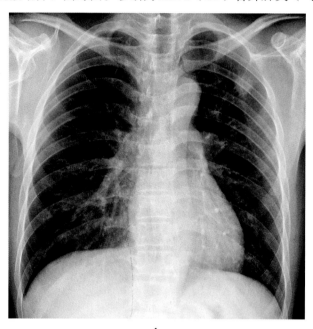

A

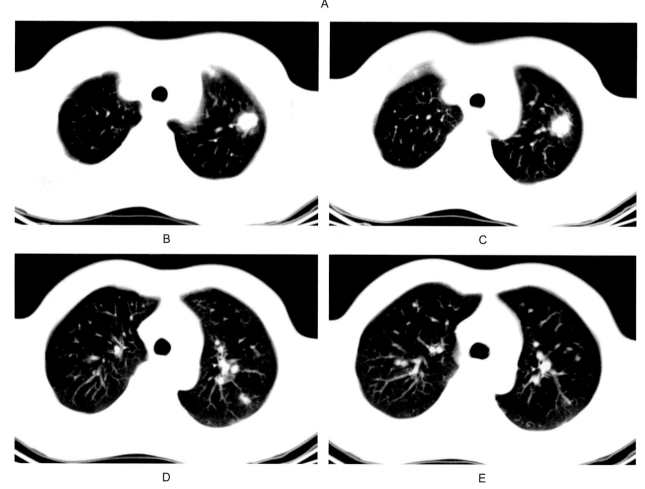

B

C

D

E

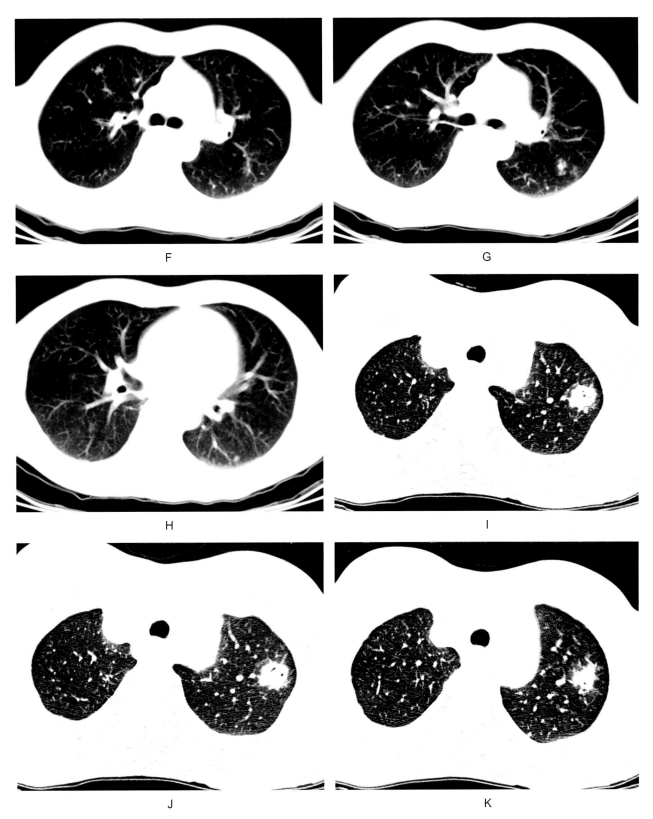

图12-3　AIDS合并肺炎（马尔尼菲篮状菌、曲霉菌）

　　胸片示左上肺结节状密度增高影，边缘毛糙（A）。胸部CT肺窗示左肺上叶尖后段一结节灶，边缘毛糙，可见"晕征"，内见一小空洞，（B～H），余双肺散布多发小结节灶；HRCT示左肺上叶结节内见多个小空洞（I～K）。

病例 12-4（图 12-4A～K）

　　患者，男，47 岁。发热、咳嗽、气促 1 个月余。入院体温 40℃；舌头表面有豆腐状物体；双肺呼吸音清。$CD4^+$ T 淋巴细胞计数 95/μl。痰真菌培养：白念珠菌；血液、骨髓培养：马尔尼菲篮状菌；肺泡灌洗液培养：马尔尼菲篮状菌、肺炎克雷伯菌（KLEPNEP）；纤支镜病理：肺孢子菌肺炎、巨细胞病毒肺炎。诊断为 AIDS（C3）合并肺炎（PCP、CMV、马尔尼菲篮状菌、细菌）、口腔白念珠菌感染、CMV 视网膜炎、播散性马尔尼菲篮状菌病。

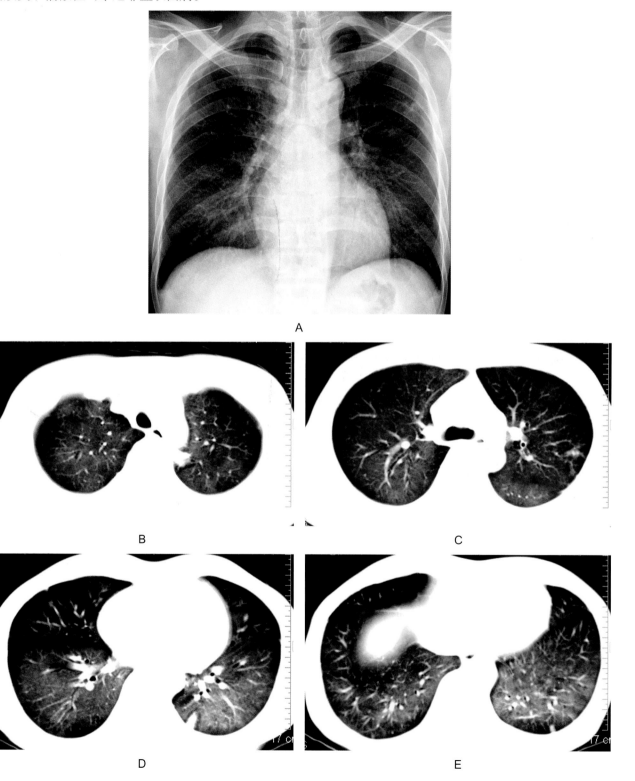

A

B

C

D

E

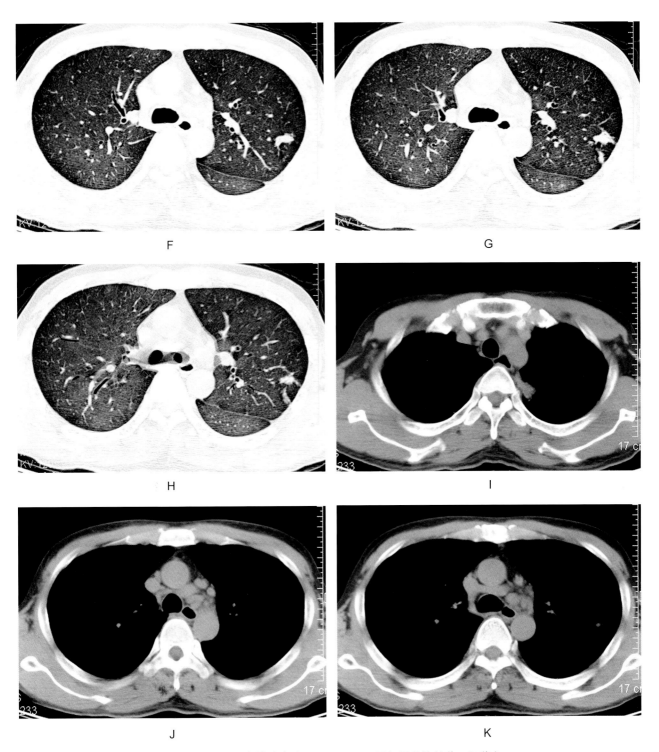

图12-4　AIDS合并肺炎（PCP、CMV、马尔尼菲篮状菌、细菌）

　　胸片示双肺透亮度略减低、纹理增粗，左上肺外带及左上纵隔旁各可见一小斑片状模糊阴影（A）。胸部CT肺窗示双肺各叶呈弥漫磨玻璃样密度改变，左肺上叶主动脉弓后方及尖后段外带见结节状模糊阴影，左下肺后基底段亦可见小斑片状影（B～E）；HRCT示磨玻璃密度病变，左肺上叶外带结节呈不规则状（F～H）；纵隔窗示左肺上叶主动脉弓后方结节灶呈软组织密度，纵隔多发肿大淋巴结（I～K）。

病例12-5（图12-5A～L）

患者，男，45岁。气促1个月余，加重伴发热半月入院。入院体温39℃；双肺布满细湿性啰音，以中下肺为主；全身浅表淋巴结无肿大。CD4$^+$ T淋巴细胞计数2/μl。HCMV-DNA定量检测：HCMV-DNA 1.16×10^5；痰培养：鲍曼不动杆菌、溶血葡萄球菌；纤支镜肺泡灌洗液培养：非结核抗酸菌、曲霉菌；纤支镜病理：PCP。诊断为AIDS（C3）并重症肺炎（PCP、CMV、真菌、非结核分枝杆菌、细菌）。

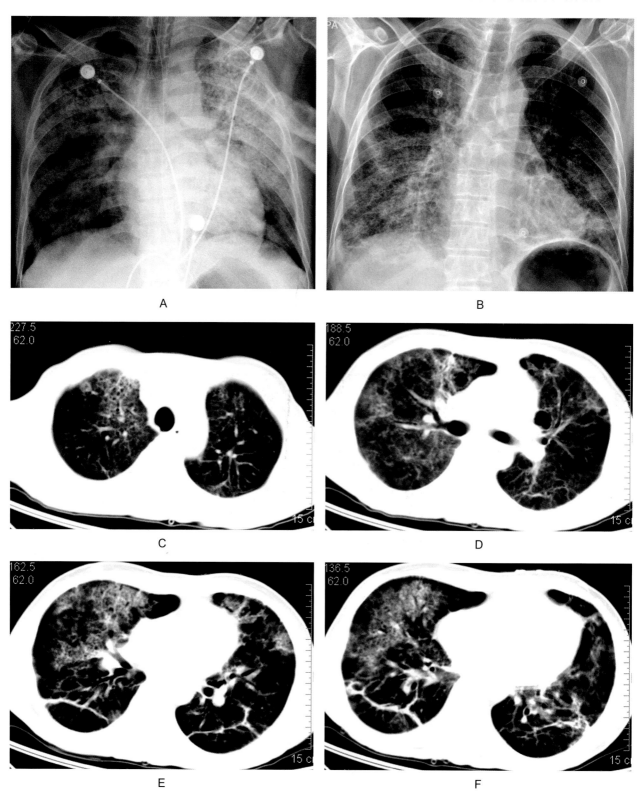

A

B

C

D

E

F

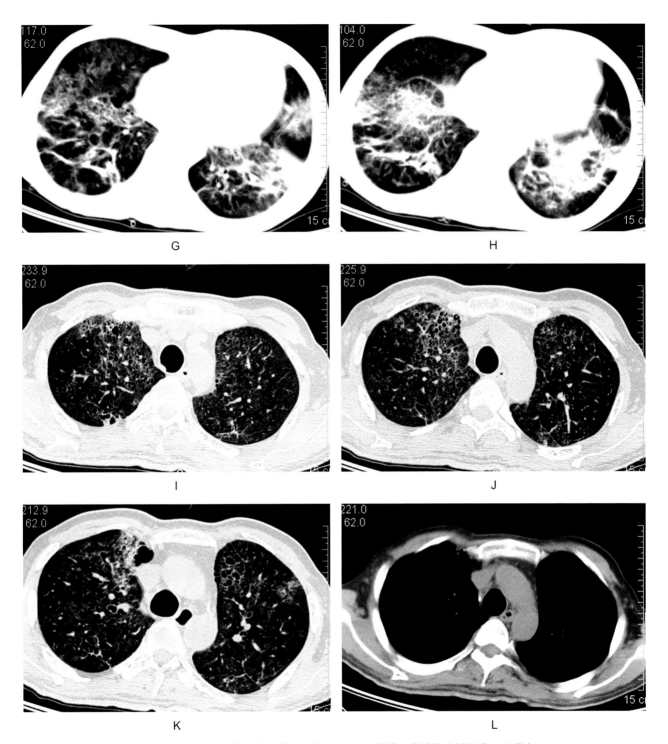

图12-5　AIDS合并重症肺炎（PCP、CMV、真菌、非结核分枝杆菌、细菌）

　　胸片示双肺透亮度明显减低，呈重度弥漫磨玻璃样改变，可见支气管气像（A）。治疗后15天后复查，胸片示双肺野较前清晰，仍可见弥漫磨玻璃影及多发斑片状阴影，并可见纤维网格状影（B）；胸部CT肺窗示双肺弥漫不均匀磨玻璃样影伴多发斑片状模糊影及纤维索条灶（C～H）；HRCT示双肺磨玻璃密度影、双上肺多发小气囊状影、小叶间隔增厚（I～K）；纵隔窗示纵隔淋巴结无肿大（L）。

病例12-6（图12-6A～K）

　　患者，男，41岁。进行性气促半月，上楼梯时明显。入院体温38℃；舌头表面有豆腐状物体，舌侧有毛状黏膜白斑；双肺呼吸音增粗、双肺可及少许细湿性啰音，以中下肺为主。CD4$^+$ T淋巴细胞计数27/μl。血清曲霉菌抗原阳性；肺泡灌洗液培养：曲霉菌；肺泡灌洗液涂片：革兰染色阳性球菌（＋）；纤支镜病理：机化性肺炎。诊断为AIDS（C3）合并肺炎（PCP、曲霉菌、细菌）、口腔真菌感染。

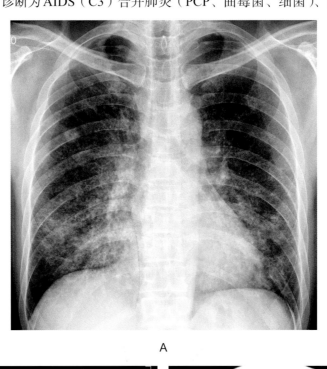

A

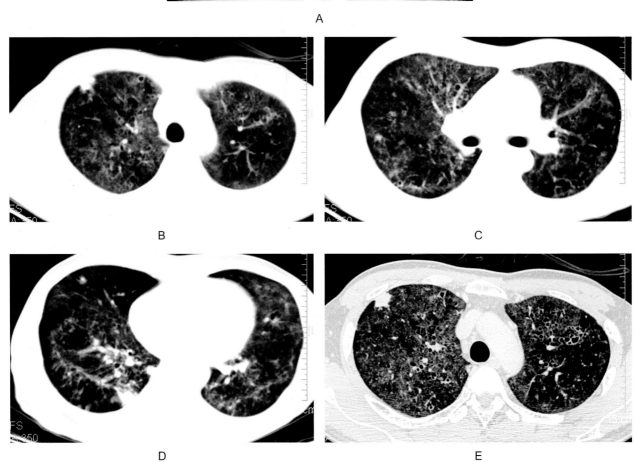

B

C

D

E

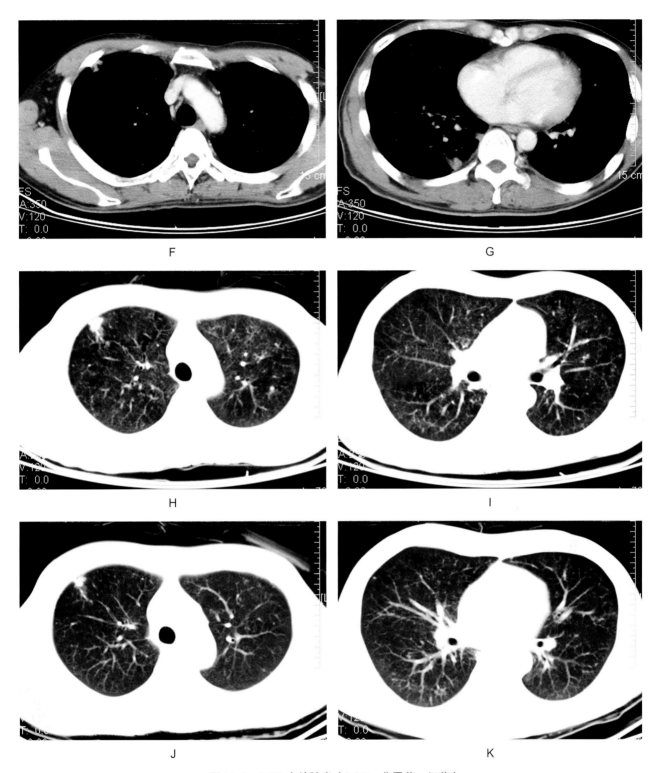

图12-6 AIDS合并肺炎（PCP、曲霉菌、细菌）

胸片示双肺透亮度减低，呈弥漫磨玻璃样改变并可见多发模糊小结节（A）；胸部CT肺窗示双肺弥漫磨玻璃样影伴多发模糊小结节影及纤维索条灶，右肺上叶前段结节最大，直径约1cm（B～D）；HRCT示双肺磨玻璃密度病变、双上肺多发小气囊状影，右肺上叶结节边缘模糊，见小毛刺（E）；增强扫描纵隔窗示肺内较大结节强化，对应胸膜轻度增厚，纵隔淋巴结无肿大（F、G）。百炎净抗PCP治疗2周后复查，胸部CT肺窗示双肺弥漫磨玻璃样影明显吸收，双肺野见多发粟粒样小结节显示，右肺上叶结节略吸收，内可见小空洞形成（H、I）；6周后复查，胸部CT示双肺粟粒小结节明显减少，肺野较前清晰（J、K）。

病例12-7（图12-7A～L）

患者，男，43岁。反复发热伴气促2个月，视蒙、皮疹1周入院。CD4$^+$T淋巴细胞计数38/μl。抗PCP治疗后，气促明显好转；脑脊液涂片：隐球菌（墨汁染色）；脑脊液及血培养：隐球菌；痰培养：鲍曼不动杆菌。诊断为AIDS（C3）并播散性隐球菌感染（颅内、血液）、肺部感染（PCP、鲍曼不动杆菌）、CMV视网膜炎、口腔真菌感染。

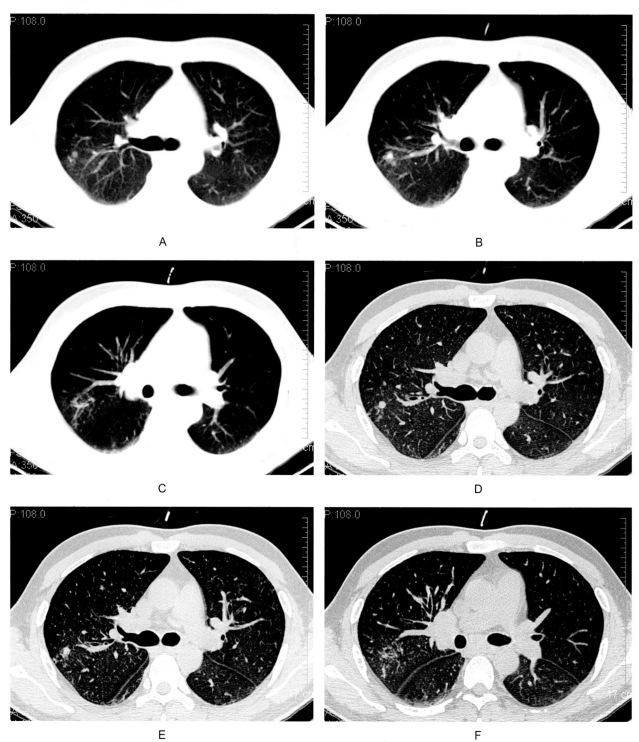

A

B

C

D

E

F

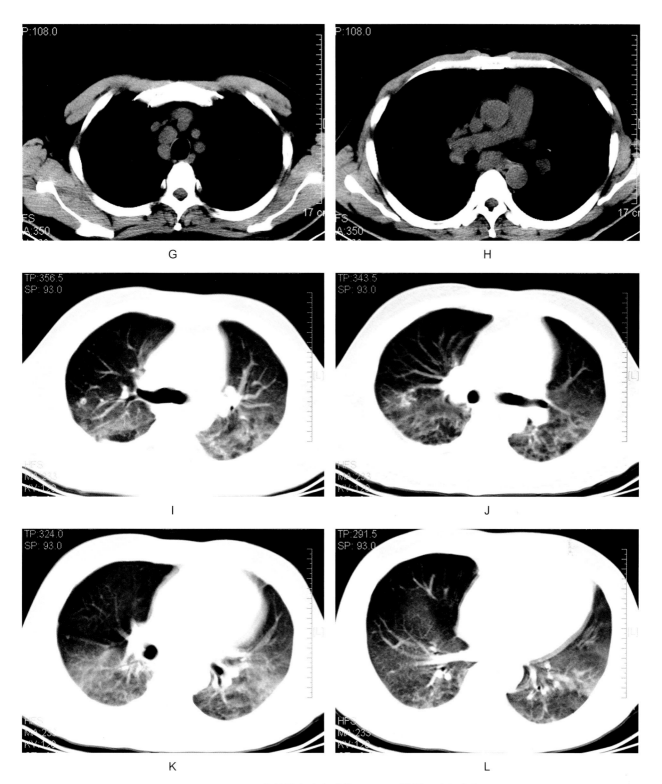

图12-7 AIDS合并肺炎（隐球菌、PCP、鲍曼不动杆菌）

胸部CT肺窗示右肺上叶后段一类圆形小结节，周围见斑片状模糊影，内见多发小结节并见"树芽征"（A～F），HRCT（D～F）示右肺上叶结节隐约可见一小空洞，纵隔窗示纵隔淋巴结肿大（G、H）。4周后复查，胸部CT示双肺各叶呈弥漫磨玻璃样密度改变，原右肺病灶仍存在（I～L）。

患者，男，58岁。发热、咳嗽、气促20余天入院，体温最高达39.2℃，伴有轻度畏寒、寒战，伴有咳嗽，无痰，无咯血或血丝痰，咳甚时或长时间走路、上楼梯均有明显胸闷、气促，同时出现胃纳明显减退，进食量减少。$CD4^+$ T淋巴细胞计数75/μl；肺泡灌洗液培养：肺炎克雷伯菌（KLEPNEO）；纤支镜病理：巨细胞病毒（CMV）肺炎、PCP。诊断为AIDS（C3）并重症肺炎（PCP、肺炎克雷伯菌、CMV）。

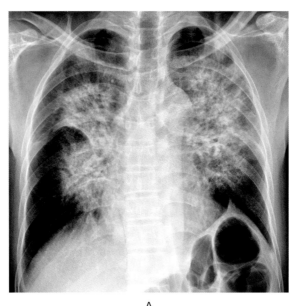

A

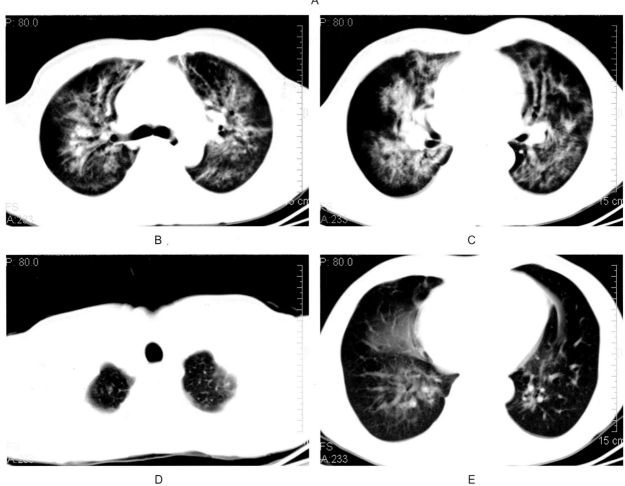

B

C

D

E

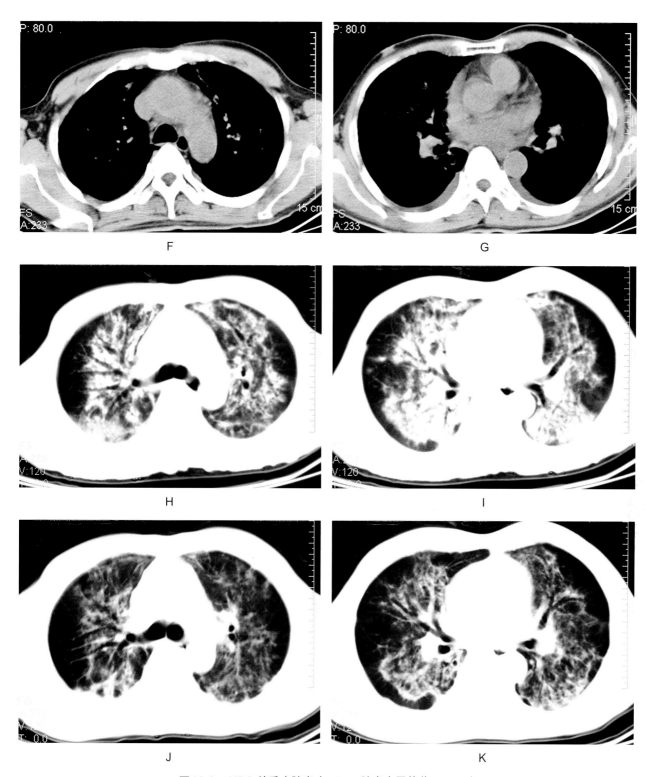

图12-8　AIDS并重症肺炎（PCP、肺炎克雷伯菌、CMV）

　　胸片示双肺野以肺门为主中心见大片状模糊影，边界不清，肺纹理显示不清，肺外围透亮度尚可。胸部CT肺窗示双肺各叶见重度弥漫磨玻璃样影，以肺门周围为主，肺外围及肺尖及肺底部肺组织透亮度相对正常（B~E），纵隔窗示双侧少量胸腔积液，纵隔淋巴结无肿大（F、G）。2周后复查，胸部CT示双肺弥漫磨玻璃影密度明显增高，可见明显支气管气像，肺外围相对正常（H、I）；5周后复查，胸部CT示双肺病灶明显吸收，密度减低，可见纤维网格影形成（J、K）。

病例12-9（图12-9A～J）

　　患者，男，50岁。1周前无明显诱因出现发热，下午为主，无咳嗽，咳痰，伴自汗，体温最高39℃，伴畏寒、寒战。CD4$^+$T淋巴细胞计数27/μl；痰涂片：革兰染色阳性球菌（＋）；痰液培养：肺炎克雷伯菌（KLEPNEP）；血液及骨髓真菌培养结果：马尔尼菲篮状菌。诊断为AIDS（C3）并肺部感染（肺炎克雷伯菌、马尔尼菲篮状菌）、马尔尼菲篮状菌败血症。

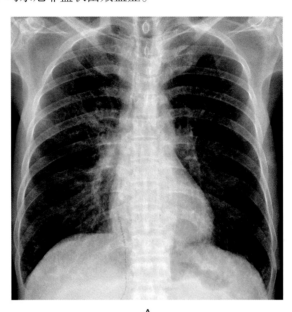

A

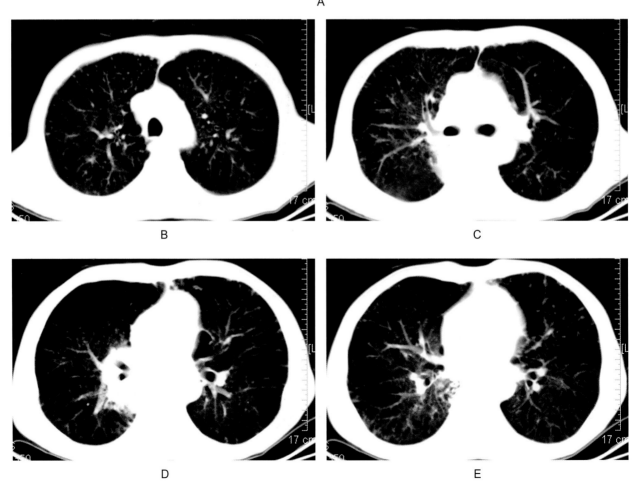

B

C

D

E

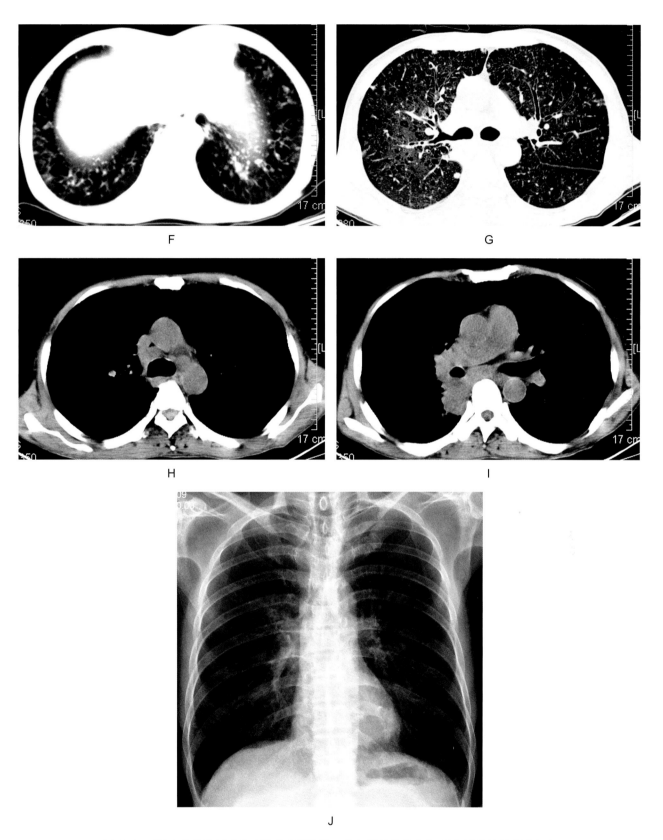

图 12-9 AIDS 合并肺部感染（肺炎克雷伯菌、马尔尼菲篮状菌）、马尔尼菲篮状菌败血症

　　胸片示右肺门区一斑片状模糊影，双肺纹理增粗，双肺野可见散在小粟粒样小结节，以肺外围及肺底部明显（A）。胸部 CT 肺窗示右肺下叶背段实变，周围见斑片状模糊影，双肺各叶见弥漫粟粒样模糊小结节，以胸膜下及双下肺近膈面明显（B~F）；HRCT 示双肺大小不等小结节及小叶中心肺气肿（G），纵隔窗示右肺下叶背段病灶呈软组织密度，气管旁及隆突下淋巴结肿大（H,I）。2 周后复查，胸片示双肺野较前明显清晰，双肺粟粒样小结节明显吸收，右肺下叶病灶较前吸收好转（J）。

病例12-10（图12-10A~L）

患者，女，34岁。发热、气促3个月。入院体温40℃；舌头表面有豆腐状物体，舌侧毛状黏膜白斑；双肺呼吸音增粗，双下肺可闻及干、湿性啰音；全身浅表淋巴结无肿大。CD4$^+$ T淋巴细胞计数148/μl。肺泡灌洗液培养：曲霉菌；肺组织病理：PCP；痰培养：光滑念珠菌。诊断为AIDS（C3）合并肺部感染（PCP、曲霉菌），口腔真菌感染。

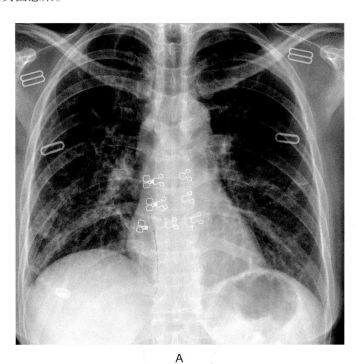

A

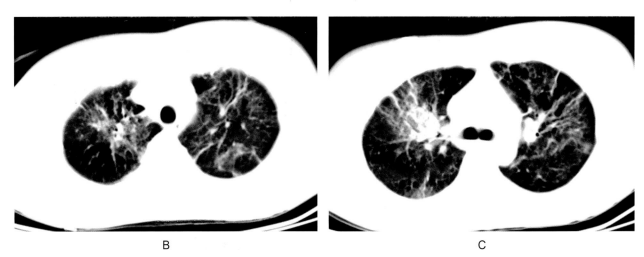

B　　　　　　　　　　　　　　　　　　　　C

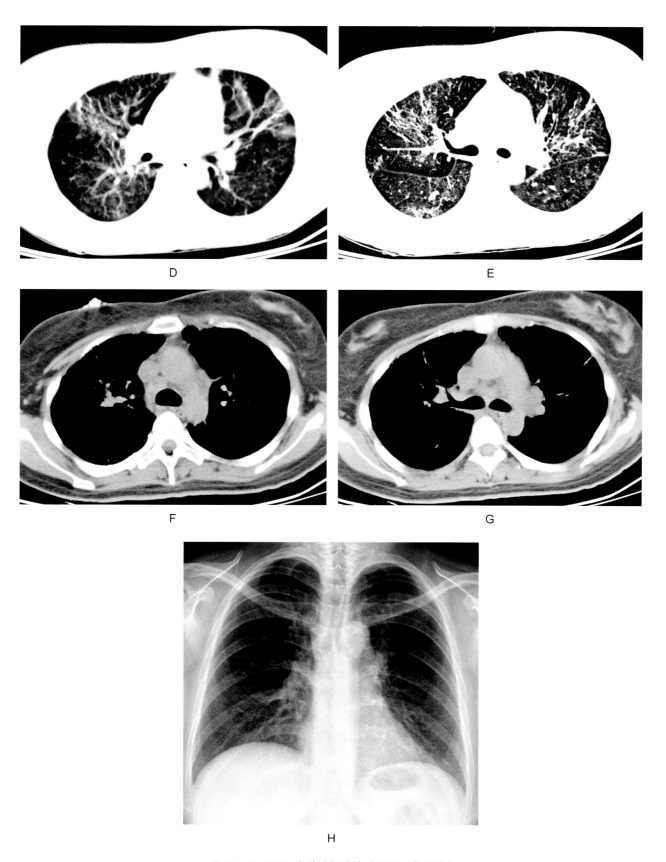

图 12-10 AIDS 合并肺部感染（PCP、曲霉菌）

　　胸片示双肺纹理增粗，呈弥漫网织状影，肺野磨玻璃样改变（A）。胸部CT肺窗示双肺纹理明显增粗，呈索条状影，双肺野呈磨玻璃样改变，右肺上叶前段可见小片状实变影（B～D）；HRCT示小叶间隔增厚（E）；纵隔窗示纵隔淋巴结肿大（F～G）。治疗1个月后复查，双肺病灶已基本吸收，双肺纹理仍稍粗（H～J），纵隔淋巴结明显缩小（K～L）。

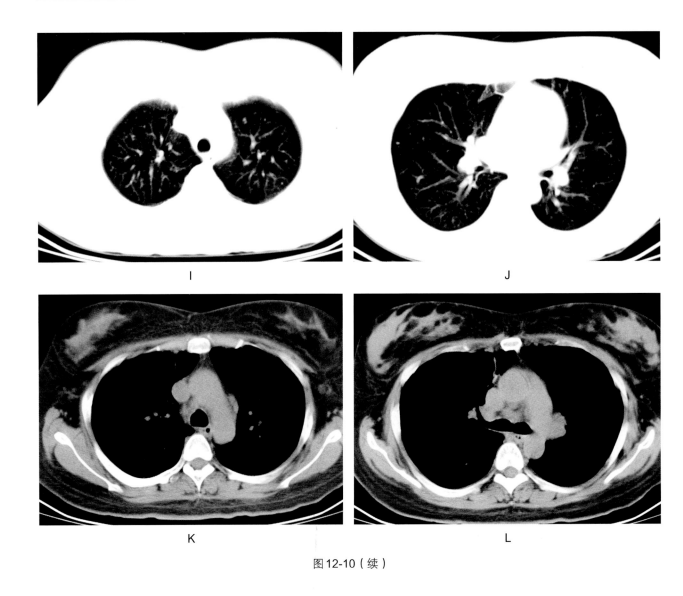

图 12-10（续）

三、影像特点

病灶弥漫分布，播散病灶（如粟粒结节）多见，病变复杂多样，各种征象相互重叠；可以以一种征象为主（如磨玻璃样密度改变，空洞性病变、粟粒结节、多发的灶性实变、弥漫性肺间质病变、弥漫性肺泡损伤等），夹杂其他征象，影像诊断的难度较大。

第13章 艾滋病相关淋巴瘤的影像表现

一、概述

艾滋病（acquired immunodeficiency syndrome，AIDS）是由于人类免疫缺陷病毒（human immunodeficiency virus，HIV）感染而导致的慢性传染病，由于其免疫功能低下，容易并发各种机会性感染及恶性肿瘤。

艾滋病相关淋巴瘤的病因和发病机制至今不明，但大部分学者认为可能与E-B病毒再激活有关。HIV主要侵犯人体免疫系统，破坏辅助性T淋巴细胞使机体免疫功能受损。在HIV感染者中，淋巴瘤发病率高达3%～10%，仅次于卡波西肉瘤，AIDS患者发生淋巴瘤的概率是非AIDS人群的60倍左右，且大多数病例均发生在艾滋病期，特别是当CD4$^+$T淋巴细胞计数<200/μl时。

根据瘤细胞分为霍奇金淋巴瘤和非霍奇金淋巴瘤两类。非霍奇金淋巴瘤又分为B细胞淋巴瘤、T/NK细胞淋巴瘤，详见表13-1。

表13-1 非霍奇金淋巴瘤分型

B细胞淋巴瘤	T/NK细胞淋巴瘤
前体B细胞肿瘤：前体B淋巴母细胞白血病/淋巴瘤	前体T淋巴细胞肿瘤：前体T淋巴母细胞白血病/淋巴瘤
成熟（周围）B细胞淋巴瘤	成熟（周围）T细胞肿瘤
B慢性淋巴细胞性白血病/淋巴瘤	T淋巴细胞幼淋巴细胞性白血病
B细胞幼淋细胞性白血病	T大颗粒淋巴细胞性白血病
淋巴浆细胞性淋巴瘤	侵袭性NK细胞白血病
脾边缘区B细胞肿瘤	成人T淋巴细胞淋巴瘤/白血病
多毛细胞性白血病	结外T/NK细胞淋巴瘤，鼻型
浆细胞骨髓瘤/浆细胞瘤	肠病型T淋巴细胞淋巴瘤
结外边缘区B细胞肿瘤，MALT型	肝脾T淋巴细胞淋巴瘤
结节型边缘区B细胞肿瘤	皮下脂膜炎样T淋巴细胞淋巴瘤
滤泡性淋巴瘤	蕈样真菌病/Sezary
套细胞淋巴瘤	间变大细胞淋巴瘤：T和裸细胞，原发皮肤型
弥漫大B细胞淋巴瘤	周围T淋巴细胞淋巴瘤：非特指型
Burkitt淋巴瘤	血管免疫母细胞性T淋巴细胞淋巴瘤
	间变大细胞淋巴瘤：T和裸细胞，原发系统型

尽管HIV感染T淋巴细胞，但所发生的非霍奇金淋巴瘤则以B淋巴细胞性占绝大部分，其中大多为高度恶性淋巴瘤，主要为Burkitt淋巴瘤，其余为中度恶性淋巴瘤（主要为弥漫性大B细胞淋巴瘤），低度恶性淋巴瘤较少见。

淋巴瘤分为淋巴结结内病变、结外病变、结外伴结内病变。艾滋病相关淋巴瘤临床表现多种多样，主要与受累的部位有关，大多表现为结内病变及结外病变共存，并且结外病变受累器官非常广泛，且表现出侵袭性高、预后差的特点。

二、影像表现

病例 13-1（图 13-1 A～L）

　　患者，男，56 岁。发现左颈部肿物 4 个月，发热 1 个月。入院体温 38.4℃，左颈部可见大小 5cm×5cm 包块，伴有疼痛，触之疼痛加重；颈部可触及数个大小不等淋巴结，质软，与周围组织无粘连，活动可，无触痛。双肺呼吸音清，腹部平软。CD4$^+$ T 淋巴细胞计数 134/μl。左侧颈部肿物及左肺上叶前段病灶穿刺活检，病理诊断为非霍奇金淋巴瘤，弥漫大 B 细胞性。诊断为 AIDS（C3）相关淋巴瘤合并肺部淋巴瘤浸润。

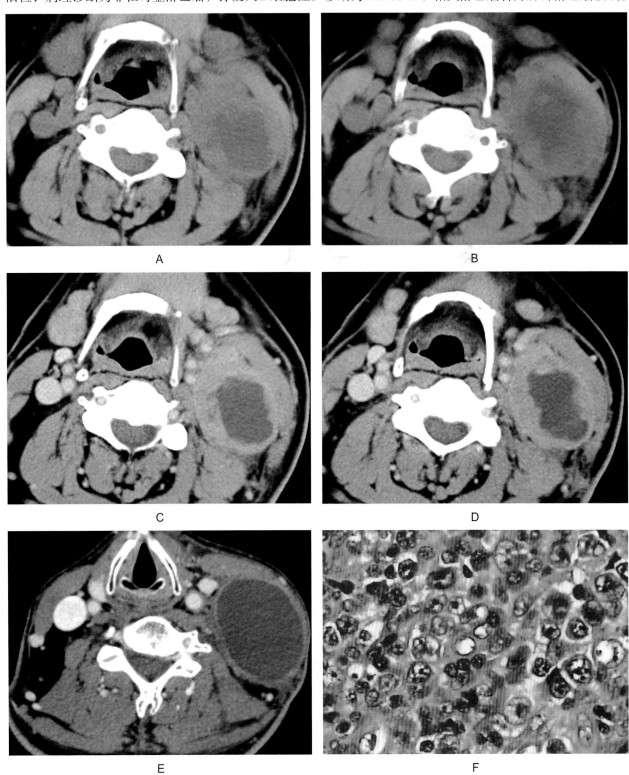

A

B

C

D

E

F

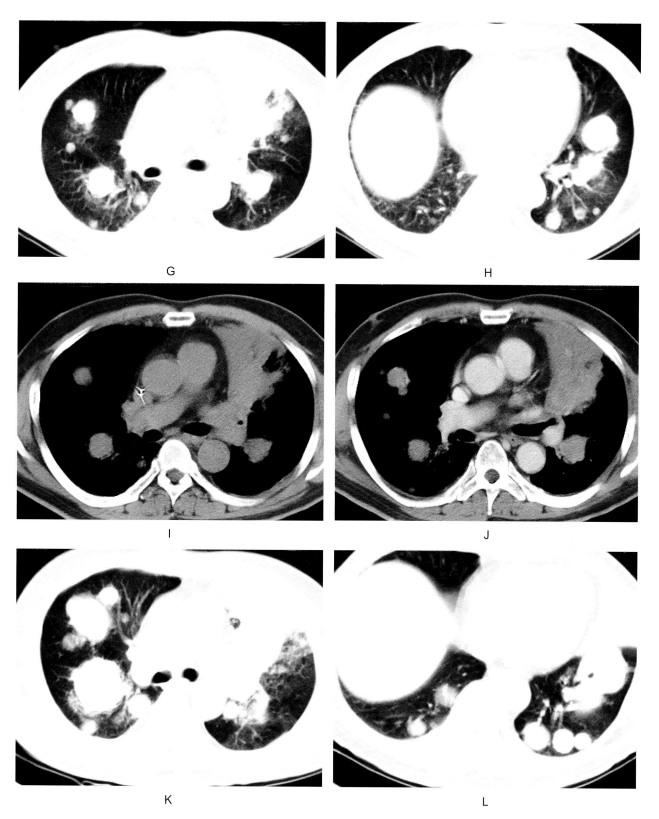

图 13-1 AIDS 相关淋巴瘤合并肺部淋巴瘤浸润

胸部 CT 平扫示左侧颈动脉鞘后方（胸锁乳突肌内侧）软组织密度肿块影，边界欠清，左侧颈动脉鞘及胸锁乳突肌向前推移，增强扫描肿块实性部分明显强化，内见无强化低密度坏死区（A～D）；化疗约1年后复查，左颈部肿块大小未见明显变化，基本呈液化坏死改变，增强扫描未见强化，其余颈部淋巴结已缩小（E），左颈部及左肺上叶病灶穿刺病理提示为弥漫大B细胞淋巴瘤（F 光镜，HE染色，×400）。双肺见多发大小不等结节状、团块状软组织影，左肺上叶合并大片实变影，增强扫描呈轻、中度强化，纵隔及左肺门淋巴结肿大，轻度强化（G～J）；1个月后复查双肺病变明显增多、增大（K、L）。

病例13-2（图13-2 A～L）

患者，女，49岁。发现右侧颈部及右腋下肿物半月余，并呈进行性增大，无疼痛。入院体温36.9℃，右侧锁骨上窝可触及一大小约6cm×7cm肿物，右侧腋窝及腋下可触及数个肿大淋巴结，最大约2cm×1cm，部分融合成包块，周围无红肿，表面皮肤无溃烂、出血，边界清，质韧，有压痛，活动度差。$CD4^+$ T淋巴细胞计数207/µl。右腋下肿物穿刺活检，病理诊断：Burkitt淋巴瘤。诊断为AIDS（B2）相关淋巴瘤。

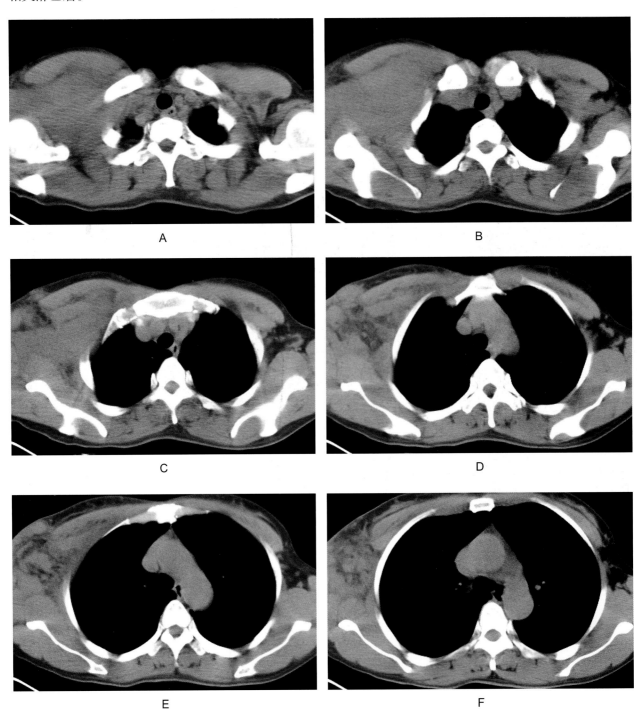

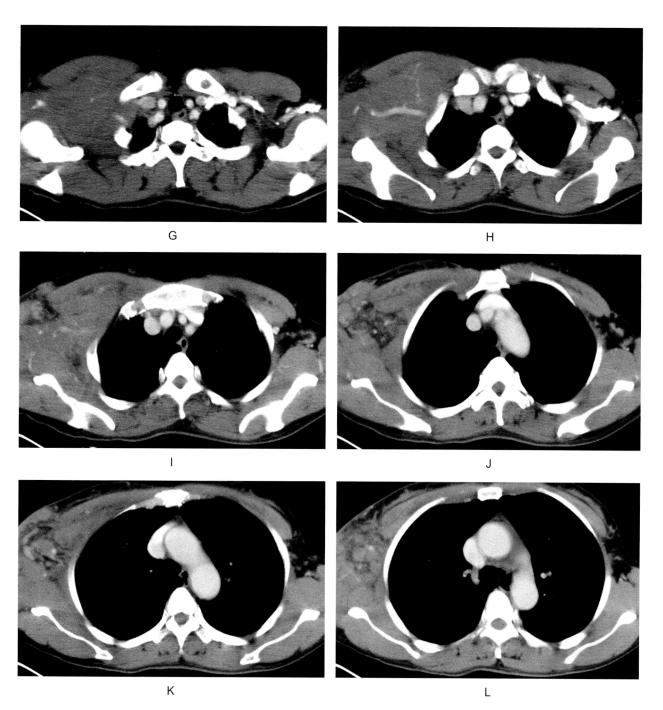

图13-2　AIDS相关淋巴瘤

　　右侧锁骨上窝及腋窝CT平扫示淋巴结肿大，淋巴结大小不一，右侧腋窝部分淋巴结融合成团块（A～F），增强扫描肿大淋巴结轻度强化，右腋窝肿块内可见"血管漂浮征"，肿块内未见明显坏死征象；左侧腋窝见数个小淋巴结（G～L）。

　　患者，男，39岁。腹痛、便血1个月，发热、咳嗽、咳痰8天。入院体温37.8℃，无诱因出现餐前腹痛1个月，伴反酸，后出现黑粪，不伴鲜血。8天前出现发热，伴咳嗽及咳白色黏痰，量中。双肺呼吸音清，腹部平软，未触及包块。CD4$^+$ T淋巴细胞计数21/μl。支气管纤维镜肺组织活检病理示肺孢子菌性肺炎（PCP）。胃镜及手术肿物病理活检诊断：非霍奇金淋巴瘤，弥漫大B细胞性。诊断为AIDS（C3）相关淋巴瘤合并双肺感染（PCP）。

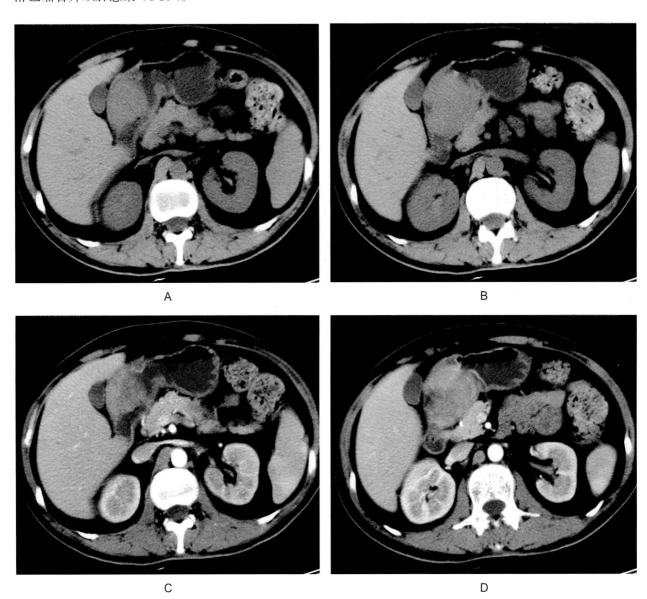

A

B

C

D

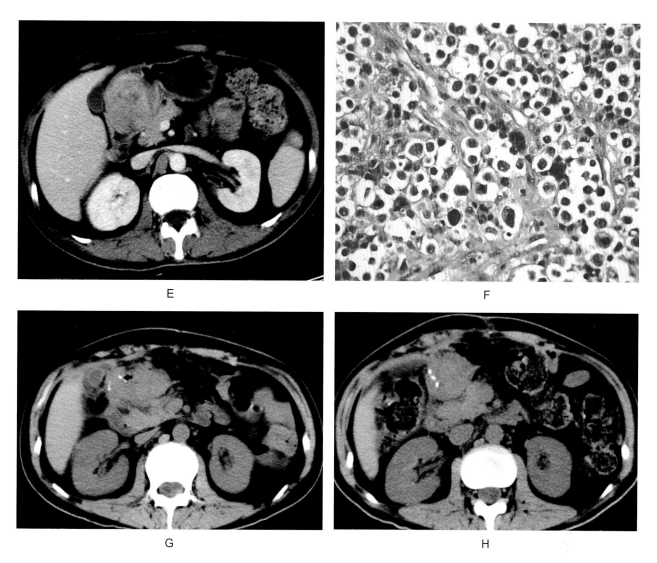

图13-3　AIDS相关淋巴瘤合并双肺感染（PCP）

　　上腹部CT平扫示胃腔内（近胃窦部）见一软组织密度肿块影，大小约52mm×45mm，与胃壁分界不清，增强扫描呈中度不均匀强化，内见低密度无强化区；腹腔内未见肿大淋巴结；病理提示为弥漫性大B细胞淋巴瘤（A～F，F光镜，HE染色，×400）。手术切除肿块后分别于术后1个月、2个月、3个月及4个月复查，术区吻合口见肿块，并呈进行性增大，于术后第4个月复查时肿块侵犯胆囊及肝左外叶可能（G～J）。胸部CT平扫肺窗示双肺弥漫分布磨玻璃影，双肺上叶伴多发斑片状密度增高影，边界不清，分布不均，病理提示为PCP（K、L，L光镜，HE染色，×200）。

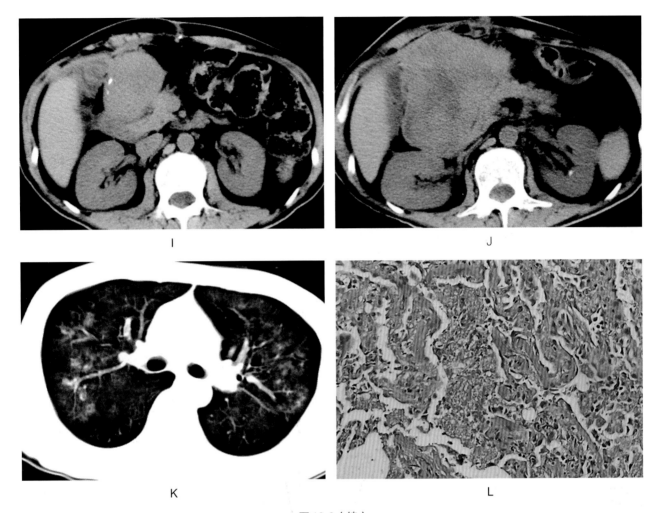

I

J

K

L

图13-3（续）

病例13-4（图13-4 A~L）

　　患者，男，35岁。无明显诱因发现左侧颈部包块，无疼痛，后包块进行性增大。入院体温37.2℃，左侧颈部胸锁乳突肌内侧缘可触及一大小约10cm×8cm×5cm包块，质韧、表面光滑，无溃烂，边界清楚，活动度稍差，无明显按压痛，颈部活动无影响。双肺呼吸音清，腹部平软。$CD4^+$ T淋巴细胞计数150/μl。左侧颈部肿物活检，病理诊断：非霍奇金淋巴瘤，弥漫大B细胞性。诊断为AIDS（C3）相关淋巴瘤。

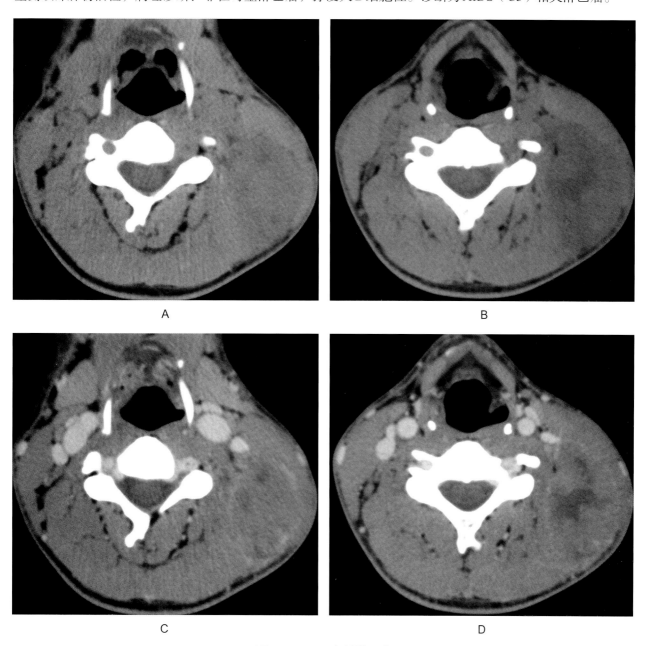

A

B

C

D

图13-4　AIDS相关淋巴瘤

　　左侧颈部CT平扫示软组织明显肿胀，自C_2椎体下缘至C_6椎体水平左侧胸锁乳突肌内侧缘见一稍低密度软组织肿块，边界不清，密度不均，内见更低密度区，肌间隙模糊，增强扫描呈轻度强化，内见无强化坏死区；颈动脉鞘旁见多发稍大淋巴结（A~D）。MRI平扫示左侧胸锁乳突肌内侧缘梭形异常信号影，边界尚清，信号不均匀，呈T1WI稍低、T2WI高信号，DWI示病灶信号增高，ADC值减低（E~H）；增强扫描见明显不均匀强化，内无强化区，病灶上、下缘见增大淋巴结影，呈均匀强化（I~K）。病理提示为弥漫性大B细胞淋巴瘤（L光镜，HE染色，×400）。

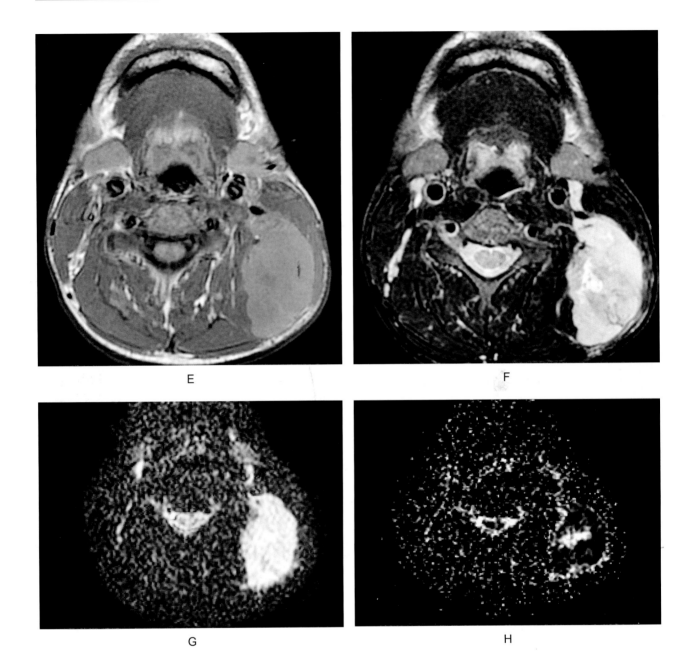

E

F

G

H

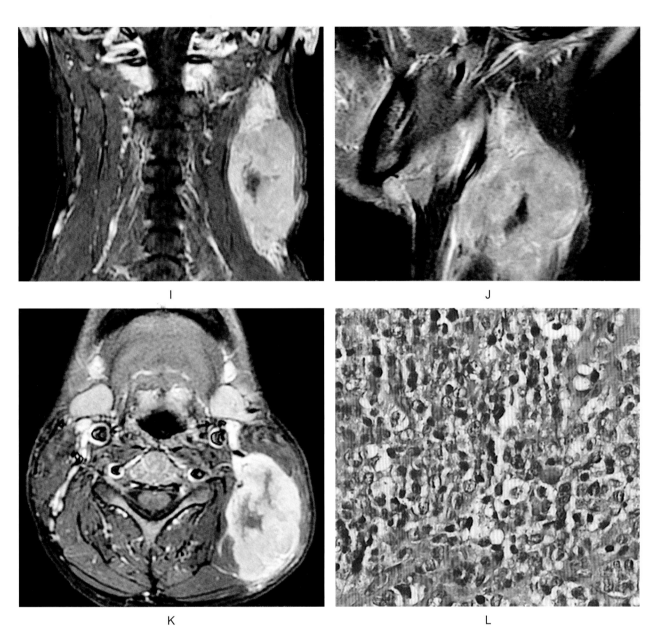

图 13-4（续）

病例13-5（图13-5 A～L）

患者，男，35岁。体检行CT检查发现双肺上叶多发结节灶，左肺上叶明显，伴局部胸膜增厚、粘连，后伴阵发性咳嗽及咳黄白色痰。双肺呼吸音粗，可闻及湿性啰音。腹部平软。CD4$^+$ T淋巴细胞计数198/μl。右侧颌下、右侧颈部及左肺上叶病灶穿刺活检，病理诊断：非霍奇金淋巴瘤，弥漫大B细胞性。诊断为AIDS（C3）相关淋巴瘤。

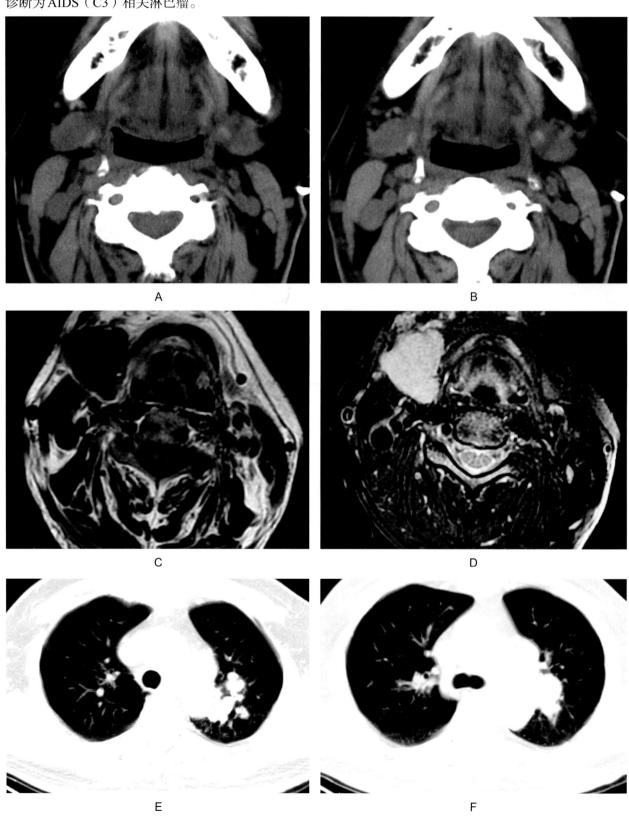

A

B

C

D

E

F

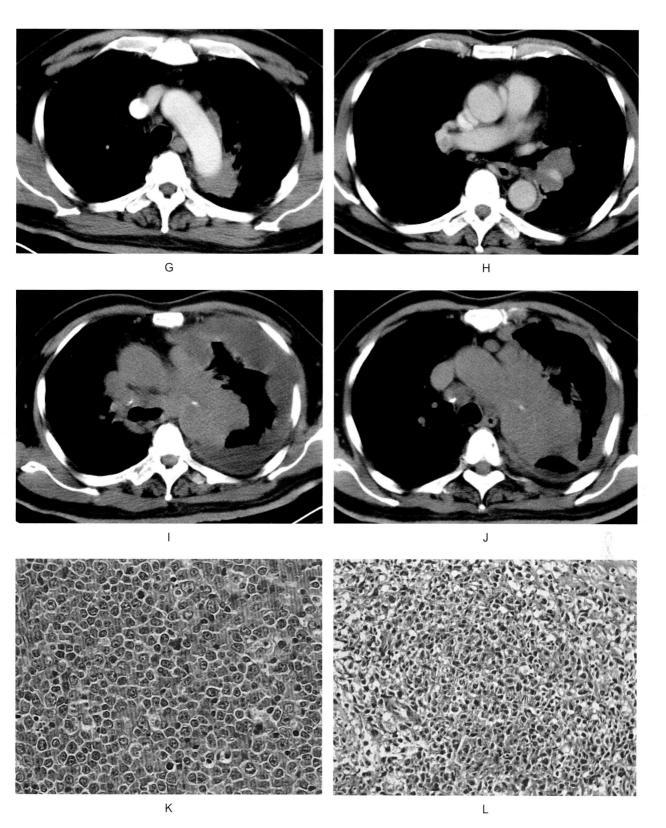

图13-5 AIDS相关淋巴瘤合并肺部淋巴瘤浸润

颈部CT及MRI平扫示右侧下颌下腺下缘见一结节灶，边界欠清，密度或信号较均匀（A～D）。胸部CT平扫示双肺上叶见多发结节灶，边界欠清，增强扫描见轻度强化，纵隔及左肺门多发淋巴结肿大，增强扫描呈轻度强化（E、H）。复查胸部CT，肺内病灶逐渐增多、增大，左肺上叶病灶呈团块状显著增大，包绕肺门，左肺支气管受压、变窄，未见明显截断，伴左侧胸腔积液（I、J）。右颈部及左肺上叶病灶穿刺活检均提示弥漫性大B细胞淋巴瘤（K光镜，HE染色，×400；L光镜，HE染色，×200）。

病例13-6（图13-6 A～L）

　　患者，男，61岁。2个月前无明显诱因出现发热，热峰达40℃，无明显规律，伴有四肢乏力及下腹部隐痛，外院就诊治疗效果不佳；1个月前发热频率增加，并出现阵发性头痛，无恶心呕吐、腹胀等。颌下及腹股沟区可触及淋巴结，质软，活动可。下腹部耻骨上区可触及3cm×4cm肿块，质软，固定，有压痛。双肺呼吸音清。CD4$^+$ T淋巴细胞计数136/μl。右侧腹股沟病灶穿刺活检，病理诊断：非霍奇金淋巴瘤，Burkitt淋巴瘤。诊断为AIDS（C3）相关淋巴瘤。

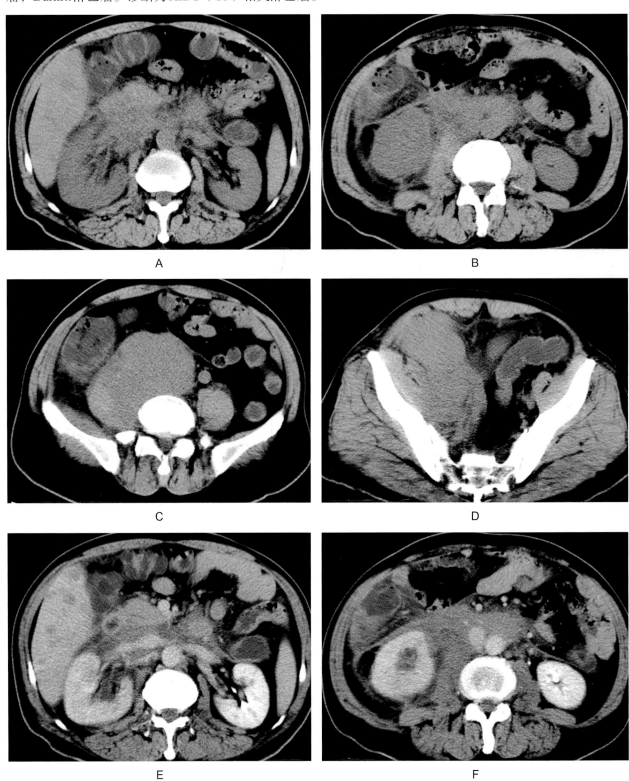

A

B

C

D

E

F

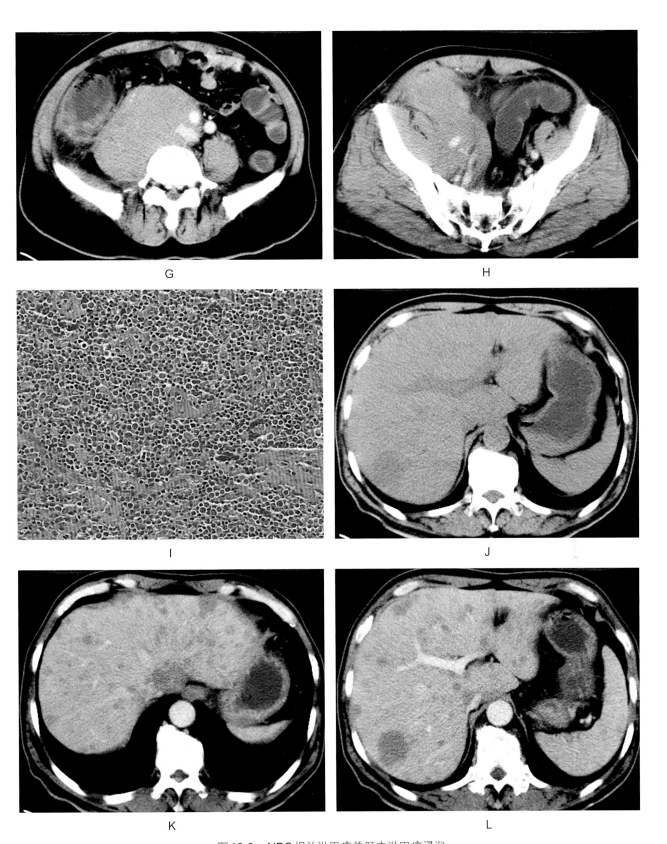

图 13-6　AIDS 相关淋巴瘤并肝内淋巴瘤浸润

　　腹部 CT 平扫示腹膜后（起自胰头后方沿腹主动脉右前方向下达右侧髂窝）至右侧腹股沟区软组织肿块，边界不清，增强扫描肿块轻度较均匀强化，其内见"血管漂浮征"，周围腹膜及肾周筋膜增厚，与右侧腰大肌分界不清，包绕下腔静脉、腹主动脉、右侧髂血管，右侧肾门、右侧输尿管被包绕、受压，致使右肾积水，病灶邻近骨质未见明显破坏，病灶旁见多发淋巴结（A～H）；穿刺病理结果提示为 Burkitt 淋巴瘤（I 光镜，HE 染色，×200）。肝脏内见多发类圆形低密度灶，边界不清，增强扫描未见明显强化，门脉期及延迟期呈相对低密度，边界变清（A，E，J～L）。

病例13-7（图13-7 A～L）

　　患者，男，23岁。发热、咳嗽及腰痛1个月，热峰达38.8℃，无明显规律，予以退热药后体温可降至正常，伴畏寒、寒战、咳嗽、咳黄痰及伴腰背部胀痛，可忍受，后上述症状加重后检查发现右髂窝占位。右侧耻骨上区可触及一包块，直径约2cm，质韧，伴压痛。双肺呼吸音清。CD4$^+$ T淋巴细胞计数206/μl。右侧髂窝病灶穿刺活检，病理诊断：非霍奇金淋巴瘤，Burkitt淋巴瘤。诊断为AIDS（C2）相关淋巴瘤伴多发骨转移。

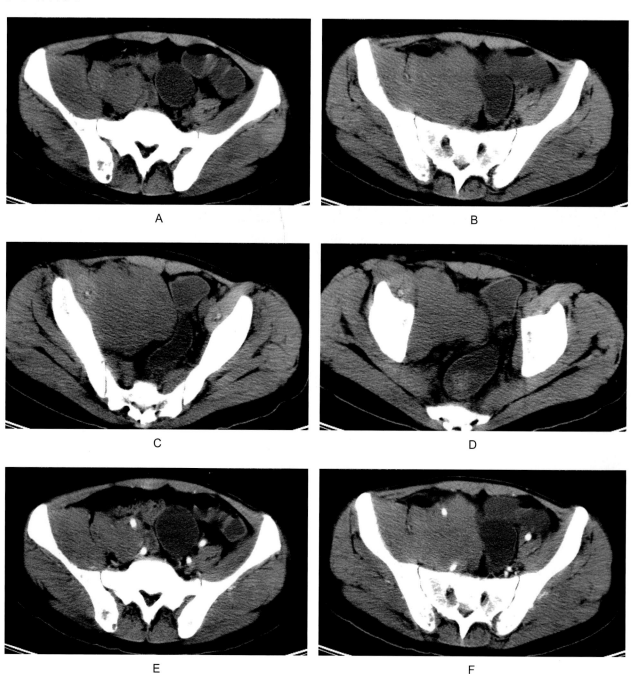

A

B

C

D

E

F

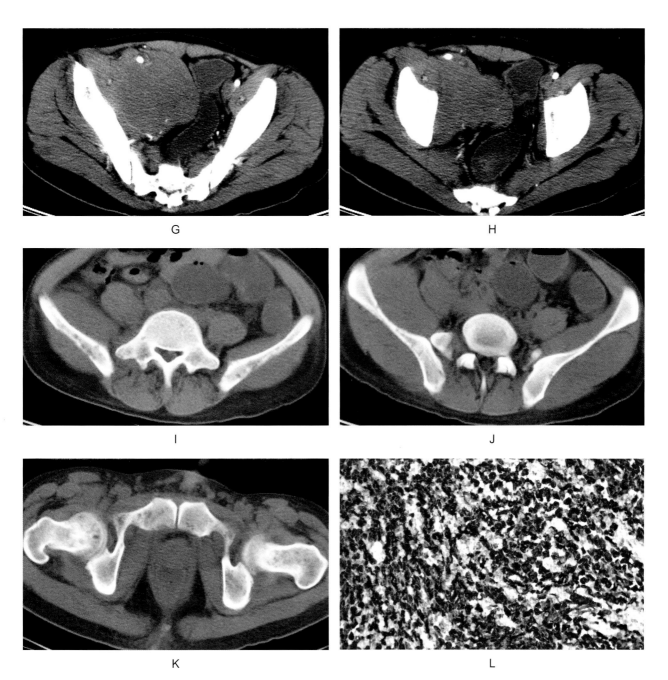

G   H

I   J

K   L

图13-7 AIDS相关淋巴瘤并多发骨转移

　　下腹部CT平扫示右侧髂窝见不规则软组织密度肿块，边缘呈分叶状，密度较均匀，增强扫描呈轻度强化，右侧髂内、外动脉被包绕，见"血管漂浮征"，右输尿管中下段被包绕、受压致右输尿管上中段积水，病灶右侧髂肌及闭孔内肌明显肿胀，与病灶分界不清（A～H）。骨窗示骨盆（双侧髂骨、耻骨及坐骨）、双侧股骨头、L_5椎体及骶尾椎多发小低密度破坏区（I～K）。右侧髂窝病灶穿刺活检免疫组化提示为Burkitt淋巴瘤（L光镜，免疫组化Ki-67染色，×400）。

病例13-8（图13-8 A～L）

患者，男，39岁。20余天前无意中发现右颈部耳垂下一肿物，质硬，无疼痛，后肿物逐渐增大，并伴双侧颈部、双侧腋下及双侧腹股沟区等浅表淋巴结不同程度肿大。双肺呼吸音清，腹部平软。CD4+T淋巴细胞计数198/μl。鼻咽部软组织活检，病理诊断：非霍奇金淋巴瘤，T/NK细胞淋巴瘤，间变性大细胞淋巴瘤。诊断为AIDS（C3）相关淋巴瘤。

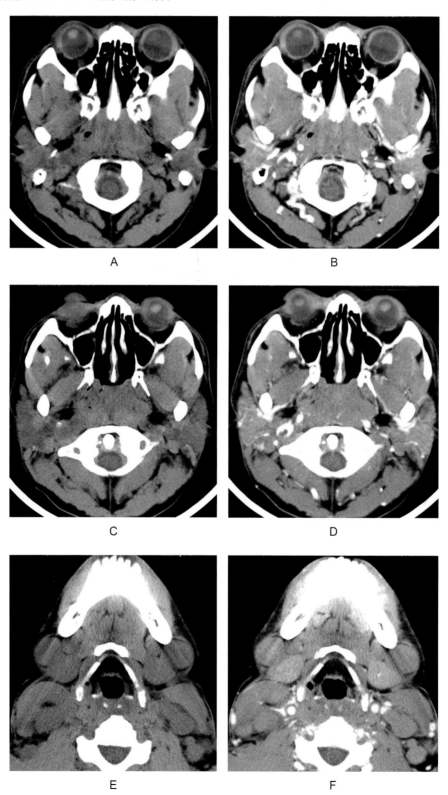

A

B

C

D

E

F

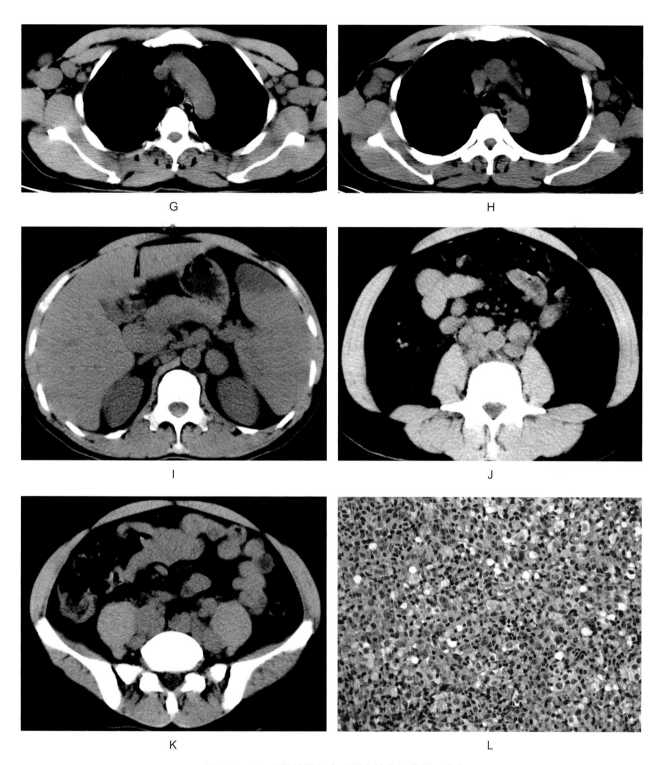

图13-8　AIDS相关淋巴瘤（间变性大细胞淋巴瘤）

　　鼻咽顶后壁及双侧壁CT平扫示软组织明显增厚，与头长肌分界不清，增强扫描见轻度均匀强化，双侧颈动脉鞘、腮腺周边及双侧颌下多发淋巴结肿大，呈轻度均匀强化（A～F）。双侧锁骨上窝、纵隔、双侧腋窝、肝门区、肠系膜、沿腹主动脉及双侧髂血管见多发淋巴结肿大（G～K）。鼻咽部软组织活检病理提示为非霍奇金淋巴瘤，T/NK细胞淋巴瘤，间变性大细胞淋巴瘤（L 光镜，HE染色，×200）。

病例13-9（图13-9 A~L）

　　患者，男，36岁。咳嗽2个月，伴气促2周，间有头痛，检查发现颅内占位2周。双肺呼吸音清。腹部平软。CD4$^+$ T淋巴细胞计数17/μl。右额叶病灶手术切除术后活检，病理诊断：非霍奇金淋巴瘤，EB病毒（EBV）相关性弥漫大B细胞性淋巴瘤。支气管纤维镜肺组织活检病理提示为肺孢子菌性肺炎（PCP）。诊断为AIDS（C3）相关淋巴瘤合并双肺感染（PCP）。

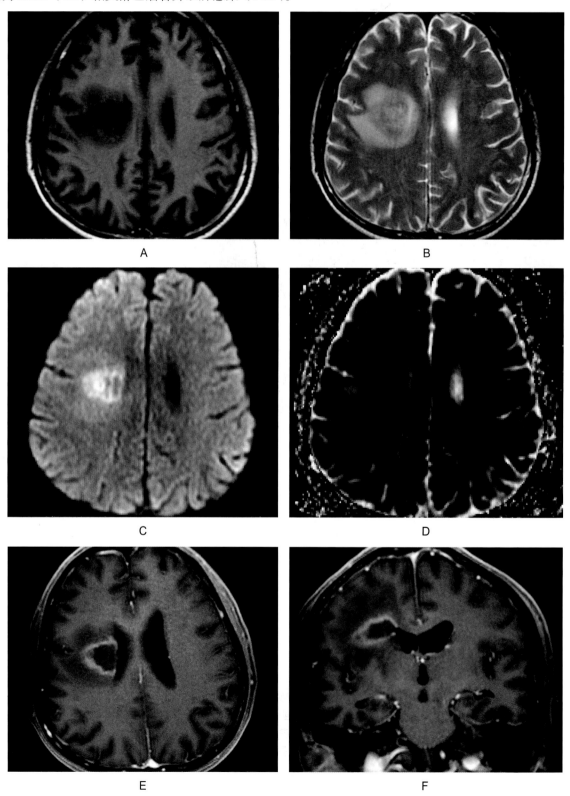

A

B

C

D

E

F

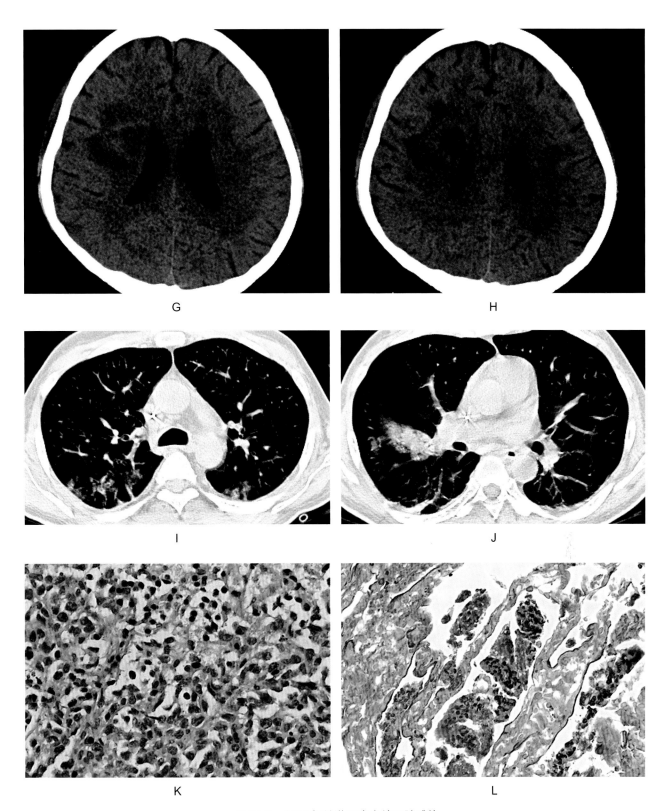

图 13-9 AIDS 相关淋巴瘤合并双肺感染

　　右侧额叶 MRI 平扫示一结节灶，呈 T1WI 等稍低、T2WI 稍高信号灶，边界不清，DWI 及 ADC 示病灶呈弥散受限表现，增强扫描病灶呈明显环形强化，灶周水肿带未见强化（A～F）。右侧额叶 CT 平扫示一类圆形结节灶，大小约25mm×24mm，边界欠清，内见低密度区，灶周见片状低密度水肿带，周围脑实质及右侧侧脑室受压变窄（G、H）。胸部 CT 平扫双肺多发斑片状密度增高影，边界不清，部分呈实变改变（I、J）。右额叶病灶切除术后病理提示为 EB 病毒（EBV）相关性弥漫性大 B 细胞淋巴瘤（K 光镜，HE 染色，×200）；支气管纤维镜肺组织活检病理提示为肺孢子菌性肺炎（PCP）（L 光镜，六胺银染色，×400）。

病例13-10（图13-10A～L）

患者，男，46岁。间歇性发热2个月，热峰达39℃，偶有畏寒，热程无明显规律，予以退热药后未有效改善，1周前发现右腋下肿物。无压痛、无粘连。双肺呼吸音粗，未闻及干、湿性啰音。入院时体温39.4℃，$CD4^+$ T淋巴细胞计数58/μl。右腋窝肿物穿刺活检，病理诊断：非霍奇金淋巴瘤，Burkitt淋巴瘤。诊断为AIDS（C3）相关淋巴瘤并颅内淋巴瘤浸润。

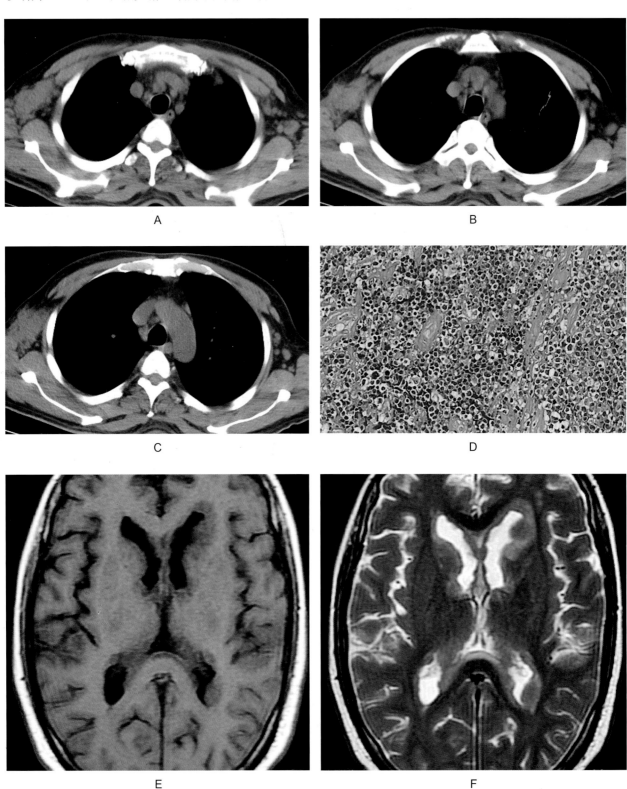

A

B

C

D

E

F

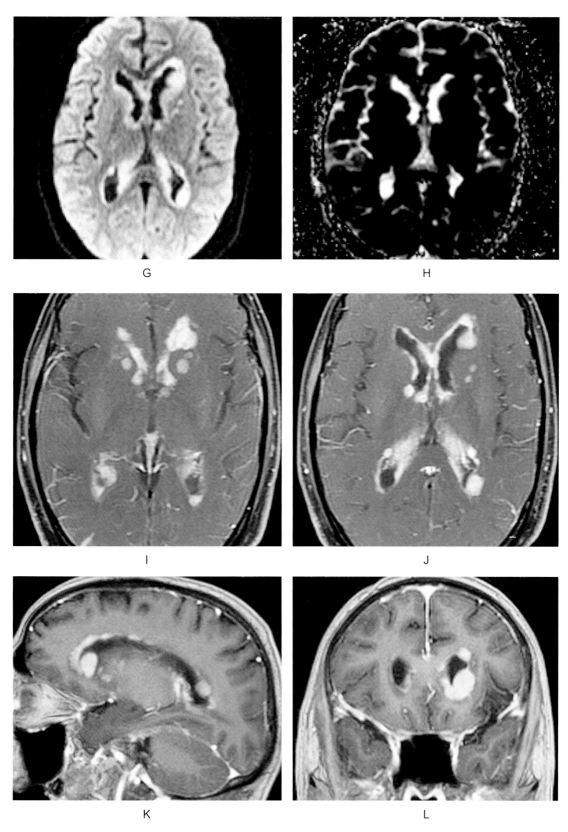

图 13-10　AIDS 相关淋巴瘤合并颅内淋巴瘤浸润

　　双侧腋窝 CT 平扫示淋巴结增大，右腋窝部分淋巴结融合；纵隔见多发小淋巴结（A～C），右腋窝淋巴结穿刺活检病理示 Burkitt 淋巴瘤（D 光镜，HE 染色，×200）。14 个月后查颅脑 MRI 示视交叉、乳头体及松果体周围、右侧枕叶皮层、双侧侧脑室及第三、四脑室室壁及室管膜下见结节状、斑片状 T1WI 低、T2WI 高信号灶，DWI 及 ADC 示病灶弥散受限，右枕叶病灶周围见水肿带信号，增强扫描病灶明显强化（E～L）。

三、影像特点

1. 结内病变 全身广泛淋巴结肿大。

浅表淋巴结肿大可为首发表现，也可为并发表现。全身广泛淋巴结肿大是艾滋病相关淋巴瘤主要影像学表现之一。浅表淋巴结肿大主要是颈部、腋窝和腹股沟淋巴结肿大，淋巴结肿大明显，直径常超过30mm，并可见内部坏死，这有别于AIDS患者单纯性淋巴结肿大，单纯性肿大淋巴结常较小，直径小于20mm，坏死少见。部分出现纵隔及肺门、腹腔内淋巴结肿大。

2. 结外病变 艾滋病相关淋巴瘤的淋巴结结外病变发生率高达98%，这与非霍奇金淋巴瘤的病理类型有关，广泛累及多器官和组织，包括胸部（肺，胸壁及肋骨等），腹部（消化道、肝胆脾胰、肾及肾上腺等），骨骼及不同部位的软组织、泌尿生殖系及颅脑等。

（1）胸部表现：肺内结节、肺内渗出性病变、胸腔积液多见，肺内肿块少见，偶见胸壁肿块和溶骨性骨破坏。

（2）腹部表现：腹部可表现为多脏器受累。累及消化道为主者，主要是胃和小肠，多表现为胃肠道黏膜不规则增厚、可伴结节状、团块状软组织影；肠壁明显增厚、范围广而且弥漫时，但肠壁常较柔软、蠕动存在、管腔相对狭窄不明显、无明显肠梗阻征象，病变继续发展才可见肠腔狭窄、肠梗阻；累及肝脏者，多表现为肝脏内局灶性病变，一般发生于门脉分支附近或者门脉周围，严重者遍布全肝，病变密度较均匀，较少发生坏死，CT表现为低密度，增强扫描强化不明显；累及肾上腺者，表现为低密度结节灶；累及肾脏和输尿管者，表现为低密度肿块，和（或）包绕肾门，引起肾或输尿管扩张、积液；胆囊、胰腺、腹膜和腹壁受累相对少见。

（3）骨骼及软组织表现：主要为股骨、骨盆、脊柱或颅骨侵袭性、溶骨性骨质破坏及软组织肿块，软组织病变范围明显大于骨质破坏范围，骨膜反应罕见。侵及髂骨及髋关节，可产生不规则低密度骨质破坏区，可伴软组织肿块。

（4）颅脑表现：CT表现为局灶性或多发结节状低密度灶，MRI表现为T1WI低、T2WI高信号，DWI/ADC呈弥散受限表现，增强扫描呈环状或结节状均匀强化，在MRI增强时常可见肿瘤沿室管膜及室管膜下浸润而致室管膜强化，常伴有水肿带及占位效应。

四、鉴别诊断

不同部位的淋巴瘤需与不同的疾病相鉴别：

1. 颈部淋巴瘤 主要与淋巴结转移瘤、淋巴结结核相鉴别：淋巴结转移瘤多有原发肿瘤病史，患者年龄多数偏大；淋巴瘤则多有全身症状及其他部位的淋巴结增大，CT见一侧或双侧颈区多发增大的淋巴结，呈软组织密度，融合灶较大，小的病灶密度均匀，大的病灶大多不规则坏死，增强扫描瘤灶强化不明显，内坏死区不强化，但仅凭CT征象两者不易鉴别；淋巴结结核病灶多局限于一侧，融合灶较小，增强扫描后较多出现边缘性环形强化，患者全身情况较好等，与颈淋巴瘤较好鉴别。

2. 消化道淋巴瘤 胃淋巴瘤需与胃癌相鉴别，特别是浸润性的胃癌，二者均可表现为光滑的向心性胃壁增厚或局限性肿块，但胃癌患者的胃腔显著狭窄，胃壁僵硬，易有邻近侵犯；小肠淋巴瘤当表现为局限性肠壁增厚时，需与放射性肠炎、肉芽肿性肠炎等鉴别，但多部位肠区受累，或者当伴有肝脾、淋巴结增大时都高度提示肠壁增厚是由于淋巴瘤所造成；大肠淋巴瘤需与肠癌相鉴别，CT表现主要是肠壁明显增厚，且范围一般较结肠癌更广泛，平扫呈低密度，强化不如结肠癌明显。

3. 肝脏淋巴瘤 单发结节或肿块型需与原发性肝细胞肝癌鉴别，尤其需要与少血供型肝细胞肝癌鉴别，一般肝癌即使少血液供应，动态增强扫描动脉期仍可见不同程度的强化，并可见肿瘤血管，而静脉期及延迟期显示肿块密度降低，且AFP多为阳性，这些特点与单发肝脏淋巴瘤还是可以鉴别的；多发结节或肿块需与肝脏转移瘤鉴别，对于典型肝内转移瘤较容易鉴别，但对于不典型多发转移瘤，仅依据CT难以鉴别，此时需结合临床其他相关检查。

4. 腹膜后淋巴瘤 需与淋巴结转移性肿瘤和腹膜后淋巴结结核相鉴别，淋巴结转移性肿瘤一般有原发肿瘤病史和原发瘤灶的CT表现，如只凭CT图像较难与淋巴瘤鉴别；腹膜后淋巴结结核活动期因为渗出、粘连而周围轮廓欠清，结核性淋巴结增大具有自限性，增强扫描可因淋巴结内干酪性坏死而出现环形强化。

5. 颅脑淋巴瘤 需与HIV合并隐球菌感染、HIV合并弓形虫感染及脑转移瘤相鉴别：隐球菌感染是AIDS患者中枢神经系统最常见的真菌感染，好发于基底节区、丘脑、中脑等，多对称分布，灶周水肿不明显，增强扫描未见明显强化；弓形虫感染好发于皮髓交界区及基底节区，多发，病灶大小较均匀，对抗弓形虫药物治疗多有好转；脑转移瘤多有原发肿瘤病史，多发于大脑半球灰、白质交界区，尤其是大脑半球的分水岭区，典型特征为"小病灶大水肿"；而淋巴瘤好发于脑室周围白质、胼胝体、基底节区和丘脑，具有沿中线旁侵犯的特征，多伴有囊变坏死，灶周常伴大小不等的水肿区，增强扫描呈不均匀、结节状或环形强化，增强时常可见肿瘤沿室管膜及室管膜下浸润而致室管膜强化，而其他脑内病变一般不出现此种表现。

第14章 艾滋病腹部CT表现

AIDS患者由于CD4$^+$T淋巴细胞计数明显减低，容易伴发各种机会性感染及AIDS相关恶性肿瘤，腹部各组织器官常受累及，是引发艾滋病多器官功能衰竭及死亡的重要原因之一。

一、肝脏和脾脏

1. 非特异性改变 CT表现包括肝脾大，肝脂肪变性所致肝脏密度减低，肝硬化等，据Trojan等（1998）对德国227例尸检材料的回顾性分析，除29例（13%）肝脏正常外，大部分患者均有不同类型的肝脏病变，肝脏重量普遍增加，非特异改变中以肝细胞脂肪变性最多见，共77例（34%）。肝硬化可由多种原因引起，包括肝炎后肝硬化及酒精性肝硬化等，国内AIDS合并病毒性肝炎特别是乙型肝炎及丙型肝炎常见。

2. 肝脏及脾脏的机会性感染 CT表现为肝脾内低密度结节及肿块，肝脓肿、肝大及肝密度减低、肝实质不均匀强化等。病原多种多样，Trojan等（1998）对227例尸检材料的统计分析中，肝脏伴有机会性感染者有50例（22%），其中CMV感染19例（8%），分枝杆菌感染16例（7%），弓形虫感染11例（5%），其他少见的尚有利什曼原虫、新型隐球菌、肺孢子菌等。相对而言，肝脏感染灶比脾脏发生率更高。

真菌感染，在我国南方及东南亚地区，艾滋病易伴发马尔尼菲篮状菌病，可能与当地气候条件有关，由血液及骨髓培养确诊，肺部、肝脾、淋巴结、肠道等富含单核-吞噬细胞系统常受累，所以CT扫描可见上述器官常同时受累。其他常见真菌为白念珠菌、新型隐球菌、球孢子菌等。

结核分枝杆菌（MTB）感染，据WTO的资料，在亚洲HIV/MTB双重感染患者在20世纪90年代约增加了7倍，中国是MTB的高发区，在腹部CT诊断中应注意，表现为肝脾低密度结节，有时可见钙化灶，部分表现为粟粒性肝脾结核。

鸟-细胞内复合型分枝杆菌（MAC）感染，是发展中国家艾滋病患者中常见的机会性感染，常见于艾滋病晚期，在其他病原感染性并发症得到有效的治疗与预防后，MAC感染发生率相应增加。腹部CT表现与MTB感染相似。

细菌性肝脓肿，多见于艾滋病细菌性败血症患者，吸毒人群高发。CT表现同普通人群细菌性肝脓肿相似。

杆菌性紫癜性肝炎（bacillary peliosis hepatitis，BPH），CT检查常见肝脏增大而无局灶性异常，亦可表现为囊状病灶，增强扫描囊内见血管样强化。对本病的诊断主要根据肝、脾的组织学检查，病原体为巴尔通体属（Bartonella）细菌（Rochalimaea henselae）。

CMV感染，CT可表现为肝内多发低密度，确诊需病理活检。

3. 肝脾艾滋病相关恶性肿瘤 淋巴瘤，多为非霍奇金淋巴瘤（NHL），包括Burkitt淋巴瘤，常侵犯淋巴结外组织，最常累及胃肠道，CT表现为肝脾内多发局灶性低密度，常伴腹膜后及肠系膜淋巴结肿大。

卡波西肉瘤（Kaposi's sarcoma，KS），亦称多发性特发性出血性肉瘤，艾滋病相关卡波西肉瘤国内发病率低，欧美等国外发病率较高，肝脾内病灶少见并多伴随皮肤病变。

二、胆道系统

在艾滋病患者可发生胆囊与胆管疾病，CT表现为胆囊炎、肝内外胆管扩张、及十二指肠乳头水肿，经内镜做十二指肠乳头及胆总管活检，可见黏膜慢性炎症，甚至可发现病原体，如CMV、隐孢子虫等。

三、腹膜后及肠系膜淋巴结

CT表现为肠系膜、肝门区、肝十二指肠韧带区及腹主动脉旁多发软组织密度结节；重者肠系膜见"三明治"样征象，表现为肠系膜前部及背部淋巴结增大，中央见肠系膜血管。CT增强扫描可见环状强化，多见于机会性感染，以真菌感染及结核感染多见。

四、肾及肾上腺

艾滋病患者机会性感染累及肾脏少见，常为播散性感染的局部表现，CT表现肾轮廓模糊及肾周脂肪囊密度增高，增强扫描示肾实质灌注不均匀减低；累及肾上腺的CT表现为单侧或双侧肾上腺结节状病灶，影像上与肾上腺占位病变难以鉴别，多为CMV感染病灶，全身感染控制后病灶可消失，据研究，CMV有亲肾上腺性，艾滋病患者的肾上腺常受CMV感染，Klatt等（1988）报告在164例HIV病例的尸检中，81例见CMV感染，其中75%肾上腺有CMV病变。

五、消化道

肠壁增厚，可伴上消化道梗阻，见于隐孢子中感染所致的慢性腹泻患者，马尔尼菲篮状菌病亦可引起肠壁的增厚，主要部位为十二指肠及空肠。回盲部肠壁增厚及肠管狭窄常见于结核感染。艾滋病相关淋巴瘤亦可见肠壁增厚，卡波西肉瘤少见。

六、盆腔及腹壁软组织

盆腔感染多见于女性，CT可见盆腔多发脓肿形成；腰大肌脓肿多由细菌败血症引起，影像表现与普通人群相似。

七、腹膜炎及腹水

腹部CT见腹膜腔液性密度灶或伴有腹膜增厚，原因复杂，各种慢性肝病所致的低蛋白血症、各种机会性感染所致的腹膜炎及艾滋病相关肿瘤均可引起，后者少见，若为细菌性腹膜炎，CT可见多发包裹性积液存在。

总之，艾滋病常累及腹部各器官及组织，伴发的机会性感染常为多种病原共同感染，且腹部CT表现多无明显特异性，确诊需病理活检及细菌培养、真菌培养，限于AIDS腹部活检取材困难，发现病灶大多依赖影像检查，腹部CT主要显示病灶累及的范围及程度，并在病程发展中评估病灶的变化，CT诊断医生需紧密联系临床及流行病学资料，提出可能的诊断及鉴别诊断。

本章主要就常见的AIDS合并马尔尼菲篮状菌病及结核病的腹部CT表现进行论述。

第1节　艾滋病合并马尔尼菲篮状菌病的腹部CT表现

一、概述

马尔尼菲篮状菌感染现已成为东南亚地区艾滋病最常见的机会性感染之一，可作为AIDS的"指征性"疾病。

马尔尼菲篮状菌感染（细菌图14-1）人类常侵犯单核-吞噬细胞系统，形成肉芽肿性、化脓性、无反

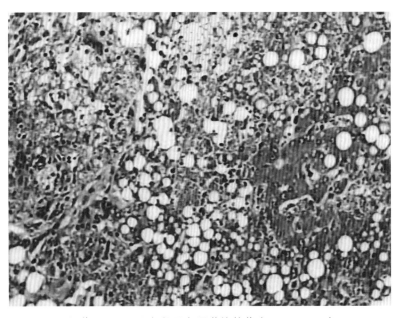

细菌图14-1　肝组织马尔尼菲篮状菌（HE，×100）

尸体肝组织穿刺病理镜检，肝实质多灶性融解性坏死，坏死区、肝窦及汇管区见大量的孢子样病原体，呈腊肠样，一些有横隔。另外，可见较弥漫肝细胞脂肪变。

应性及坏死性病变，常造成富含单核-吞噬细胞的组织器官病变，腹部多器官如肝、脾、淋巴结、肠道等易受累。

二、影像表现

病例14-1（图14-1A～L）

患者，男，33岁。发现左颈部包块、发热3个月余，皮疹2个月余入院，当地医院病理活检提示"结核性淋巴结炎"，"抗结核"治疗2周后症状无改善。CD4$^+$ T淋巴细胞计数1/μl，CD4$^+$/CD8$^+$ 0.002；骨髓培养：马尔尼菲篮状菌。诊断为"AIDS（C3）并播散性马尔尼菲篮状菌病"。

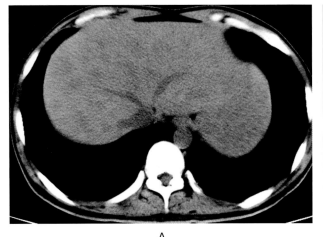

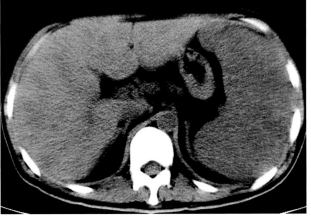

A   B

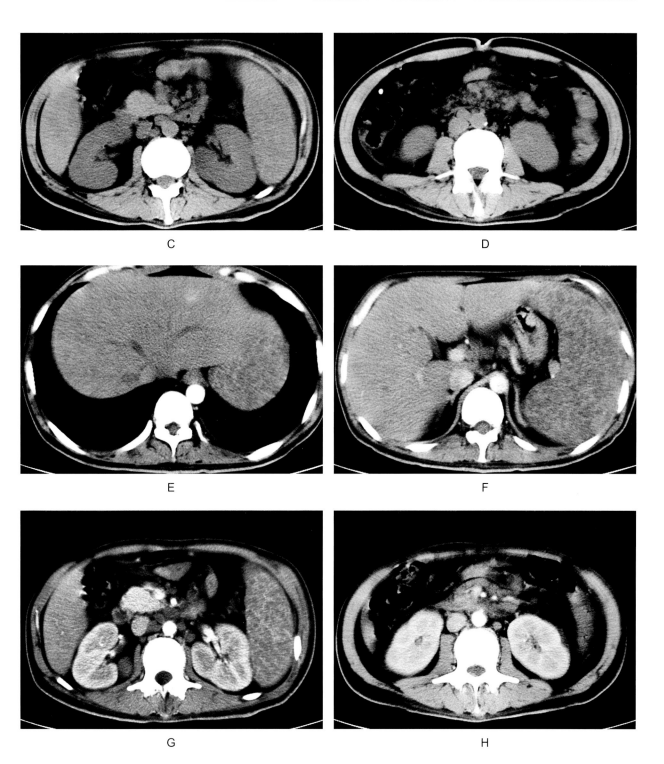

图14-1 播散性马尔尼菲篮状菌病

上腹部CT平扫示肝脏多发类圆形低密度（A～C），增强扫描仍呈低密度，门脉期示门静脉小分支周围低密度病灶，中央见门脉高密度影（E～G,I～K）；脾脏明显肿大，脾内弥漫粟粒状低密度小结节，增强扫描门脉期脾脏不均匀强化呈"镂空状改变"（I～K）；肝门区、肠系膜及腹主动脉旁淋巴结肿大，以肠系膜明显，呈大小不等结节状均匀软组织密度，增强扫描轻度均匀强化（B～D，F～H，J～L）。

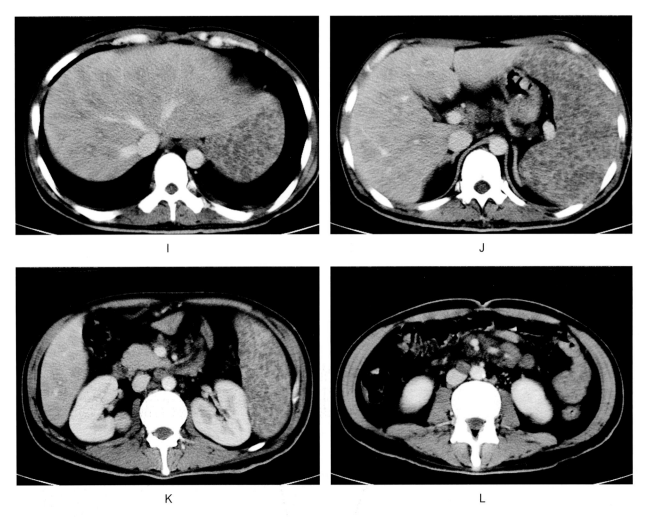

I

J

K

L

图14-1（续）

病例14-2（图14-2A～L）

　　患者，男，27岁。皮疹、腹部胀痛10天入院，面部密布斑丘疹，部分皮疹呈脐凹样，全身浅表淋巴结无肿大。腹部B超示肝大、肝内回声粗。$CD4^+$ T淋巴细胞计数35/μl，$CD4^+$/$CD8^+$ 0.11；血、骨髓培养：马尔尼菲篮状菌。诊断为AIDS（C3）并播散性马尔尼菲篮状菌病。

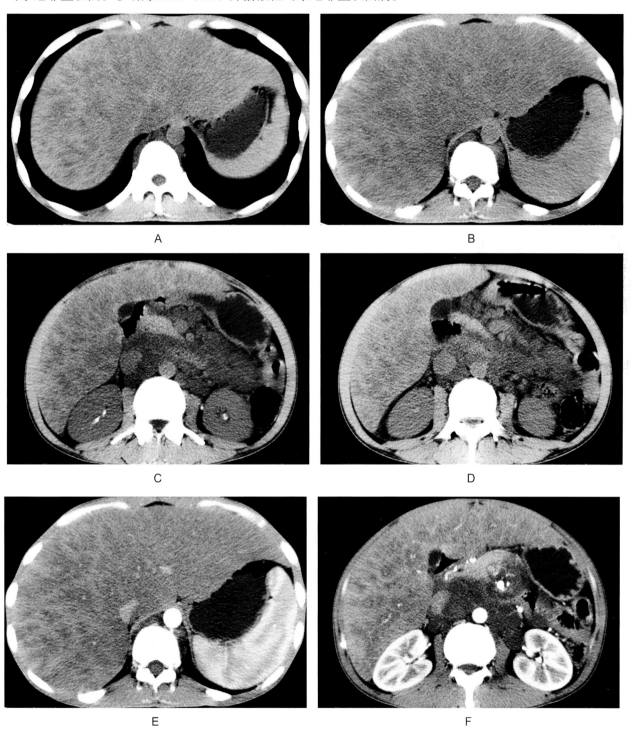

A B

C D

E F

图14-2　播散性马尔尼菲篮状菌病

　　上腹部CT平扫肝脏肿大并肝实质不均匀密度减低（A、B）；增强扫描示动脉期及门脉期汇管区周围弥漫低密度，肝脏实质不均匀强化，索条状或板状强化，呈"镂空状改变"（E～L）；腹腔广泛淋巴结肿大（C、D），部分融合，以肠系膜病灶明显并呈"三明治征"，环状强化（F～H，J～L）。

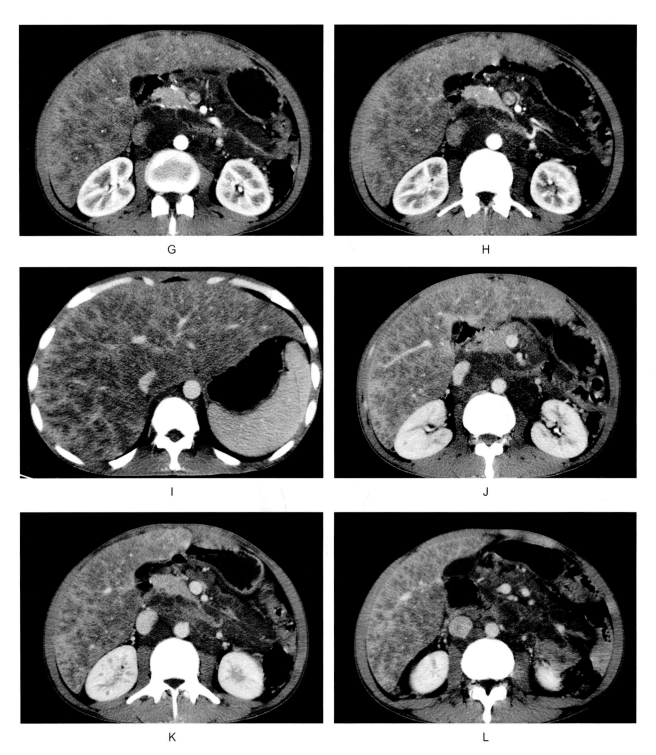

G

H

I

J

K

L

图14-2（续）

病例14-3（图14-3A～L）

患者，男，38岁。疲乏，食欲减退，尿黄，伴发热2个月。CD4$^+$ T淋巴细胞计数4/μl，CD4$^+$/CD8$^+$ 0.02；骨髓培养：马尔尼菲篮状菌。诊断为AIDS（C3）并播散性马尔尼菲篮状菌病。

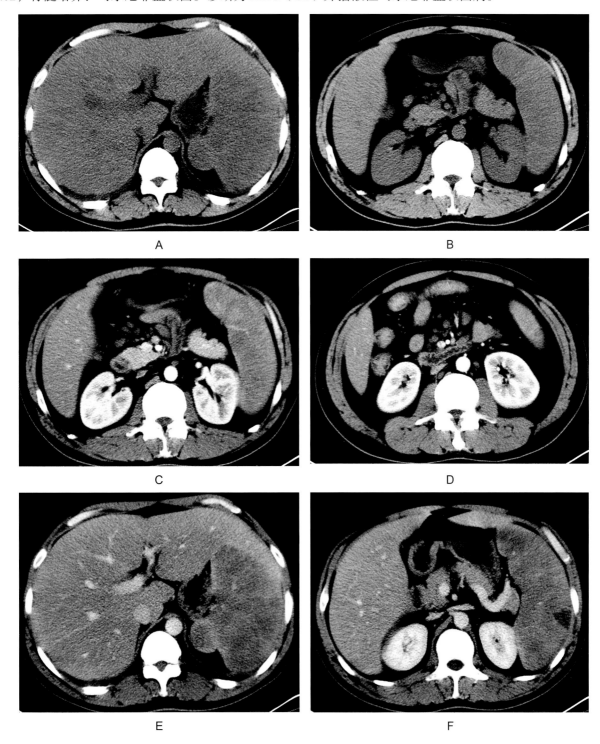

图14-3　播散性马尔尼菲篮状菌病

　　上腹部CT平扫示肝脏及脾脏肿大并肝脾实质密度减低（A、B）；增强扫描（门脉期）示脾脏不均匀强化，见不均匀斑片状低密度，肠系膜淋巴结轻度肿大（C、D）；脾下极外缘局部楔形梗塞灶（E、F）；另可见双侧少量胸腔积液（A）。治疗9天后复查，上腹部CT平扫示肝脏及脾脏体积较前缩小，肝脾实质密度恢复正常（G），原脾下极梗塞灶仍存在（I）；增强扫描肝脾均匀强化；肠系膜淋巴结较前缩小（H～J）。MPR显示肝脾治疗前后对比有明显差异（治疗前：K；治疗后：L）。

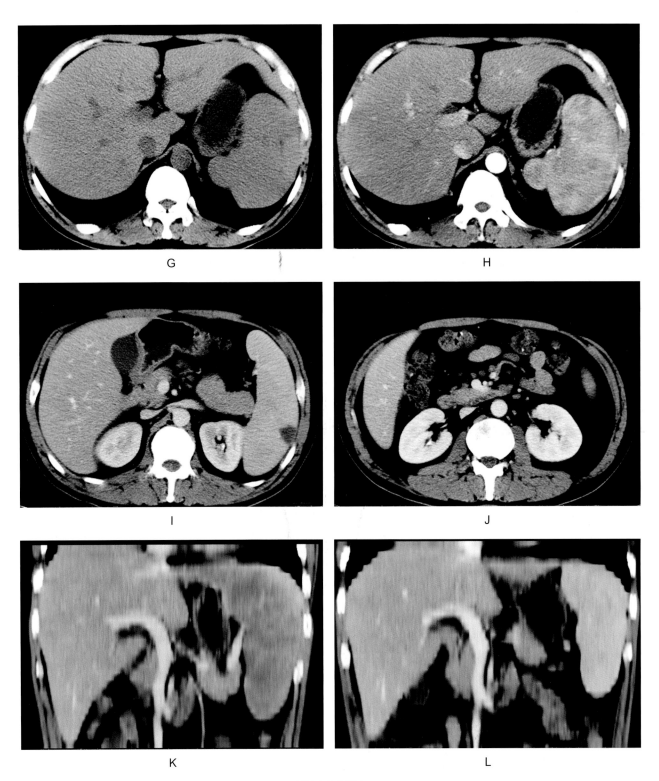

G

H

I

J

K

L

图14-3（续）

病例14-4（图14-4A～L）

患者，男，37岁。半个月前无明显诱因出现发热，体温最高达39℃，3天前出现咳嗽，少痰，伴有活动后气促，近1年体重减少约5kg。$CD4^+$ T淋巴细胞计数7/μl，$CD4^+/CD8^+$ 0.05；血、骨髓培养：马尔尼菲篮状菌。诊断为AIDS（C3）并播散性马尔尼菲篮状菌病。

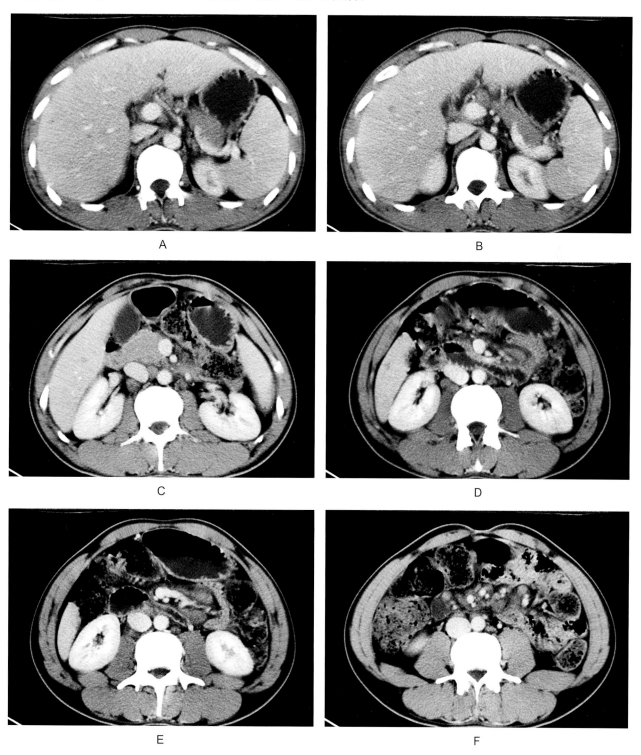

图14-4　播散性马尔尼菲篮状菌病

上腹部CT增强扫描门脉期（A～D）示肝实质多发粟粒状低密度小结节，薄层扫描（G～L）病灶显示清楚。肝门区、肠系膜及腹主动脉旁淋巴结肿大（D～F，G～I）；肝脾大（G）。

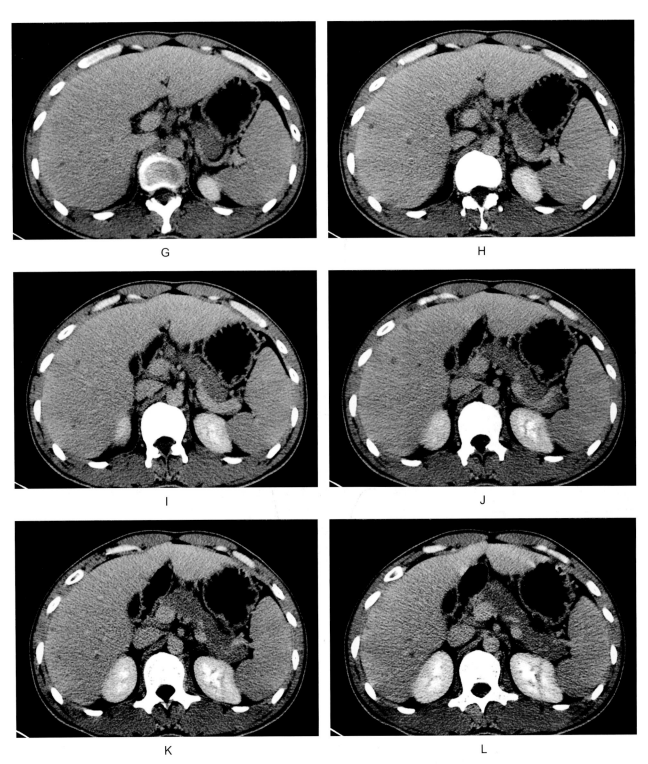

G

H

I

J

K

L

图 14-4（续）

病例14-5（图14-5A～F）

　　患者，男，35岁。反复发热3个月，加重伴腹痛5天。面部和躯干可见散在暗红色斑丘疹，CD4$^+$ T淋巴细胞计数18/μl，CD4$^+$/CD8$^+$ 0.25；血、骨髓培养：马尔尼菲篮状菌。诊断为AIDS（C3）并播散性马尔尼菲篮状菌病。经1个月治疗，患者临床症状逐步好转。

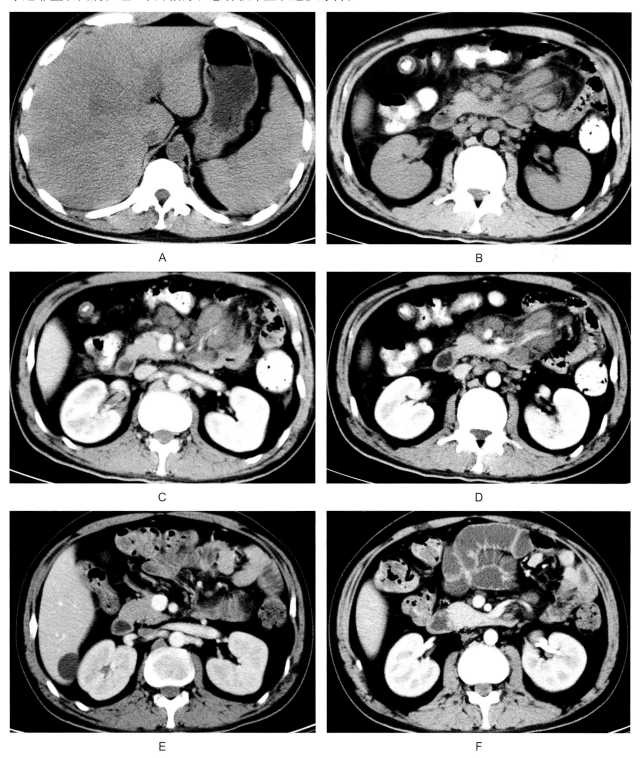

A

B

C

D

E

F

图14-5　播散性马尔尼菲篮状菌病

　　上腹部CT平扫示肝脾肿大（A），肠系膜及腹主动脉旁大小不等肿大淋巴结，以肠系膜明显（B），增强扫描示淋巴结轻度均匀强化，肠系膜呈"三明治"征（C、D）。抗真菌治疗4周后复查，CT增强扫描示肠系膜及腹主动脉旁肿大淋巴结明显缩小（E、F）。

病例 14-6（图 14-6A～F）

　　患者，男，30 岁。1 个月前无明显诱因出现发热，伴畏寒，无寒战，体温最高达 38.9℃，1 周前出现腹胀腹痛，CT 检查发现腹部肿物，多发淋巴结肿大，体重减轻超过 5kg。CD4$^+$ T 淋巴细胞计数 12/μl，CD4$^+$/CD8$^+$ 0.12；血、骨髓培养：马尔尼菲篮状菌。诊断为 AIDS（C3）并播散性马尔尼菲篮状菌病。

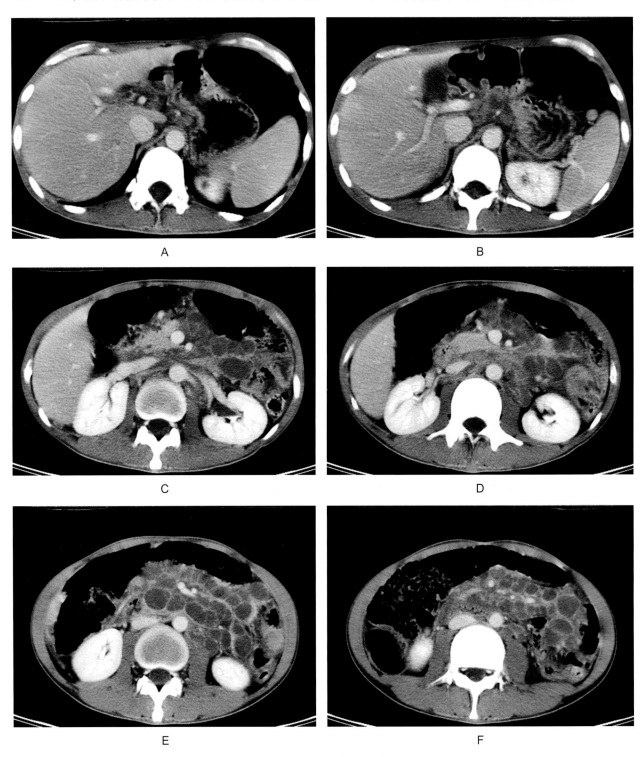

图 14-6　播散性马尔尼菲篮状菌病

　　上腹部 CT 增强扫描门脉期示肝门区、肠系膜及腹膜后淋巴结明显广泛肿大，呈大小不等环状强化（A～F），以肠系膜显著，见"三明治征"（E、F）。

病例14-7（图14-7A～L）

患者，男，40岁。有冶游史，8个月前发现"HIV抗体阳性"；20余天前出现吞咽困难，并有乏力、恶心，偶有咳嗽、咳白色黏液痰，胃镜提示"真菌性食管炎"。CD4$^+$ T淋巴细胞计数9/μl，CD4$^+$/CD8$^+$ 0.07；肺泡灌洗液培养：马尔尼菲篮状菌。诊断为AIDS（C3）并播散性马尔尼菲篮状菌病。

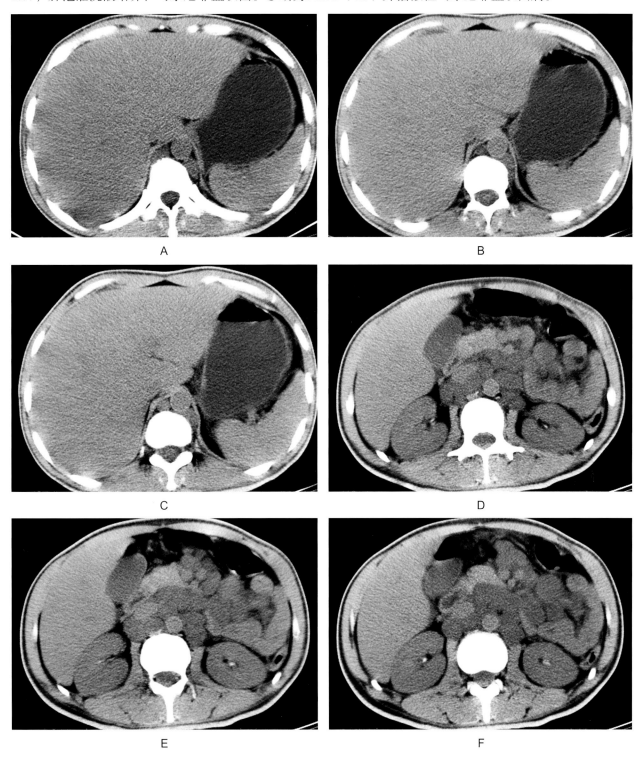

图14-7 马尔尼菲篮状菌病

上腹部CT平扫示肝脏肿大，肝脾密度减低（A～C）；门脉期示肝脏及脾脏见数个低密度小结节（H～J）；肝门区、肠系膜及腹膜后淋巴结肿大，以肠系膜明显，呈"三明治征"，可见环状强化（D～G，J～L）。

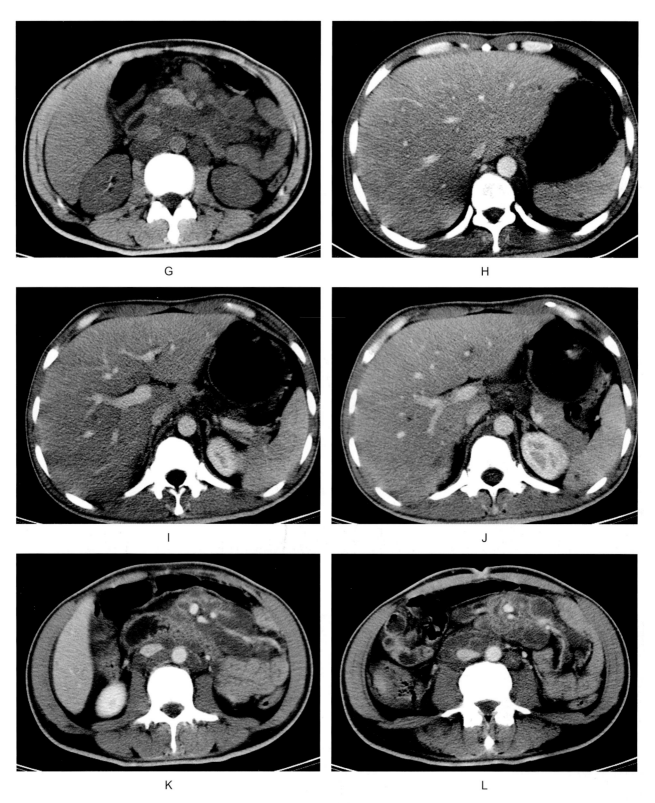

G

H

I

J

K

L

图14-7（续）

病例14-8（图14-8A～L）

患者，男，38岁。反复下腹痛半年余，加重半发热1周。CD4$^+$ T淋巴细胞计数17/μl，CD4$^+$/CD8$^+$ 0.03；血、骨髓培养：马尔尼菲篮状菌。诊断为AIDS（C3）并播散性马尔尼菲篮状菌病。

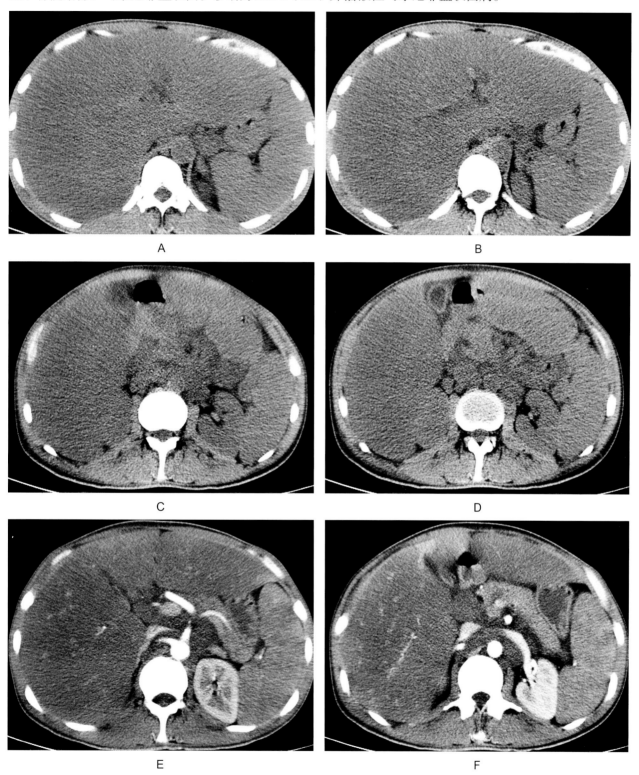

A

B

C

D

E

F

图14-8　播散性马尔尼菲篮状菌病

上腹部CT示肝脏及脾脏肿大，肝脾实质密度明显减低（A～D）；肝门区、腹膜后及肠系膜淋巴结广泛肿大，部分融合，腹腔干、肠系膜血管、门静脉主干、肾静脉被包绕（E～L）。

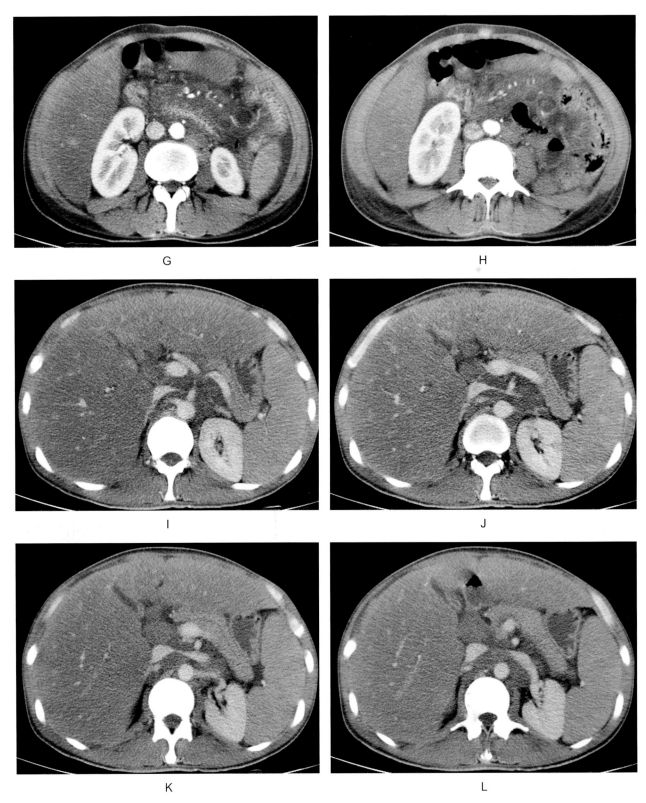

G

H

I

J

K

L

图 14-8（续）

病例14-9（图14-9A～L）

　　患者，男，35岁。因"发热2个月，上腹胀痛1个月"入院。CD4$^+$ T淋巴细胞计数27/μl，CD4$^+$/CD8$^+$ 0.08；血培养及腹水培养：马尔尼菲篮状菌。诊断为AIDS（C3）并播散性马尔尼菲篮状菌病。患者因多器官功能衰竭死亡，死亡后肝穿刺病理：肝实质散在脂肪变，汇管区轻度增大，较少淋巴细胞浸润，肝实质及肝窦有较多大小不一溶解性坏死灶，灶内见较多孢子样病原体。

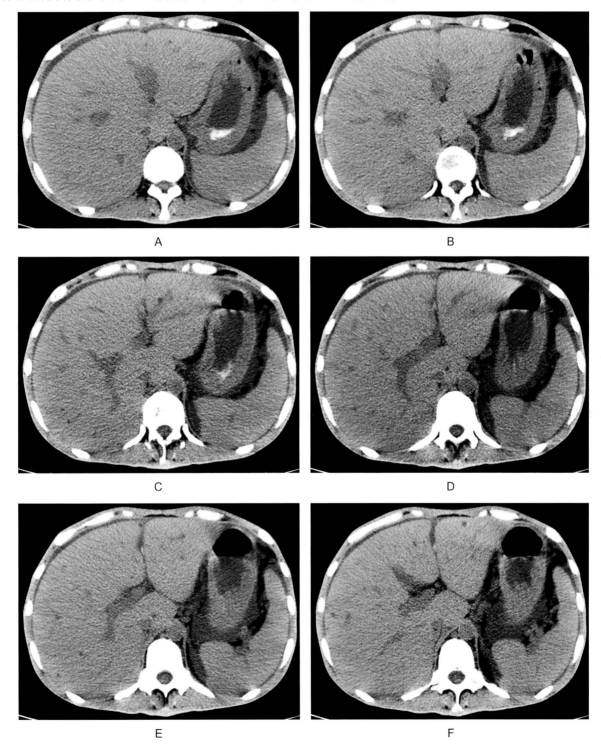

图14-9　播散性马尔尼菲篮状菌病

　　上腹部CT平扫示肝脏及脾脏肿大，腹腔少量游离腹水（A～F）；十二指肠及小肠肠壁增厚，肠管扩张（G～L）；大网膜增厚、密度增高、结构模糊（G～L）。

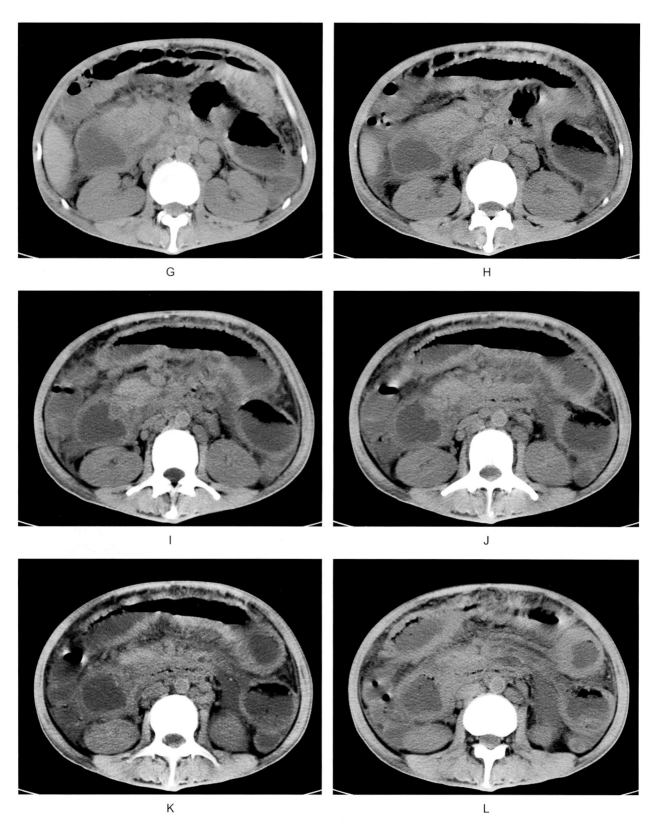

G

H

I

J

K

L

图14-9（续）

病例14-10（图14-10A～L）

　　患者，男，33岁。因"反复发热3个月余"入院。入院3后天出现腹痛，诊断为急性胰腺炎，予对症治疗后好转。CD4$^+$ T淋巴细胞计数32/μl，CD4$^+$/CD8$^+$ 0.03；骨髓培养：马尔尼菲篮状菌。予伊曲康唑针剂治疗1周后肺泡灌洗液仍培养出青霉菌。诊断为AIDS（C3）并播散性马尔尼菲篮状菌病。

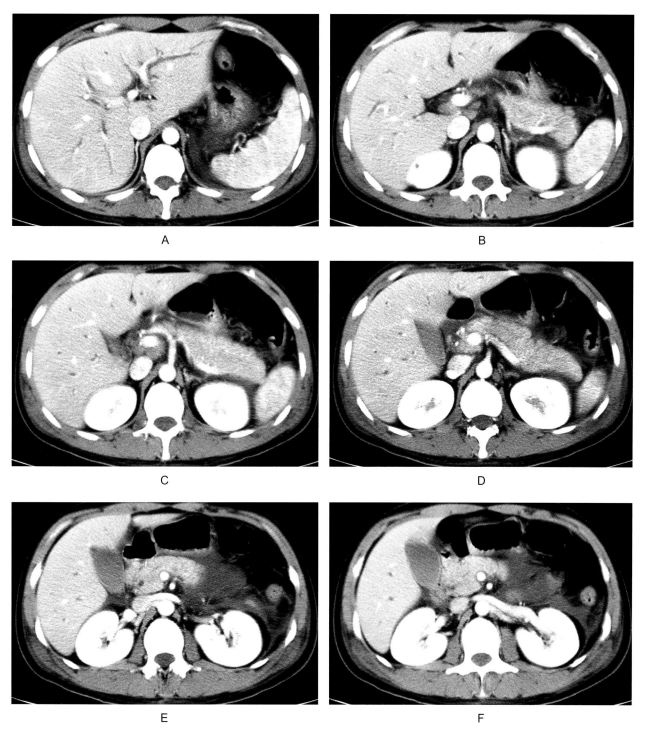

图14-10　播散性马尔尼菲篮状菌病并急性胰腺炎

　　上腹部CT增强扫描动脉晚期示胰腺体积弥漫肿大，胰周水肿、积液，左侧肾前筋膜明显增厚；肝内胆管轻度扩张（A～F）。治疗3周后复查，上腹部CT增强扫描动脉晚期示胰腺体积缩小，胰周水肿及左肾前筋膜增厚较前减轻，肝内胆管扩张较前明显改善（G～L）。

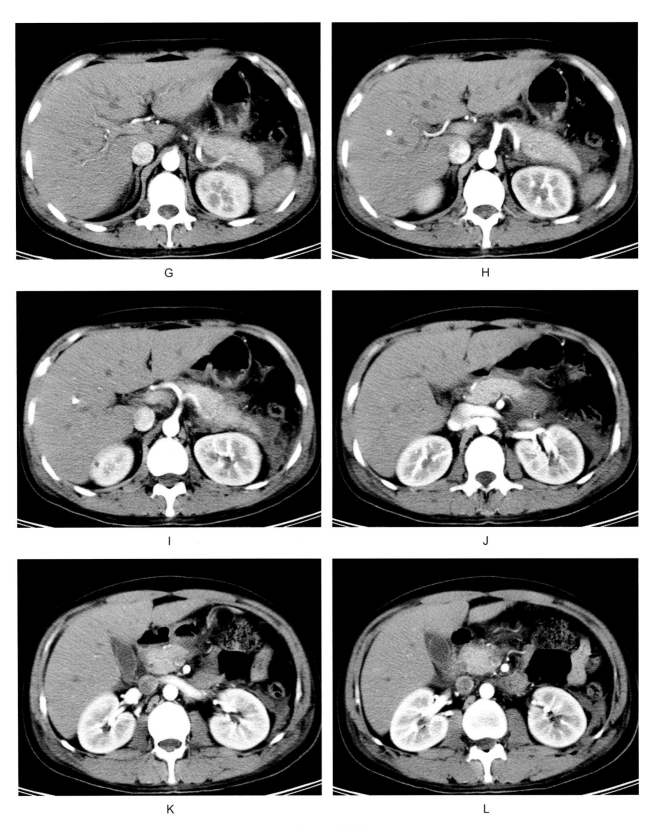

G

H

I

J

K

L

图 14-10（续）

三、影像特点

（一）艾滋病合并播散性马尔尼菲篮状菌病的腹部CT主要表现：

1. 腹膜后及肠系膜淋巴结肿大　CT表现为肠系膜、肝门区、肝十二指肠韧带区及腹主动脉旁多发软组织密度结节，肠系膜见"三明治"征，表现为肠系膜前部及背部淋巴结增大，中央见肠系膜血管，CT增强扫描可见环状强化；有效的抗真菌治疗后CT复查腹膜后及肠系膜肿大淋巴结可明显缩小。

2. 肝脏及脾脏肿大

3. 肝脾实质病灶

（1）肝内多发低密度结节，CT平扫呈低密度，增强扫描未见明显强化，直径1.5cm以下，大小不等，可表现为散在分布或弥漫分布。

（2）脾内多发低密度结节，病灶形态、大小与肝内病灶相仿，可与肝脏病灶同时存在，部分病例脾内病灶表现为弥漫粟粒状结节且边界不清，在增强扫描像上呈"镂空状改变"。

（3）肝内弥漫性密度减低及肝实质强化不均匀，部分病例呈"镂空状改变"，以增强扫描门脉期显著；部分病例平扫见门脉血管周围及汇管区低密度灶，增强扫描仍呈低密度，中央见门脉血管显示。

4. 消化道　可见肠壁增厚，以十二指肠及空肠肠壁增厚多见，可伴消化道梗阻。

5. 其他　少数呈急性胰腺炎改变、腹膜炎及腹水存在等。

（二）艾滋病合并播散性马尔尼菲篮状菌病的腹部影像与病理联系

（1）肠系膜及腹膜后淋巴结肿大，可伴环状强化，本病胸部CT超半数病例见肺门及纵隔淋巴结肿大，腹腔淋巴结肿大是全身淋巴结肿大表现的一部分，且发生率极高（77%）。血及骨髓真菌培养结果表明马尔尼菲青霉菌侵犯全身单核-吞噬细胞系统。

（2）肝脾肿大及肝脾局灶性或弥漫性实质病灶，通过死亡病例肝组织穿刺，病理提示肝实质存在脂肪变、较多大小不一的溶解性坏死灶及灶内腊肠样孢子体（马尔尼菲篮状菌）、汇管区增大并见较多腊肠样孢子体。肝脾内结节状病灶及弥漫密度异常及异常强化与病理所见坏死及肉芽肿相符，密度减低与脂肪变及肝实质坏死相关。

（3）肝脏及脾脏"镂空状改变"，本征象以增强扫描门脉期显示最清楚，其特点为低密度灶较广泛、边界不清，未见肝脾外形轮廓隆突。"镂空状改变"与肝脾实质弥漫溶解性坏死相关，而相对正常密度区及强化区为残存肝脾实质。

（4）肝脏弥漫门脉周围低密度灶，笔者认为该征象与马尔尼菲篮状菌亲血管性有关，马沛卿等（2006）报导血管壁周围可见呈桑椹样或葡萄样的菌体及孢子，本院死亡病例肝组织穿刺病理亦提示门管区存在大量腊肠样孢子样病原体。

（5）其他多种器官受累表现，如肠壁增厚，马沛卿等（2006）报导1例十二指肠黏膜活检示肠黏膜炎症及腺体间见马尔尼菲篮状菌孢子；部分病例见腹膜炎及腹水存在，腹水培养可见马尔尼菲篮状菌，说明与PM有关，亦可能与低蛋白血症有关；少数病例急性胰腺炎改变，可能为非特异性表现，内科对症治疗有效。

第2节　艾滋病合并腹腔结核的CT表现

一、概述

HIV感染晚期，细胞免疫功能严重受损，结核播散性感染发生率较高，腹部各实质性器官、肠道、淋巴结及腹膜极易受累，病理上病灶内缺乏上皮样细胞及朗汉斯巨细胞，巨细胞及淋巴细胞极少，无肉芽肿形成而呈化脓性及凝固性坏死，结核分枝杆菌（MTB）大量增殖。

二、影像表现

病例 14-11（图 14-11A～L）

　　患者，女，39岁。因"反复发热、咳嗽半年，伴活动后气促"入院。CD4$^+$ T 淋巴细胞计数 7/μl，CD4$^+$/CD8$^+$ 0.02；肺泡灌洗液涂片＋培养和肝穿刺引流脓液培养及鉴定为结核分枝杆菌。诊断为 AIDS（C3）并播散性结核（肺、心包、肝、腹腔）。

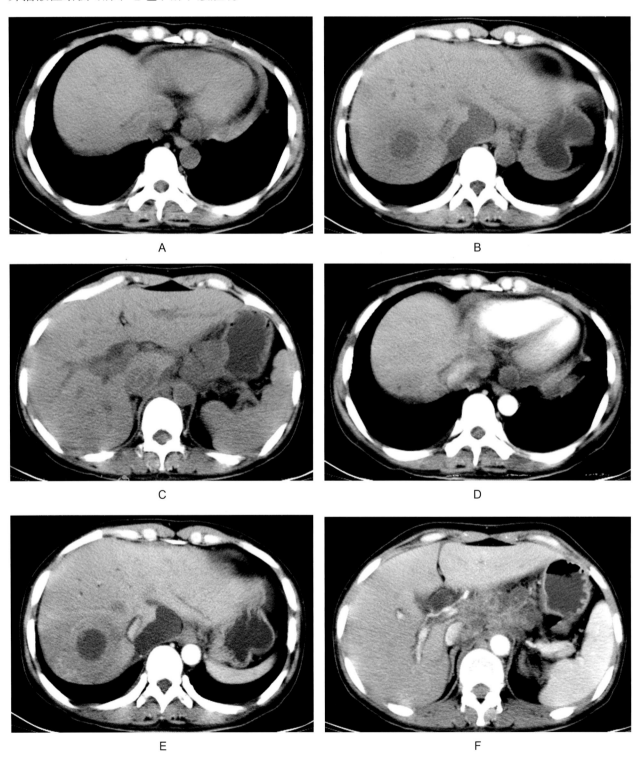

A

B

C

D

E

F

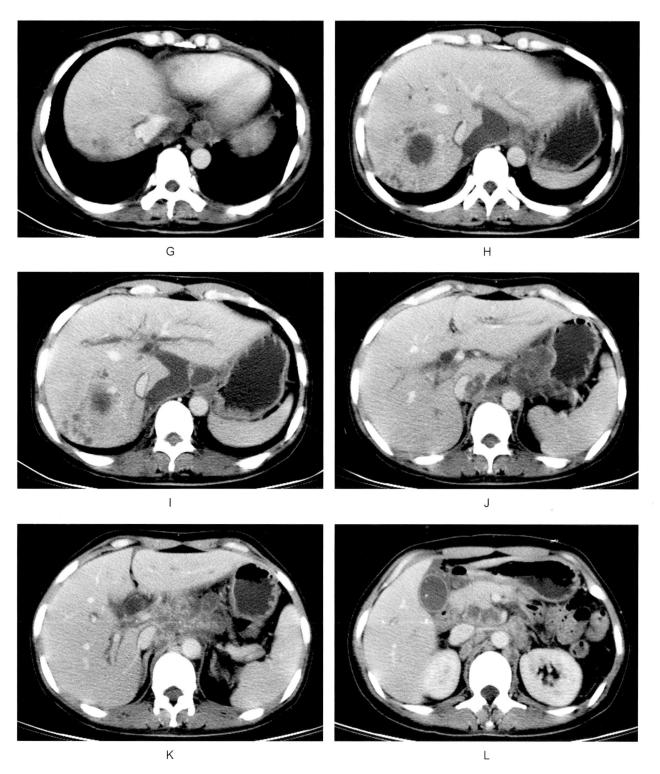

图14-11　腹腔结核

　　上腹部CT平扫示肝右叶一类圆形低密度灶（结核脓肿），周围可见一环状稍高密度影，周围肝实质片状不均匀密度减低，增强扫描类圆形低密度灶轻度环状强化，周围肝实质强化不均匀，可见多发低密度灶（B、E、H、I）；食管裂孔周围、肝胃韧带区、肝门区及腹膜后见多发肿大淋巴结，环状强化（A、C、D、F、G、J～L）；静脉韧带裂见网膜囊上隐窝积液（B、H、I）；心包积液（A）。

病例14-12（图14-12A~F）

患者，男，34岁。发现颈部肿块1个月。既往有静脉毒瘾史。双侧颈部、右侧腋窝、左侧腹股沟可见多个肿块，最大约6cm×7cm大小，大部分融合，活动性差，边界清晰，有压痛，有波动感，皮温较高，部分可见发红。CD4$^+$ T淋巴细胞计数9/μl，CD4$^+$/CD8$^+$ 0.04；痰液、颈部脓肿穿刺液涂片、培养及鉴定为结核分枝杆菌；真菌涂片：阴性；结核抗体两项：TB-IgM阴性、TB-IgG阳性。诊断为AIDS（C3）并播散性结核。

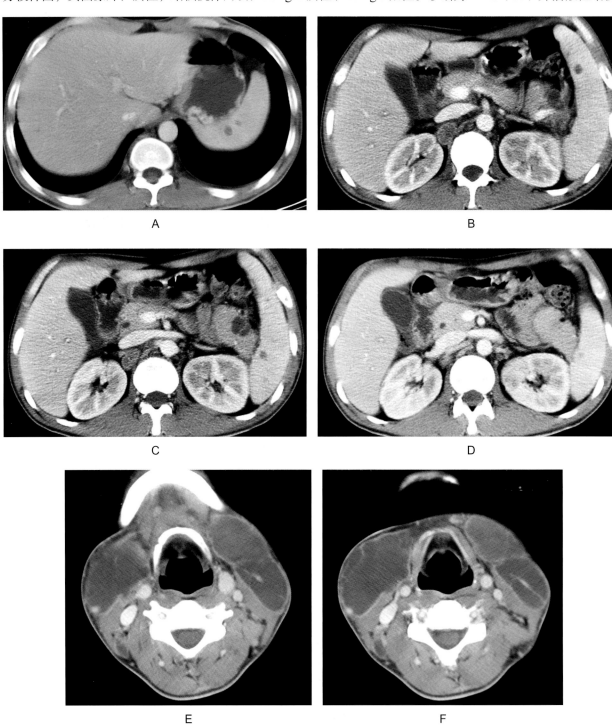

图14-12　播散性结核（腹腔、颈部）

上腹部CT示脾内多个低密度小结节（A~D）；脾门部及腹膜后淋巴结肿大，增强扫描环状强化（B、C）；双侧颈部淋巴结明显肿大，内部完全液化，呈均匀密度，壁呈薄壁环状强化（E、F）。

病例14-13（图14-13A～L）

　　患者，男，30岁。反复发热2个月余入院。左锁骨上及双侧腋窝下可触及约1cm肿大的浅表淋巴结。入院1个月余右侧淋巴结渐肿大，并逐渐液化。体温以夜间升高明显，最高为39.5℃。CD4[+] T淋巴细胞计数185/μl，CD4[+]/CD8[+] 0.35；右颈部淋巴结脓液涂片、培养及鉴定为结核分枝杆菌；结核抗体两项：TB-IgM阴性（－）、TB-IgG阴性（－）；诊断为AIDS（C3）并淋巴结核。

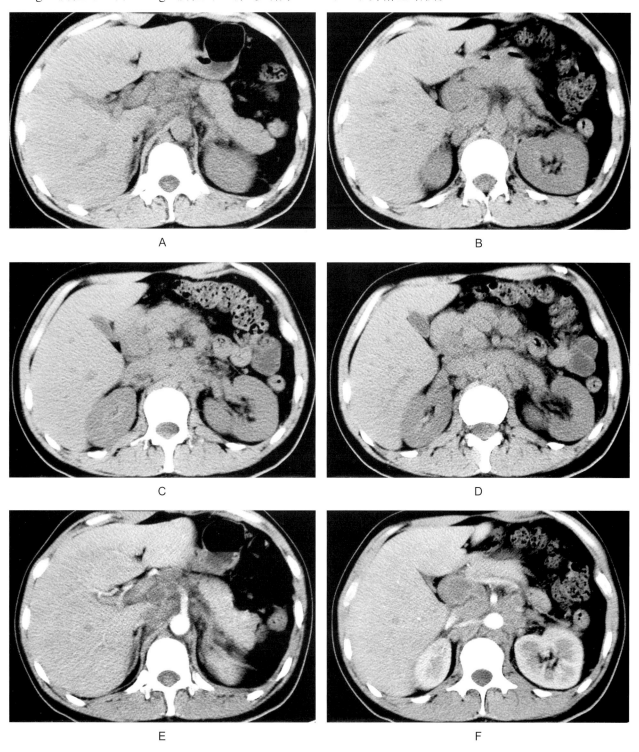

图14-13　淋巴结结核

　　上腹部CT示肝门区、腹膜后及肠系膜淋巴结肿大，大小不等，以肝门区及腹膜后明显，可见环状强化（平扫：A～D，动脉期：E、F，门脉期：G～L）。

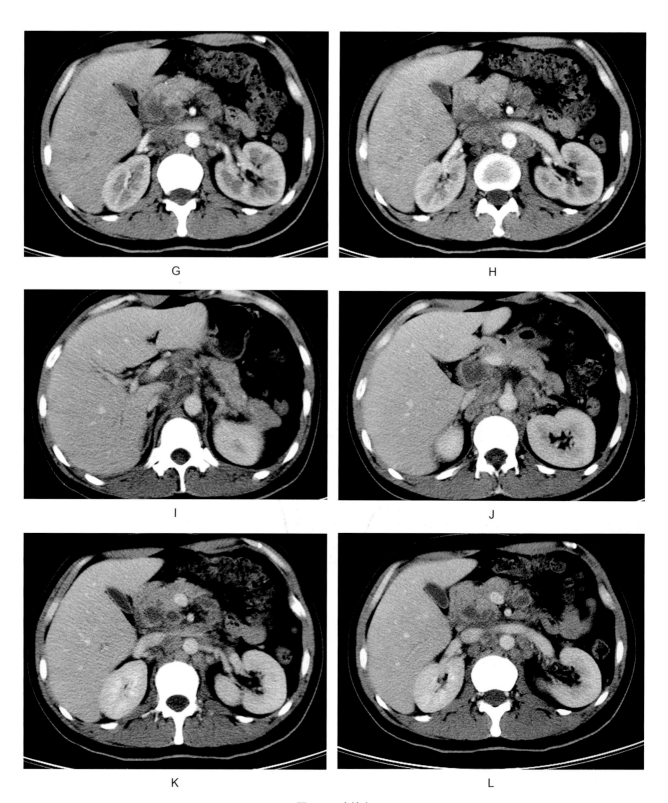

G

H

I

J

K

L

图 14-13（续）

病例14-14（图14-14A～L）

患者，男，43岁。反复下腹胀痛1个月余，发热1周。既往有吸毒史。CD4$^+$ T淋巴细胞计数30/μl，CD4$^+$/CD8$^+$ 0.12；肠镜病理活检：（回肠末段、盲肠黏膜）干酪性结核。诊断为AIDS（C3）并肠结核及腹膜结核。

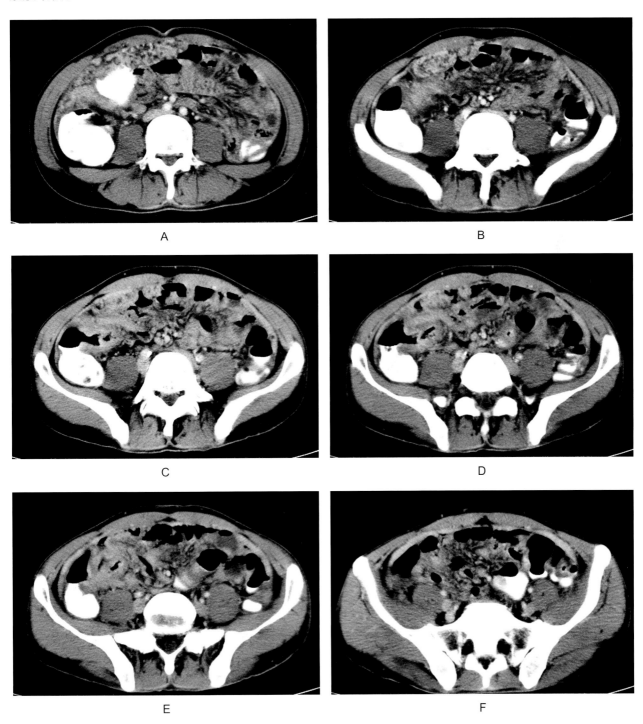

图14-14　肠结核及腹膜结核

　　腹部CT平扫示大网膜增厚呈饼状，密度增高，腹膜增厚，增强扫描不均匀强化；回肠末段、盲肠及邻近升结肠肠壁明显不规则增厚；肠系膜密度增高，可见密集小淋巴结增多（A～L）。（A～F为增强扫描静脉期、6.5mm层厚、仰卧，G～L为增强扫描延迟期、3.2mm层厚、俯卧）。

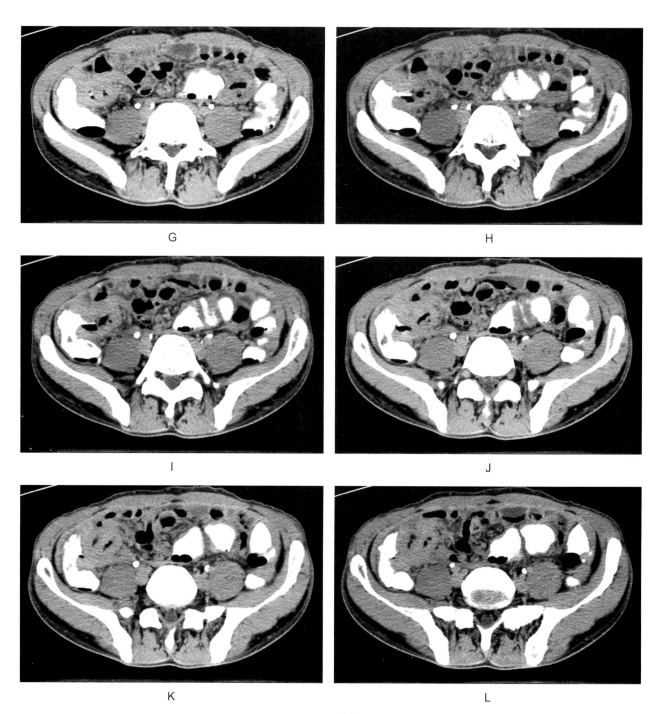

G

H

I

J

K

L

图14-14（续）

病例14-15（图14-15A～F）

　　患者，男，35岁。发热、胸痛2个月，发现右颈部肿块5天入院。双侧颈部、颌下、腋下、腹股沟可触及多个淋巴结肿大，绿豆至蚕豆大小，右颈部扪及一个约2cm×3cm大小肿大淋巴结，质稍硬，活动性差，边界清晰，无明显触痛，右上腹部有轻度压痛。CD4$^+$ T淋巴细胞计数8/μl，CD4$^+$/CD8$^+$ 0.01；血培养及骨髓培养阴性；肺泡灌洗液培养及鉴定为结核分枝杆菌。诊断为AIDS（C3）并播散性结核（肺、腹腔、淋巴结）。

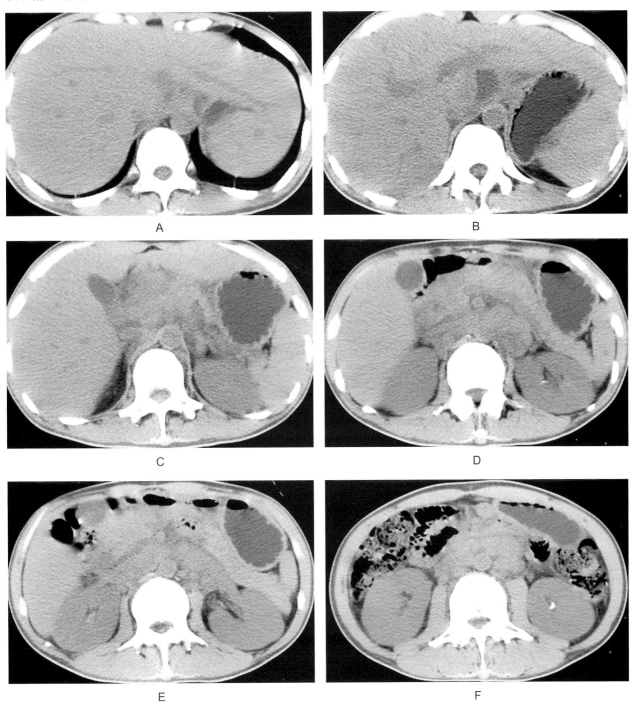

图14-15　腹腔结核（肝、脾、淋巴结）

　　上腹部CT平扫示脾上极及下极各一小低密度结节（A、D），肝脏隐约见数个小粟粒状低密度结节（A～C）；肝门区及腹膜后广泛肿大淋巴结，边界不清，腹膜后淋巴结肿大明显（A～F）。

病例 14-16（图 14-16A～L）

　　患者，女，37 岁。反复发热、咳嗽 6 个月，食欲减退 4 个月，神志改变 1 周入院。CD4+ T 淋巴细胞计数 9/μl，CD4+/CD8+ 0.06；抗结核治疗症状好转、病灶吸收。临床诊断为 AIDS（C3）并播散性结核。

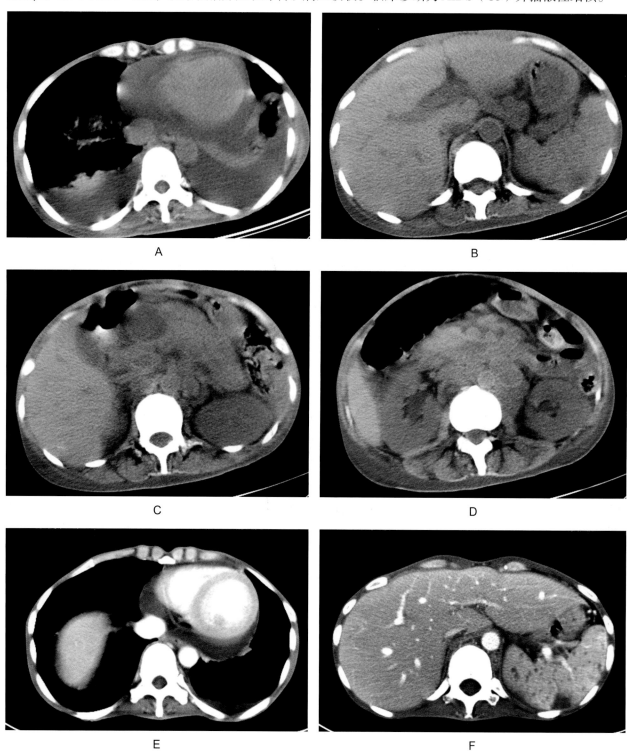

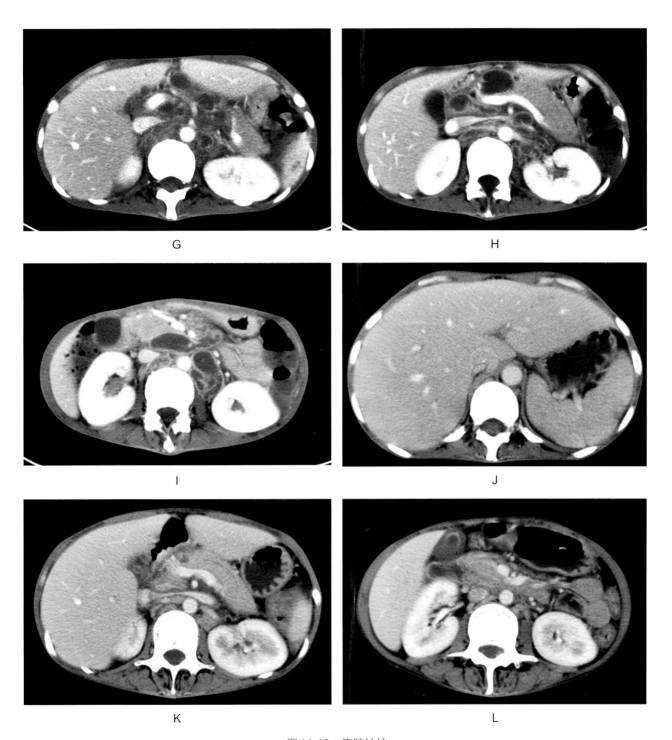

图 14-16　腹腔结核

　　治疗前：胸腹部CT平扫示心包积液及双侧胸腔积液（A）；肝门区、腹膜后淋巴结肿大，中央密度明显减低，以胰头上方病灶明显，内部呈均匀水样密度，肠系膜亦可见轻度肿大淋巴结，较前者相对较轻（B～D）；脾脏内密度不均匀（B）。

　　抗结核治疗两周后复查：胸腹部CT增强扫描示心包积液及双侧胸腔积液明显吸收减少（E）；肝门区、腹膜后淋巴结肿大，中央密度明显减低，内部呈均匀水样密度，与胆囊内密度相仿，增强扫描环状强化，胰头上方病灶较前稍缩小，肠系膜亦见轻度肿大淋巴结并环状强化，相对较轻（G～I）；脾脏内密度不均匀，增强扫描示脾内弥漫粟粒样小低密度灶，无明显强化（F）。

　　抗结核治疗约5个月后复查：上腹部CT增强扫描门脉期示肝门区、腹膜后淋巴结较前明显缩小，肠系膜淋巴结无肿大，胰腺上方肿大淋巴结明显缩小；脾脏实质密度均匀，原粟粒性低密度病灶已吸收（J～L）。

病例 14-17（图 14-17A～L）

　　患者，女，57岁。4个月前无明显诱因出现发热，最高达41℃，畏寒，无明显寒战，伴有轻咳，较频繁，咳少量白色黏液痰，无咯血，治疗后体温可下降，近4个月体重下降约15kg。CD4$^+$ T淋巴细胞计数114×10^6/L，CD4$^+$/CD8$^+$ 0.37；纤支镜活检病理：浸润性肺结核。诊断为AIDS（C3）并播散性结核（肺、肝、脾、淋巴结）。

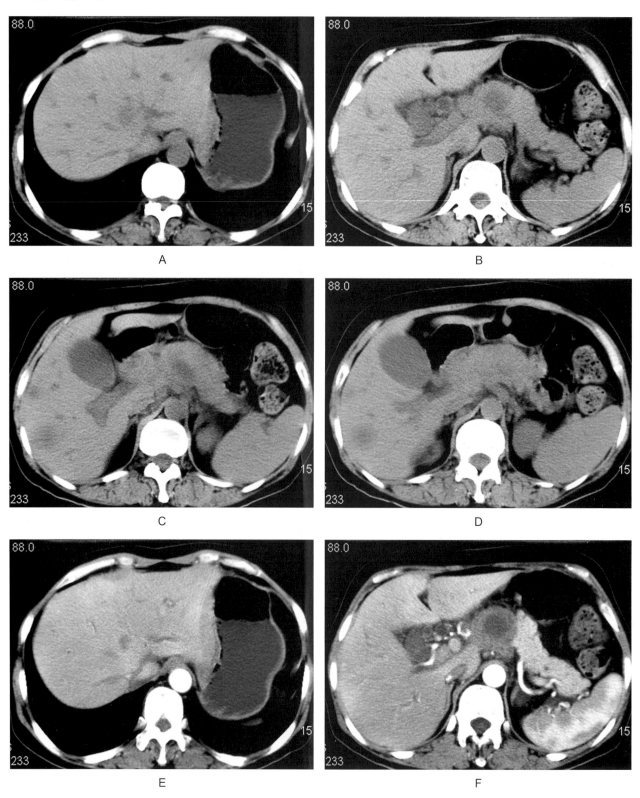

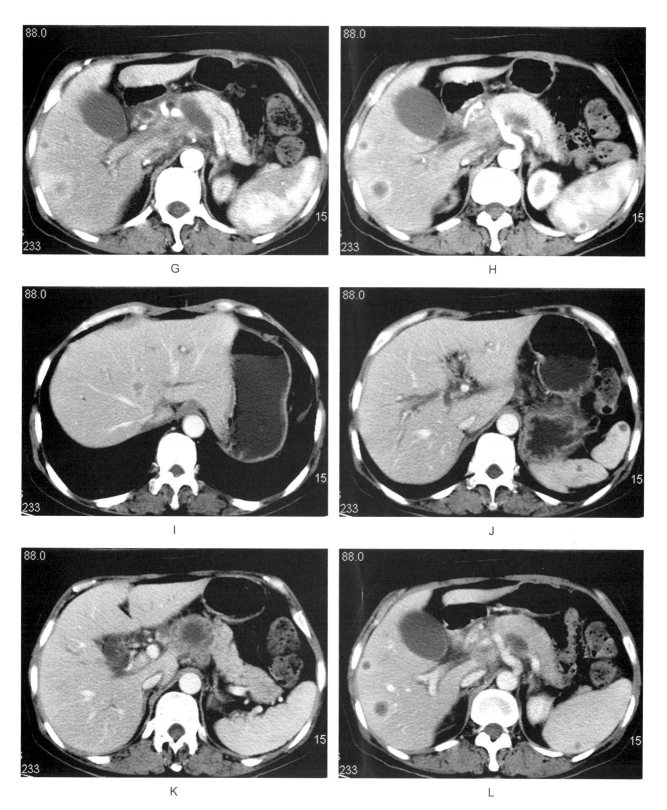

图14-17　腹腔结核（肝、脾、淋巴结）

　　上腹部CT平扫示肝实质内多个大小不等类圆形低密度结节，中央密度较低，肝门部见淋巴结肿大，以胰头上方淋巴结肿大明显，中央密度均匀液化（A～D）；增强扫描示肝内低密度灶环形强化，腹腔干右侧肿大淋巴结轻度强化，相对于胰腺呈稍低密度，胆总管受压，肝内胆管轻度扩张，胰头上方病灶环状强化，内部呈均匀液性密度，脾内可见数个小低密度结节，轻度环形强化（动脉期：E～H，门脉期：I～L）。

病例14-18（图14-18A～L）

　　患者，男，26岁。反复发热1个月余，体温波动在38～39℃，以夜间体温升高为主，伴畏寒，轻微头痛，偶有咳嗽，咳少量白色黏痰，有自汗。CD4$^+$T淋巴细胞计数23/μl，CD4$^+$/CD8$^+$ 0.06；胸片示弥漫性粟粒病变，抗结核治疗1个月复查胸片病灶有吸收。肺泡灌洗液培养及鉴定为结核分枝杆菌。诊断为AIDS（C3）并播散性结核（肺、腹腔、淋巴结）。

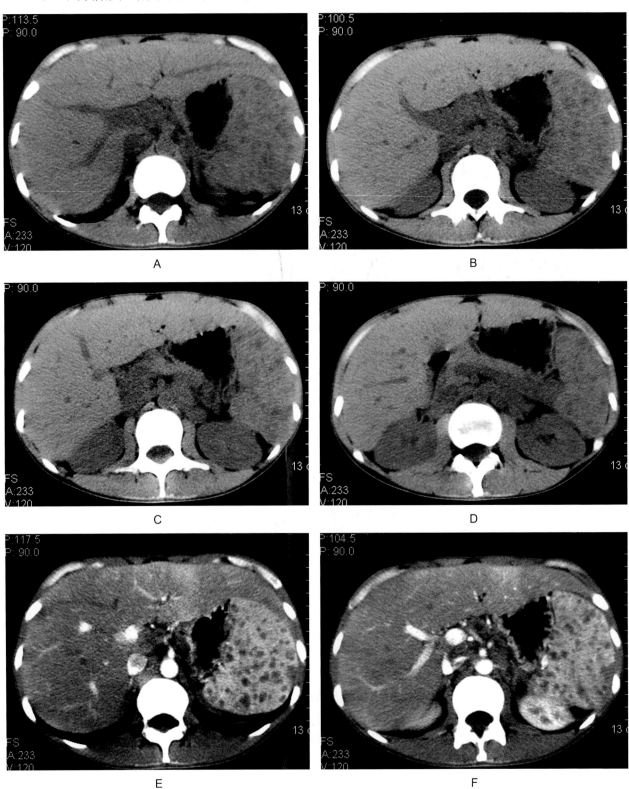

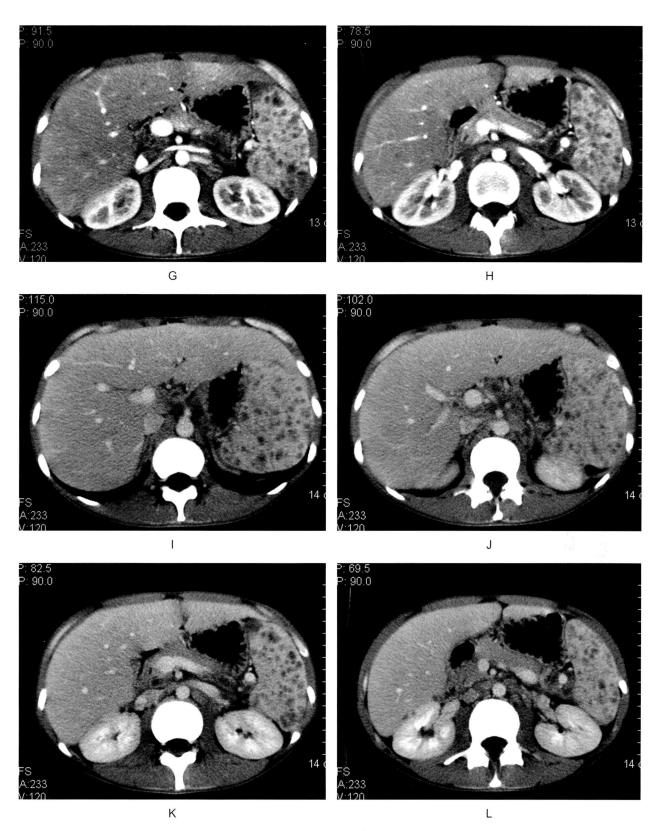

图 14-18　腹腔结核（脾、淋巴结）

　　上腹部CT平扫示脾脏肿大，脾内可见弥漫粟粒样低密度小结节，边界不清，肝门部及腹膜后淋巴结肿大（A～D）；增强扫描示脾内粟粒样低密度灶无明显强化、边界清，肝门部及腹膜后肿大淋巴结边界不清，部分病灶呈环状强化（动脉期：E～H，门脉期：I～L）。

病例 14-19（图 14-19A～L）

　　患者，男，34岁。反复发热、腹痛1月余入院。CD4$^+$ T淋巴细胞计数29/μl，CD4$^+$/CD8$^+$ 0.06；抗结核治疗2周后发热、腹痛症状明显好转。临床诊断为AIDS（C3）并结核性腹膜炎。

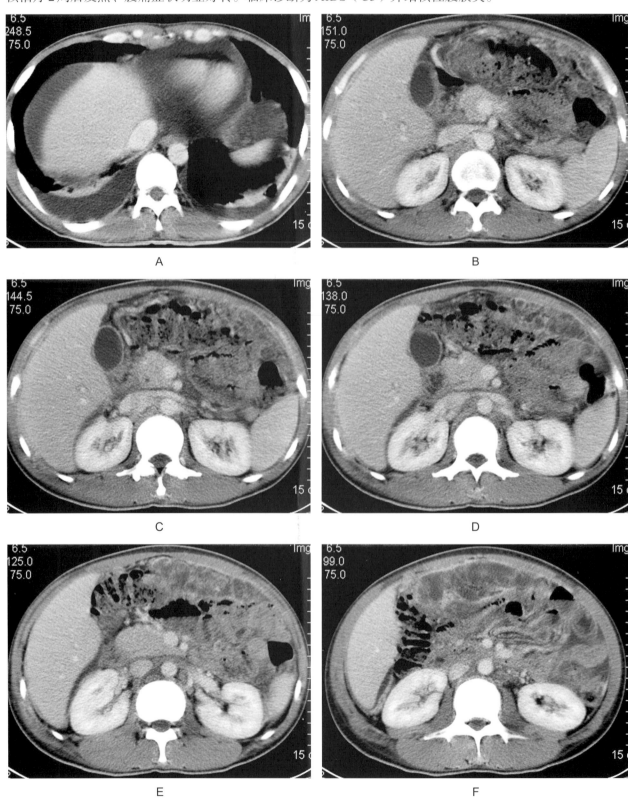

A

B

C

D

E

F

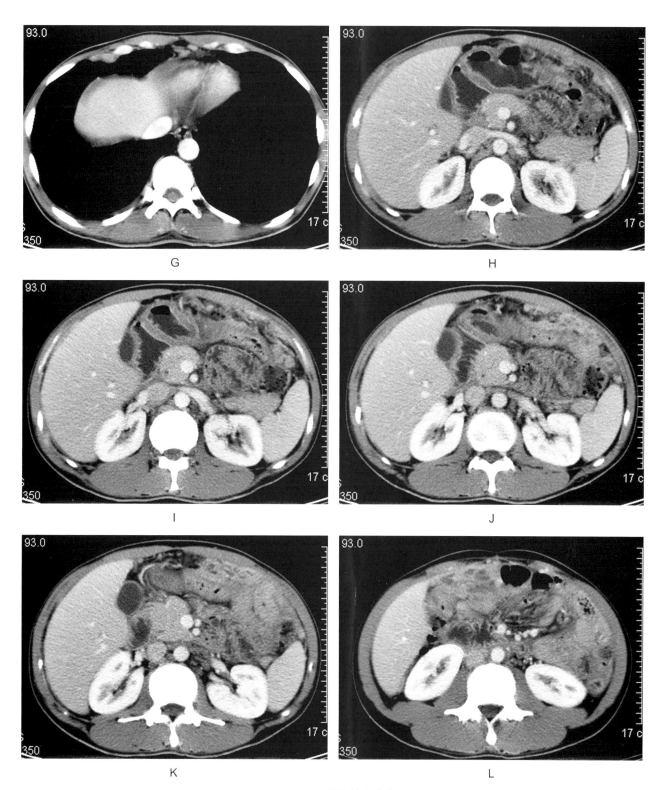

图14-19 结核性腹膜炎

　　胸腹部CT增强扫描门脉期示腹水、双侧胸腔积液及心包积液（A），腹膜广泛增厚，大网膜明显增厚呈饼状，内部网膜血管增粗，可见多发环状强化结节，下部与肠管分界不清，肠系膜增厚、模糊（B～F）；治疗4周后复查，胸腹部CT示腹水、双侧胸腔积液及心包积液明显减少（G），大网膜病灶明显减少，腹腔肠管较前清晰，腹膜及肠系膜增厚较前明显减轻（H～L）。

三、影像特点

艾滋病合并腹腔结核常同时累及腹部多器官及组织，腹部CT主要表现：

（1）肝、脾低密度结节，多表现为粟粒状小结节，增强扫描病灶显示率较高，而平扫有时未能显示病灶。

（2）肝、脾结核脓肿，多发生于肝脏，CT表现与细菌性肝脓肿相似，前者多伴肺部、腹腔淋巴结或肠道病变。

（3）腹部淋巴结肿大，包括肠系膜及腹膜后淋巴结，增强扫描可见环状强化。

（4）肠道结核，好发于回肠末段及盲升结肠，影像表现为肠壁不规则增厚或肿块形成，邻近大网膜及肠系膜增厚，伴肠系膜淋巴结肿大。

（5）腹膜结核，表现为腹膜广泛增厚，以大网膜增厚明显，呈饼状，可见腹膜多发结节及环状强化。

患者常伴有肺部结核灶或全身淋巴结结核病灶，相对于免疫正常腹腔结核患者，AIDS患者腹部结核病灶更倾向于结核脓肿的形成，肿大淋巴结中央液化坏死更广泛、更彻底。

第15章　儿童艾滋病的胸腹部影像表现

一、概述

儿童HIV感染主要通过母婴垂直传播、输血及血制品传播，儿童免疫屏障尚不成熟，加上HIV感染所致的发育障碍及营养不良，儿童感染HIV后，其进展为艾滋病较快，病程也比成人短，患儿发生机会性感染的种类更多。

儿童艾滋病常见的临床表现有不明原因反复发热（超过1个月以上）；生长发育迟缓，尤其多见于婴幼儿；反复呼吸道感染，迁延难愈的间质性肺炎；易患口腔溃疡和鹅口疮；慢性反复发作性腹泻；肝脾及浅表淋巴结大；不明原因腮腺大；体重下降明显（3个月下降＞基线的10%）；易患结核感染和各种机会性感染。

儿童AIDS的特点：

（1）HIV感染后潜伏期短，起病较急，进展快。

（2）偏离正常生长曲线的生长停滞是儿童艾滋病的一种特殊表现，年龄越小、发病越早，表现越严重。

（3）易发生细菌感染，对多糖荚膜细菌更易感。

（4）婴幼儿易发生脑病综合征，且发病早、进展快、预后差。

二、影像表现

病例15-1（图15-1A～G）

患者，男，11岁。反复发热1月余入院。左锁骨上、双侧颈部可触及数粒肿大淋巴结，光滑，无粘连，无触痛。CD4$^+$ T淋巴细胞计数21/μl，CD4$^+$/CD8$^+$ 0.05；骨髓培养：马尔尼菲篮状菌。诊断为AIDS（C3）并播散性马尔尼菲篮状菌病、间质性肺炎。

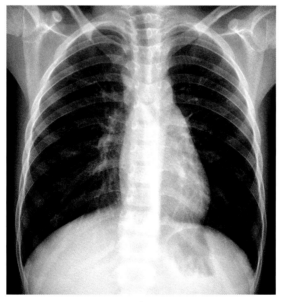

A

图15-1　马尔尼菲篮状菌败血症、间质性肺炎

胸片示双肺纹理增粗，右上纵隔增宽（A）。胸部CT肺窗示两肺可见散在分布粟粒样结节，直径3mm以下，以小叶中心结节为主，并可见树芽征（B、C）；纵隔窗示纵隔淋巴结肿大（D、E）。腹部CT增强扫描示肠系膜淋巴结肿大，见"三明治征"（F、G）。

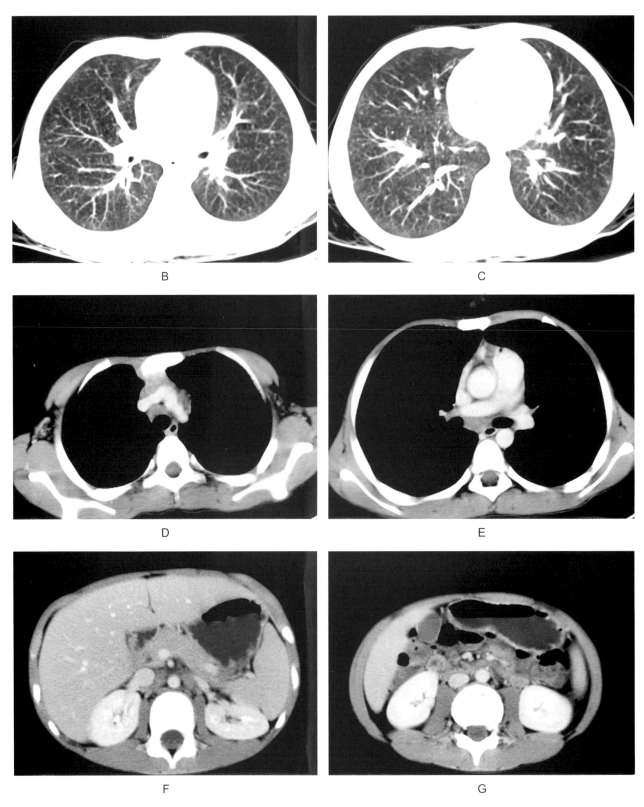

B

C

D

E

F

G

图15-1（续）

病例15-2（图15-2A～L）

　　患者，男，5岁。反复发热、腹痛2月余入院。体重15kg，体型偏瘦。颈部、腋窝和腹股沟均可及肿大浅表淋巴结，质中、活动、无压痛。腹稍胀，全腹有压痛，无反跳痛。CD4$^+$ T淋巴细胞计数17/μl，CD4$^+$/CD8$^+$ 0.04；血培养：马尔尼菲篮状菌。诊断为AIDS（C3）并播散性马尔尼菲篮状菌病。经1个月抗感染治疗，病情好转。

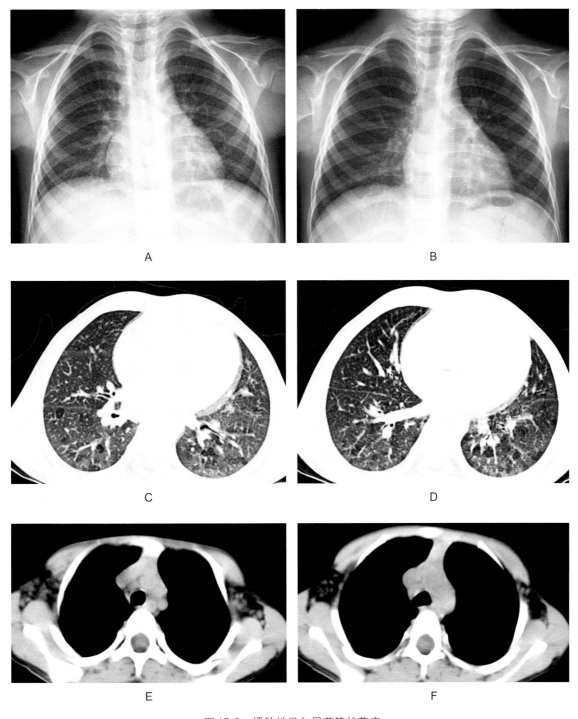

图15-2　播散性马尔尼菲篮状菌病

　　胸片示双肺纹理增粗（A）。6周后复查较前片略好转（B）。胸部HRCT两肺可见小叶间隔增厚，双下肺叶可见局部小叶中心肺气肿（C、D）。纵隔窗示气管旁淋巴结肿大（E、F）。腹部CT平扫肝脾肿大，肠系膜增厚、模糊，密度增高，可见小肠壁略增厚（G～L）。

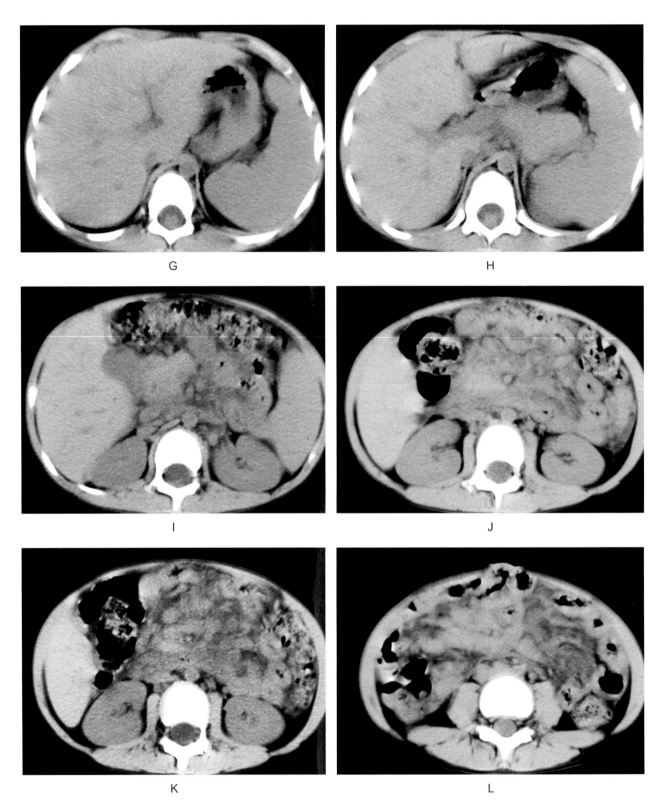

G

H

I

J

K

L

图15-2（续）

病例15-3（图15-3A~F）

　　患者，男，5岁。反复发热、腹胀4个月入院。颈部、腋窝等多处淋巴结肿大，腹壁紧张度稍增强，右下腹明显压痛。CD4$^+$ T淋巴细胞计数2/μl，CD4$^+$/CD8$^+$ 0.01；骨髓培养：马尔尼菲篮状菌。诊断为AIDS（C3）并播散性马尔尼菲篮状菌病。

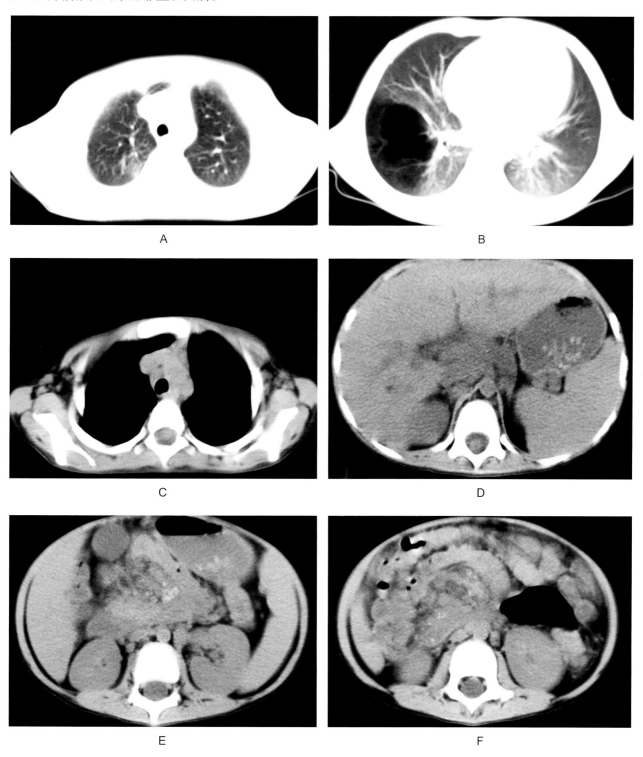

图15-3　播散性马尔尼菲篮状菌病

　　胸部CT肺窗示右肺上叶尖后段可见一小斑片状密度增高影（A），边界不清，右下肺可见一巨大气囊状病灶（B），有分隔；纵隔窗示气管旁淋巴结轻度肿大（C）。腹部CT平扫示肝脾肿大（D），肝门部及肠系膜淋巴结肿大，边界不清（D~F）。

病例15-4（图15-4A～J）

　　患者，男，9岁。发热、咳嗽1个月入院，发育欠佳，体型消瘦，双侧颈部、锁骨上及双侧腹股沟可及多个淋巴结，双肺呼吸音粗、可闻大量湿性啰音，右侧明显，CD4$^+$T淋巴细胞计数34/μl，CD4$^+$/CD8$^+$ 0.03；痰抗酸菌涂片阴性。痰涂片：革兰染色阳性球菌＋；骨髓培养发现溶血葡萄球菌。骨髓涂片及骨髓培养发现马尔尼菲篮状菌。诊断：AIDS（C3）并肺部感染（PCP、细菌）、败血症（马尔尼菲篮状菌、溶血葡萄球菌）、消瘦综合征，经1个月治疗病情好转。

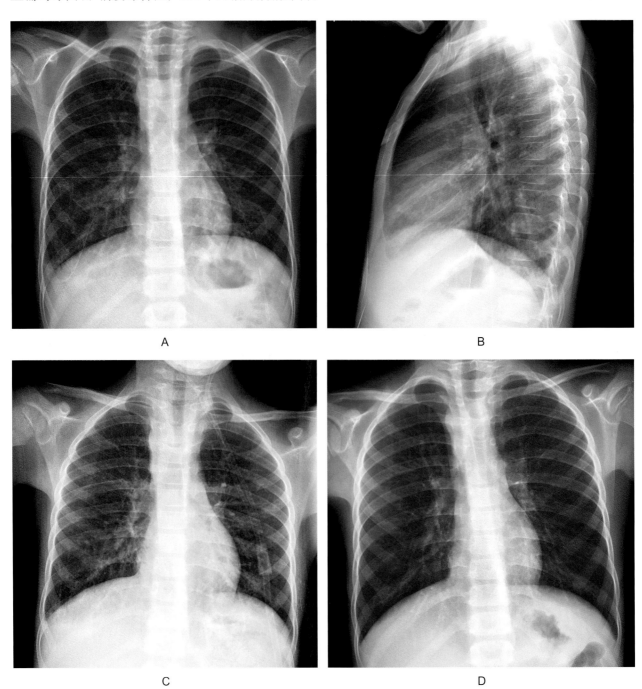

A

B

C

D

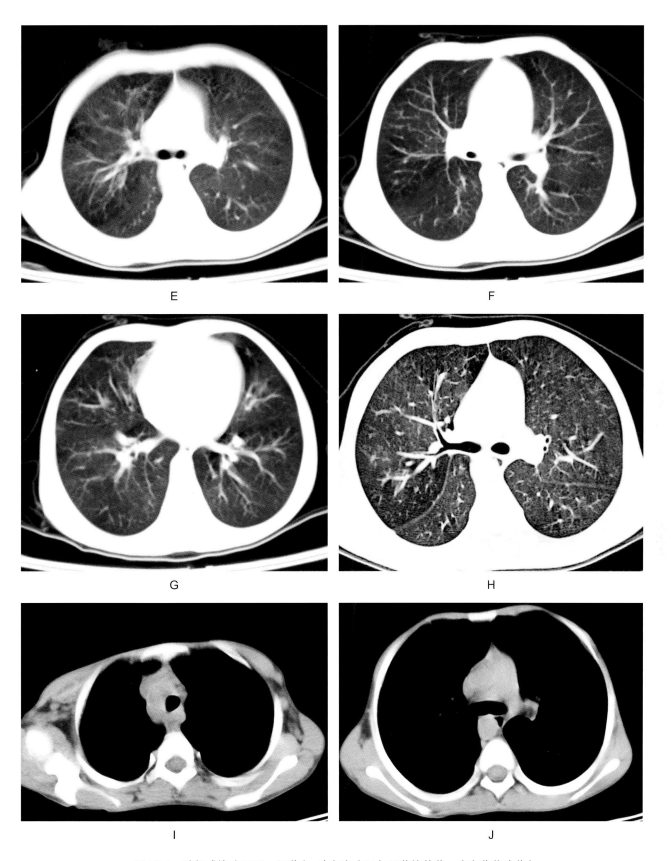

图15-4　肺部感染（PCP、细菌）、败血症（马尔尼菲篮状菌、溶血葡萄球菌）

　　胸片正侧位示两肺纹理增强，两肺野可见多发小斑片状密度增高影，沿支气管分布，边界模糊，以双下肺明显（A、B），另显示先天变异：右位主动脉弓、右位降主动脉。复查胸部正位片（C：4天后，D：10天后）示两肺病灶逐渐吸收，两肺较前清晰。6周后CT复查，胸部CT肺窗示两肺纹理边缘稍模糊（E～H），纵隔窗示右位主动脉弓、右位降主动脉（I、J）。

病例15-5（图15-5A～D）

患者，女，9岁。2年前无明显诱因出现反复气促，活动后明显，伴咳黄色黏液痰，伴头痛头晕，间有多次呕吐，拟"结核性脑炎"转广州市胸科医院就诊。CD4$^+$ T淋巴细胞计数305/μl，CD4$^+$/CD8$^+$ 0.1；脑脊液检查提示"结核性脑膜炎"。诊断：AIDS（B3）合并①结核性脑膜炎；②双侧颈部、锁骨上窝及纵隔淋巴结结核；③血行播散性肺结核。

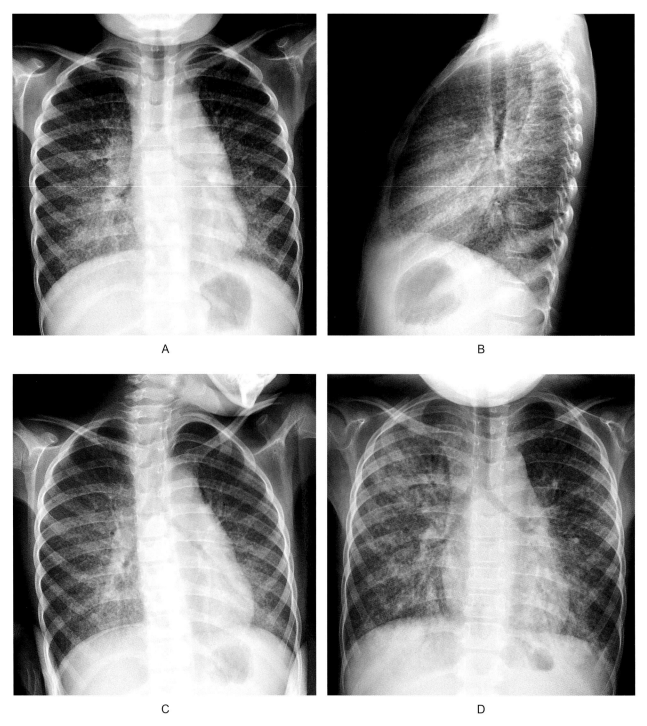

图15-5　血行播散性肺结核

胸片正侧位示两肺弥漫粟粒状结节，纵隔增宽，两肺门结构模糊（A、B）；3周后复查，胸片示两肺粟粒状结节较前稍加重（C）。4周后复查，胸片示两肺病灶明显加重，见广泛斑片状模糊影（D）。

病例15-6（图15-6A～D）

　　患者，男，8岁。反复发热、咳嗽、咳痰4个月，气促1个月入院。体重16kg，神志清晰，贫血面容，未发现皮疹，双侧颌下及颈部可触及多个黄豆大小淋巴结，质地软，光滑，活动度可。舌头表面有豆腐状物体；咽轻度充血。呼吸稍促，左肺呼吸音增粗、右下肺呼吸音减弱，右中下肺可闻中量细湿性啰音。CD4$^+$T淋巴细胞计数1/μl，CD4$^+$/CD8$^+$ 0.01；痰涂片找到抗酸杆菌；粪涂片找到真菌，粪培养发现白色念珠菌。诊断为AIDS（C3）并双肺感染、肺结核、真菌感染（口腔、肠道）。

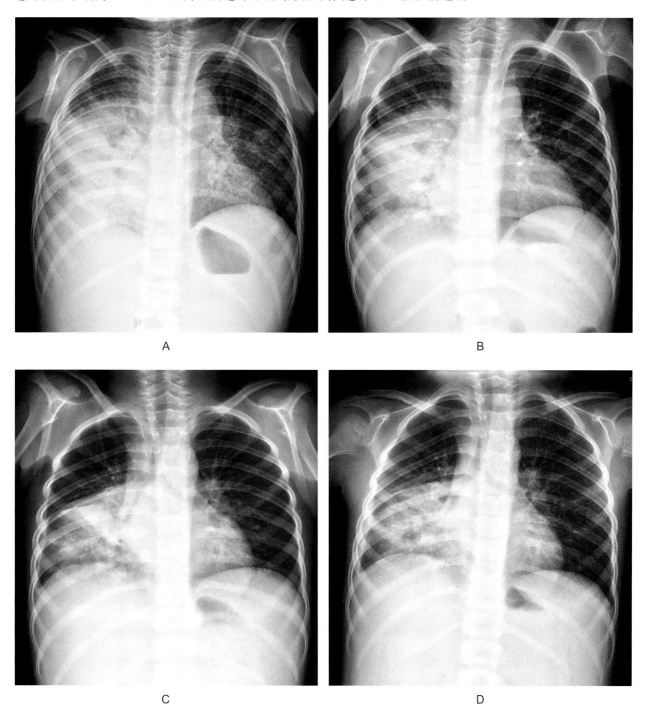

A

B

C

D

图15-6　双肺感染、肺结核

　　胸片示右肺大片状实变影，内可见一空洞，两肺纹理模糊不清，见弥漫斑点状阴影（A）；1周后复查，胸片示右肺实变影范围缩小，两肺弥漫斑点状阴影明显吸收（B）。1个月后及4月后复查，胸片示右肺病灶逐渐吸收（C、D）。

病例 15-7（图 15-7 A～L）

患者，男，5 岁。反复发热、吞咽困难、咳嗽 10 个月余入院。舌表面见大量豆腐渣样物，$CD4^+$ T 淋巴细胞计数 8/μl，$CD4^+$/$CD8^+$ 0.01；痰培养：产酸克雷伯杆菌。诊断为 AIDS（C3）并肺部感染（产酸克雷伯杆菌），口腔、食管真菌感染。

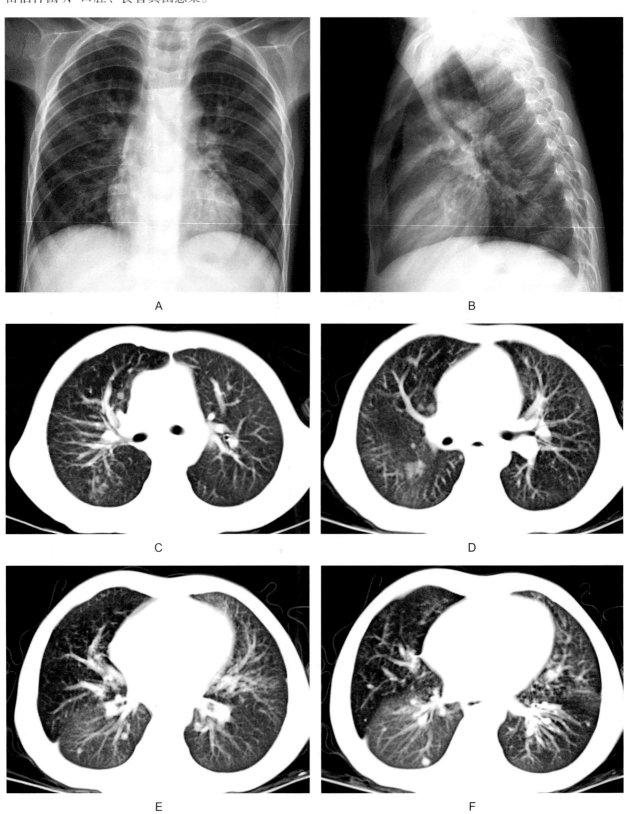

A

B

C

D

E

F

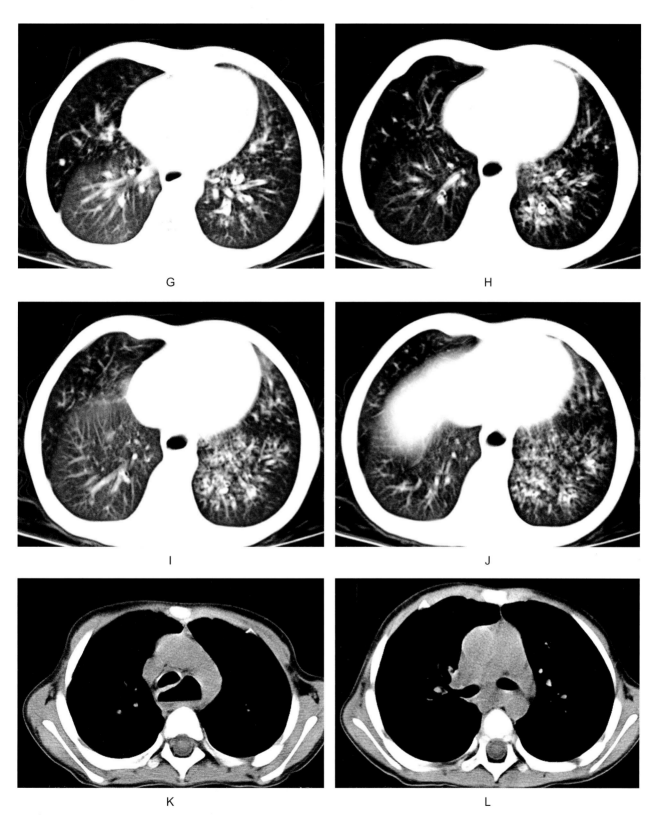

图15-7　肺部感染（产酸克雷伯杆菌）、食管真菌感染

胸片示双肺纹理模糊，两肺野可见多发小斑片及小结节状阴影，边界模糊不清；隆突下水平食管梗阻，其上方食管明显扩张，见气液平面（A、B）。胸部CT肺窗示两肺各叶多发小斑片状及小结节状密度增高影，边界不清，以左肺下叶明显，两肺气管血管束模糊（C~J）。纵隔窗示隆突下水平食管梗阻，其上方食管明显扩张，见气液平面（K、L）。

病例15-8（图15-8A～L）

　　患者，女，11岁。反复腹泻、咳嗽半年，加重1天，发热半天入院。双侧腋窝、腹股沟可触及数个肿大淋巴结，质中，表面光滑，活动，左侧腋窝部分肿大淋巴结有压痛。双肺呼吸音增粗、左下肺可闻及少许干、湿性啰音，CD4$^+$ T淋巴细胞计数43/μl，CD4$^+$/CD8$^+$ 0.12。诊断为AIDS（C3）并肺部感染、消瘦综合征、感染性腹泻。

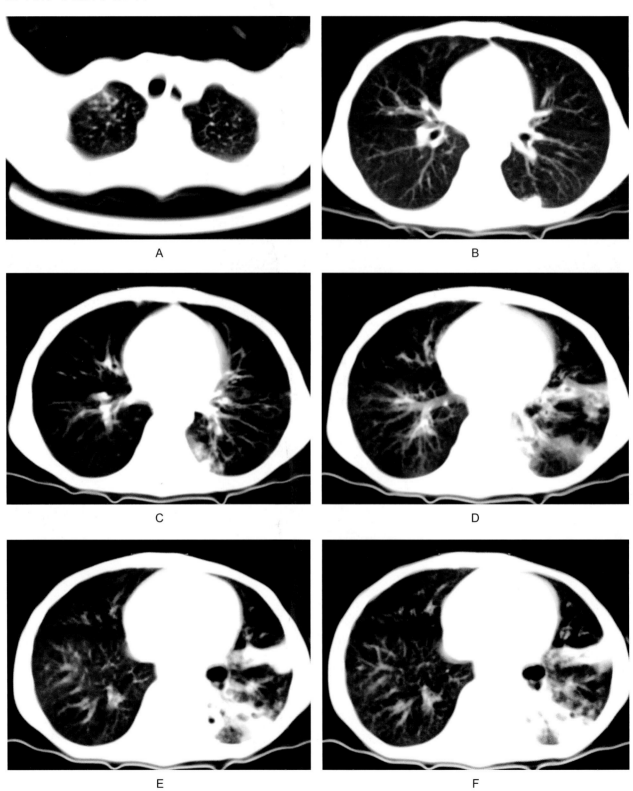

A

B

C

D

E

F

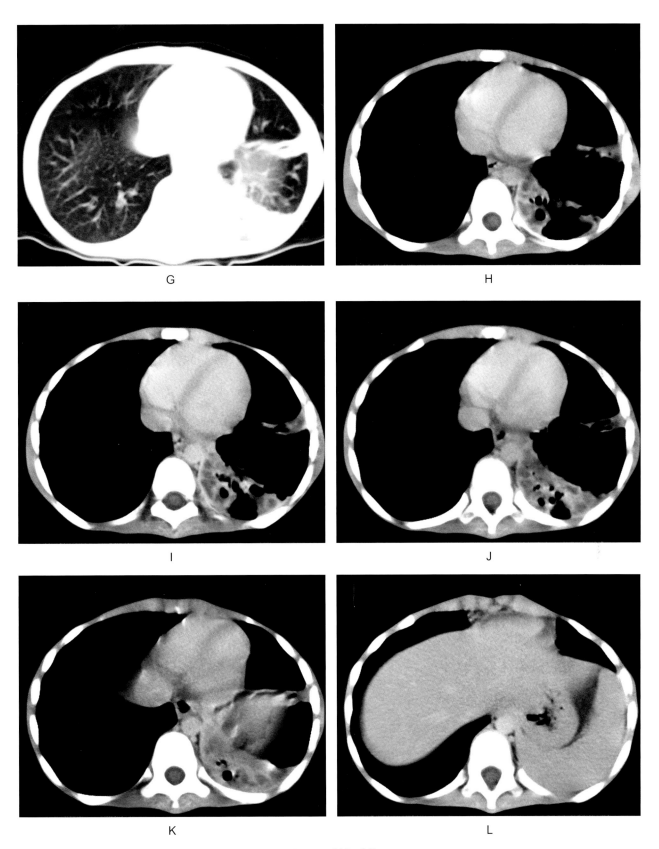

图 15-8 肺部感染

胸部CT肺窗示右肺尖及左肺下叶多发片状及斑片状实变影（A～G），边界不清；增强扫描纵隔窗示病灶内可见空洞及多发类圆形低密度区（H～K），脾脏增大（L）。

病例15-9（图15-9A～L）

患者，男，5岁。发热10余天，咳嗽5天，腹泻2天入院。父亲为HIV感染者。近1个月体重下降约5kg。CD4$^+$T淋巴细胞计数6/μl，CD4$^+$/CD8$^+$ 0.03；痰培养：白念珠菌；血培养：无乳链球菌。诊断为AIDS（C3）并重症肺炎（细菌、真菌）、败血症、口腔真菌感染、感染性腹泻、消瘦综合征。

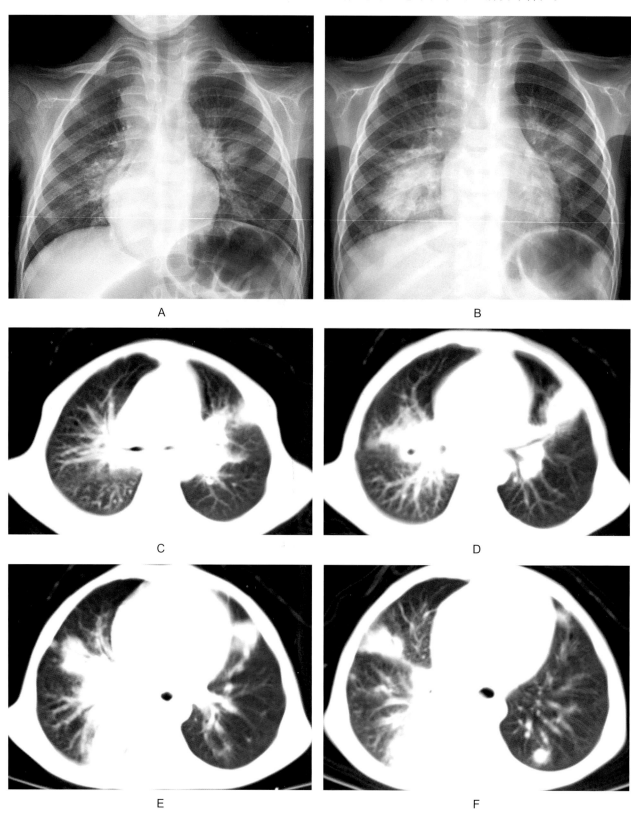

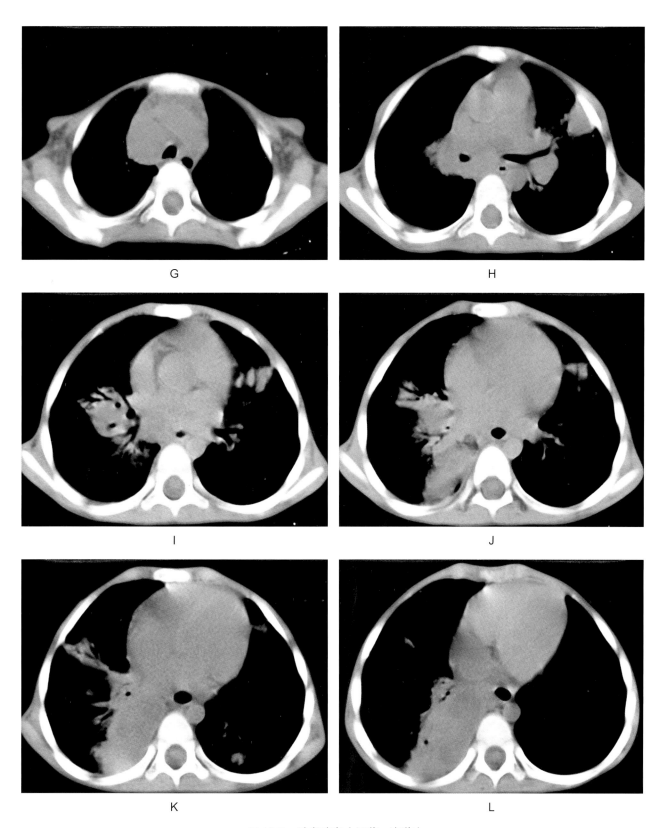

图15-9 重症肺炎（细菌、真菌）

　　胸片示双肺野透亮度减低，双肺各叶见多发斑片状模糊影，边界不清，双肺门结构不清，右上纵隔淋巴结肿大（A）。5天后复查，胸片示双肺斑片状阴影较前范围扩大（B）。胸部CT平扫肺窗示双肺各叶见多发斑片状及结节状模糊影，边界不清，以右下肺叶明显，呈大片状，双肺门增大，结构模糊不清，支气管血管束增粗（C～F），纵隔窗示部分病灶内可见支气管气像，纵隔及右肺门淋巴结明显肿大（G～L）。

病例 15-10（图 15-10A～D）

　　患者，男，3岁。反复发热、咳嗽1个月，腹泻1周入院。体型消瘦，双侧颌下可触及多个黄豆大小淋巴结，CD4$^+$ T淋巴细胞计数72/μl，CD4$^+$/CD8$^+$ 0.05；痰培养：铜绿假单胞菌。诊断：AIDS（C3）并消瘦综合征、肺部感染（铜绿假单胞菌）、感染性腹泻。经1个月治疗，病情好转。

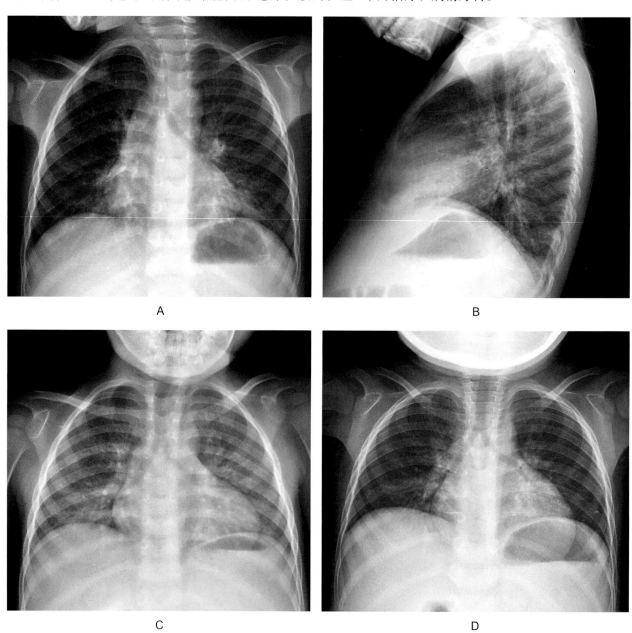

图 15-10　肺部感染（铜绿假单胞菌）

　　胸片正侧位示双肺纹理增强，左肺上叶舌段及右肺中叶可见斑片状模糊阴影，边界不清（A、B）。8周及10周分别复查，胸片示双肺斑片模糊影较前片逐渐吸收，双肺间质性改变较前改善，肺野较前清晰（C、D）。

三、影像特点

（一）肺部疾病是儿童AIDS发病和死亡的主要原因，常见各种细菌性肺炎、肺孢子菌肺炎、肺结核、各种真菌性肺炎、淋巴间质性肺炎（lymphoid interstitial pneumonia，LIP），影像上无明显特异性，但根据胸片及CT某些征象可提示临床作相应的病原学检查或诊断性治疗：

（1）弥漫性磨玻璃样密度影，较多发现于肺孢子菌肺炎。

（2）弥漫粟粒性小结节，常见于肺结核及马尔尼菲篮状菌病，在东南亚及我国南方地区，马尔尼菲篮状菌病的发生率较高。

（3）淋巴间质性肺炎是儿童AIDS患者较常见的一种肺部病变，X线胸片呈双肺间质网状结节状改变，CT可见间质内微结节影，可见支气管扩张及间质纤维化形成，病理特征为簇状的淋巴细胞、浆细胞浸润于肺泡间质及支气管周围，有的区域形成界限不清的淋巴滤泡。

免疫正常儿童感染了结核大多数并不发展为临床结核，儿童期结核的典型病变为原发综合征，可自愈，相反，儿童AIDS患者感染结核后多在短期发展为临床结核。

口腔及消化道真菌感染为儿童艾滋病常见合并病症，白色念珠菌感染最常见，食管造影及CT检查可显示食管黏膜的破坏、不同程度的充盈缺损、龛影及伴发的食管梗阻。腹部CT可显示胃肠道壁增厚及溃疡。

（二）儿童AIDS腹部CT的常见阳性表现

（1）肝脾肿大。

（2）肠系膜及腹膜后淋巴结肿大。

（3）腹膜炎及腹水。

（4）肠壁增厚等。

常见于各种机会性感染，在东南亚及我国南方地区以播散性马尔尼菲篮状菌病多见。

第16章　艾滋病相关宫颈癌的影像表现

一、概述

艾滋病相关性癌症分艾滋病定义性癌症和艾滋病非定义性癌症：艾滋病定义性癌症（AIDS-defining cancer）是美国疾病控制和预防中心（CDC）用于描述与 AIDS 直接相关癌症的术语，即患者感染人免疫缺陷病毒（HIV）并患有以下三种类型的肿瘤—卡波西肉瘤、特定类型淋巴瘤或侵袭性宫颈癌。而非艾滋病定义的癌症（NADC）包括多种类型，如肺癌、肛门癌、霍奇金淋巴瘤、肝癌、前列腺癌等。而 2018 年宫颈癌 NCCN 指南更是强调宫颈癌治疗前要做 HIV 检查，特别是年轻的患者，推荐等级由 3 类提升到 2A 类。

人类乳头瘤病毒（human papilloma virus，HPV）是导致宫颈癌的主要原因，除此之外，吸烟、HIV 感染、长期服用避孕药、生育三个或更多子女也可增加发生宫颈癌的概率。

相关数据提示，HIV 感染者和普通人群相比，风险高 10%。感染 HIV 的女性患者可合并侵袭性宫颈癌，就诊时 HIV 感染者常较非 HIV 感染者病情更加严重。与非 HIV 感染妇女相比，HIV 感染后引起 $CD4^+$ T 淋巴细胞数量减少和 $CD4^+/CD8^+$ 值下降，在合并感染的情况下，免疫功能低下促进 HPV 高效复制，可能会加快 HPV 感染以及出现 HPV 相关疾病的进程。与此同时，HIV 的感染可引起 NK 细胞的脱颗粒缺陷及干扰素 γ 分泌，反过来影响 HPV 的清除，使疾病的传播和治疗更加复杂。HPV 持续感染导致宫颈上皮癌前病变的发病显著升高，最终导致侵袭性宫颈癌的发生和迅速进展。研究发现，低危型 HPV 引起的良性病变中 HPV DNA 以游离状态存在，而在高危型 HPV 导致的宫颈癌中，大部分 HPV DNA 整合到宿主细胞的 DNA 中，这也可能是 HIV 合并 HPV 感染导致侵袭性宫颈癌高发的原因之一。

二、影像表现

病例16-1（图16-1 A~L）

患者，女，40岁。HIV阳性，3个多月前无明显诱因出现同房后出血，专科检查：宫颈见大小约5cm×5cm菜花样肿块，CD4+ T淋巴细胞计数786/μl。术后病理诊断：中分化宫颈浸润性鳞状细胞癌 Ib期。

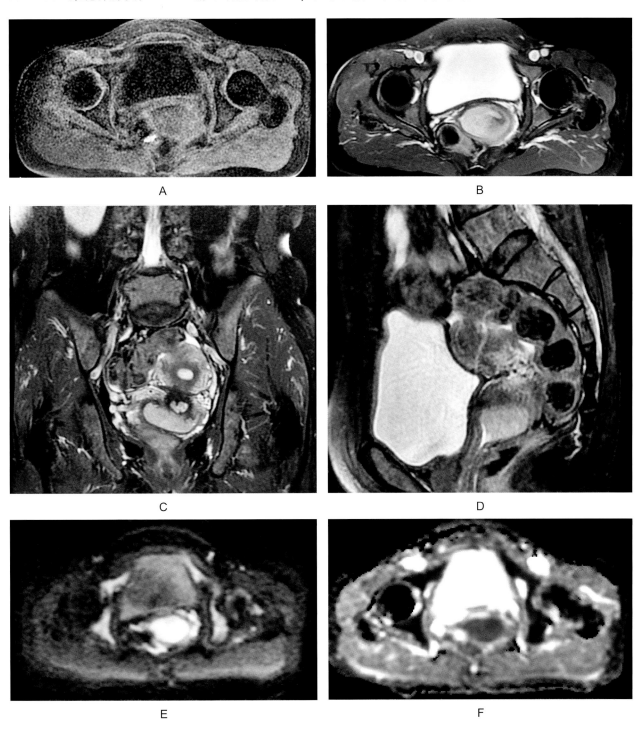

图16-1 AIDS相关宫颈癌 Ib期

子宫MR平扫示宫颈内结节影，向下延伸至阴道穹隆（A~D），DWI信号增高，ADC值减低（E、F），增强扫描呈早期明显不均匀强化，后期减低（G、J）；病理诊断为宫颈浸润性鳞状细胞癌，中分化，呈广泛跳跃式浸润（K、L）。

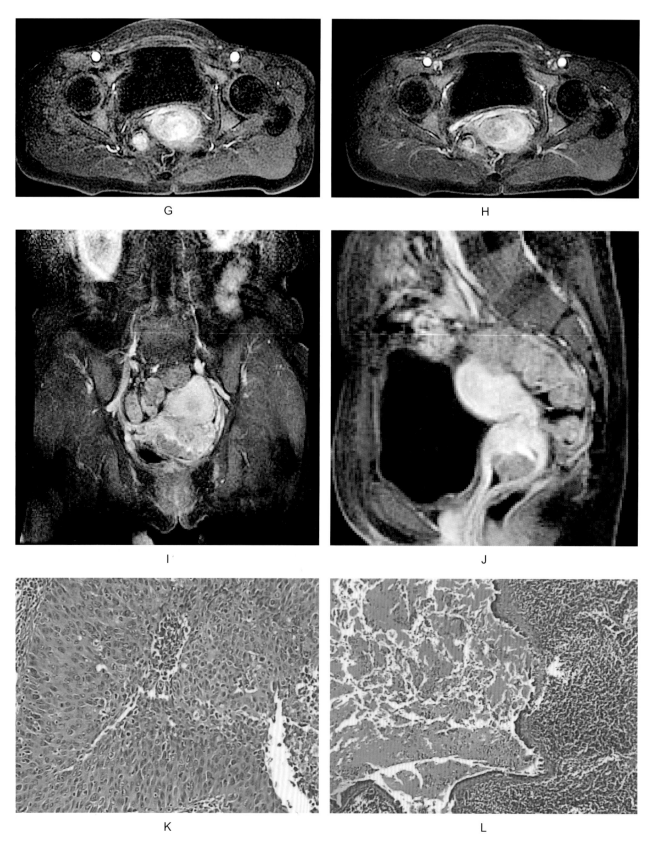

G

H

I

J

K

L

图16-1（续）

病例16-2（图16-2A～J）

　　患者，女，50岁。HIV阳性，性交后阴道流血1年余。专科检查：宫颈肥大，表面见约4cm×4cm菜花样赘生物。CD4$^+$T淋巴细胞计数654/μl。术后病理诊断为（宫颈）非角化鳞状细胞癌，累及宫颈管，但未累及子宫下段。

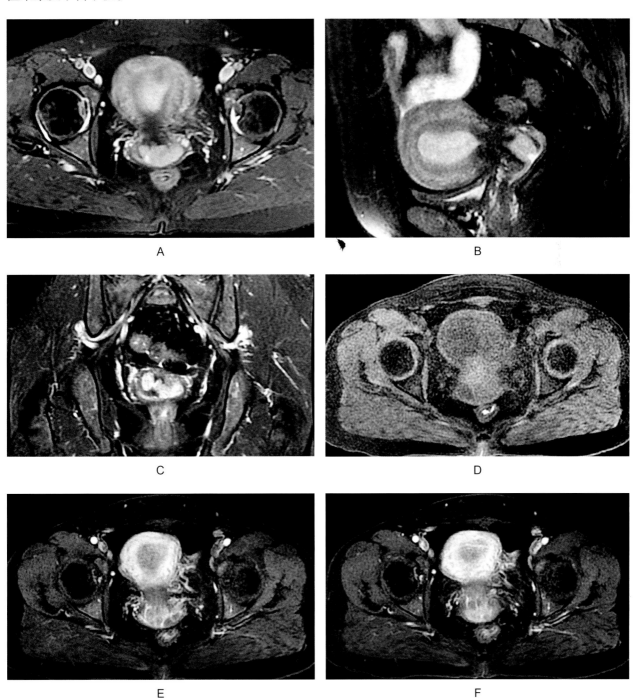

图16-2　艾滋病相关宫颈癌Ⅱb期

　　子宫MR平扫及增强示宫颈下段不规则软组织肿块影，T1WI呈等信号、T2WI压脂呈稍高信号影，DWI呈明显高信号，ADC值减低，呈弥散受限，增强扫描病灶早期明显均匀强化，后期强化减低（A～H）；术后病理组织HE染色玻片可见鳞状上皮细胞呈乳头状异型增生，符合鳞状细胞原位癌（部分为乳头状）（I、J）。

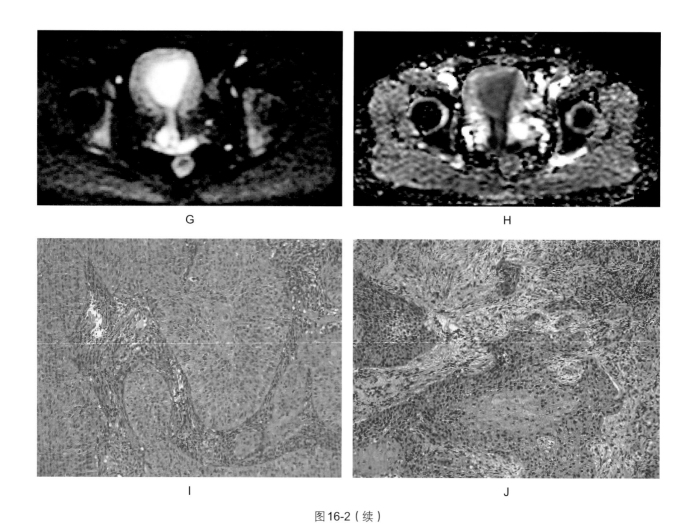

G

H

I

J

图16-2（续）

病例16-3（图16-3A～J）

　　患者，女，39岁。HIV阳性。左侧腰臀部疼痛1个月余，专科检查：盆腔可扪及大小约8cm×8cm肿物，穹隆已消失，宫颈形态消失，宫颈管呈火山口样改变。CD4$^+$ T淋巴细胞计数550/μl。宫颈组织活检病理诊断为非角化型鳞状细胞癌。

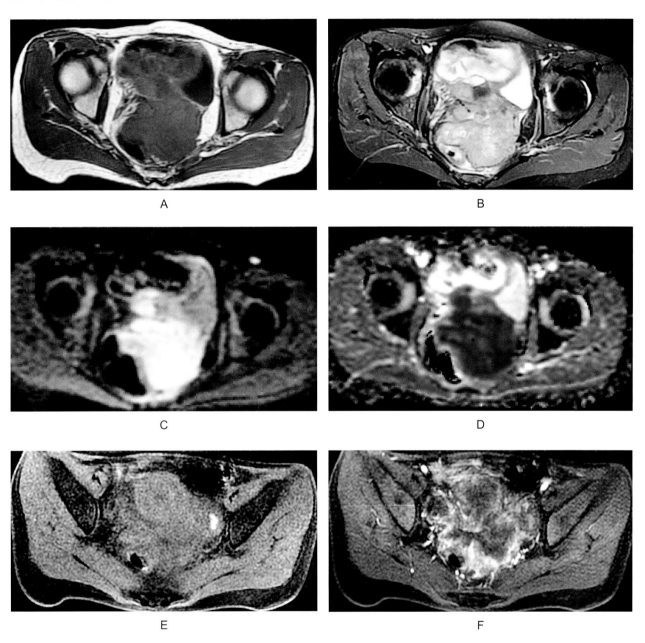

图16-3　AIDS相关宫颈癌Ⅲb期

　　子宫MR平扫示子宫颈正常形态消失，见不规则肿块影，T1WI呈稍低信号，T2WI呈稍高信号，病灶向下延伸至骨盆壁，DWI信号增高，ADC值减低，呈弥散受限表现，增强扫描呈不均匀强化（A～H）；病理提示：癌细胞呈片巢状分布，癌细胞多边形或短梭形，符合非角化型鳞状细胞癌（I、J）。

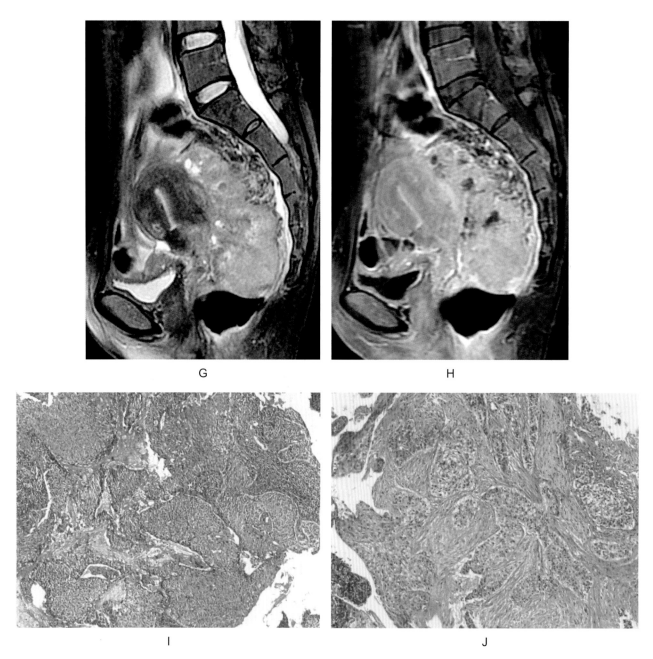

G

H

I

J

图16-3（续）

病例16-4（图16-4 A~N）

患者，女，32岁，HIV阳性。4年前出现不规则阴道流血，专科检查：右侧阴道壁近宫颈处见范围约3cm×2cm糜烂面并渗血，宫颈肥大，直接约5cm，表面呈菜花状、质脆，触之出血，未见正常宫颈形态，前穹隆消失，后穹隆缩短。CD4$^+$ T淋巴细胞计数693/μl。取宫颈组织活检病理诊断：低分化鳞状细胞癌。

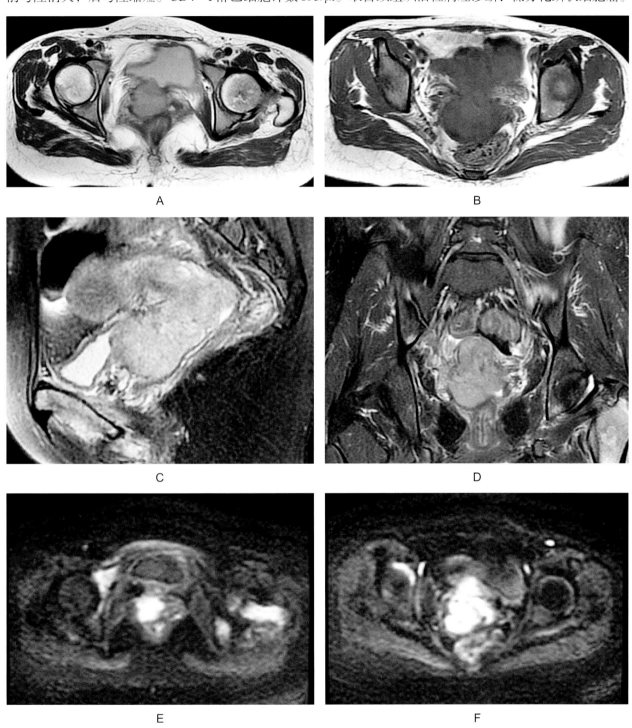

图16-4　AIDS相关宫颈癌Ⅳb期

下腹部MR平扫示宫颈内团块影，阴道穹隆局部明显增厚，累及阴道上段，局部与膀胱后壁分界欠清，DWI信号增高，ADC值减低，呈弥散受限表现（A~H），增强扫描呈不均匀强化，双侧髂骨、骶骨、坐骨及耻骨联合、左侧股骨、右侧闭孔内外肌多发转移（I~L）；病理提示：大片出血坏死组织中可见小团块状的肿瘤细胞，胞质丰富、核大深染，考虑为低分化鳞状细胞癌（M、N）。

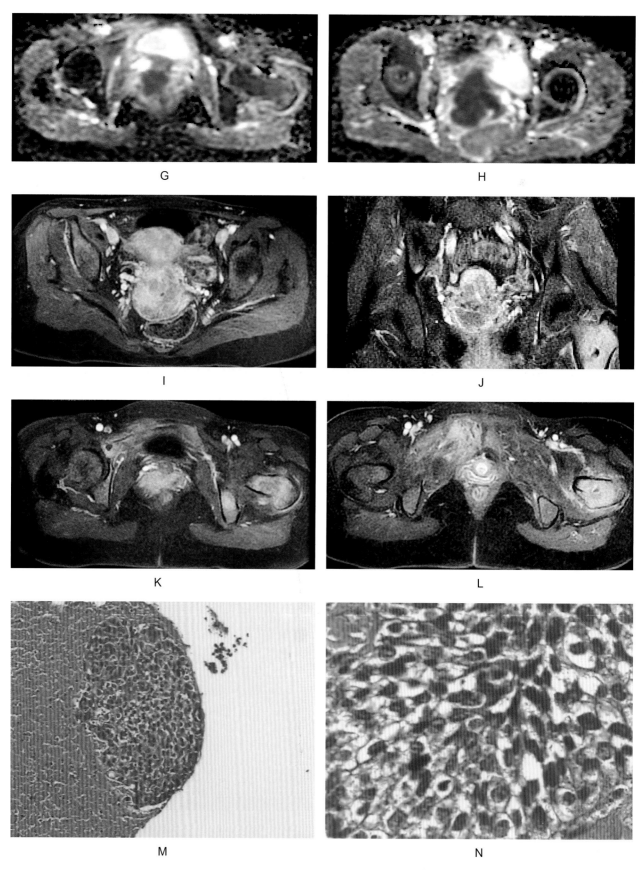

图 16-4（续）

病例16-5（图16-5 A～J）

　　患者，女，49岁。HIV阳性，3个月前开始出现不规则阴道流血，专科检查：宫颈不规则增大，未见正常宫颈形态，质硬、质脆，触之出血明显。CD4$^+$T淋巴细胞计数274/μl。术后病理诊断为宫颈中分化腺癌（宫颈管型）。

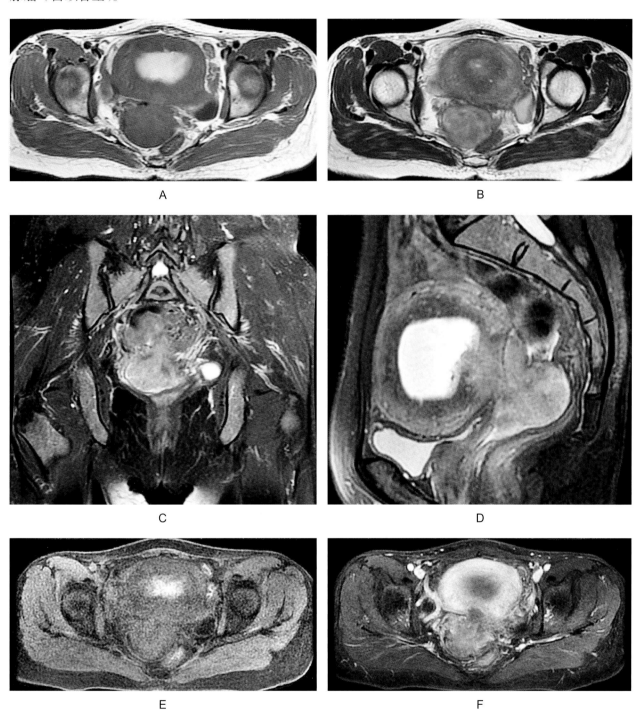

图16-5　AIDS相关宫颈癌Ⅳb期

　　子宫MR平扫示宫颈内软组织肿块影，病灶向下累及阴道穹隆，向上达宫颈峡部呈菜花状突入宫腔，T1WI呈等信号、T2WI呈等/稍高信号，增强扫描病灶明显强化，DWI信号增高、ADC值减低，呈弥散受限表现，宫腔内充填T1WI高信号（A～H）；病理提示宫颈组织由呈管状或筛状异型增生的腺体组成，异型腺体呈共壁生长，腺体间可见纤维间质；部分腺腔内有黏液分泌，符合宫颈中分化腺癌并累及子宫内膜（I、J）。

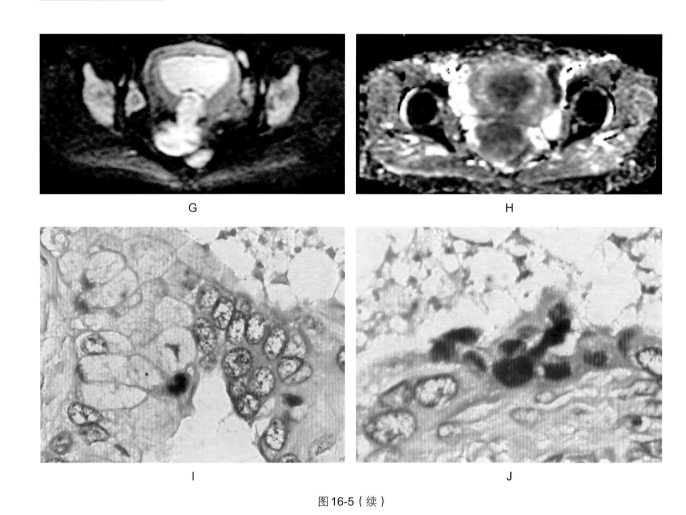

图 16-5（续）

三、影像特点

　　艾滋病相关宫颈癌的影像表现与非艾滋病相关宫颈癌影像表现差别不大，MRI上，肿瘤平扫于 T1WI 呈稍等信号，T2WI 呈稍高信号，较大时其内易出现坏死。弥散加权成像（DWI）上肿瘤呈明显高信号，ADC值减低，提示弥散显著受限。动态增强扫描病灶早期明显强化，强化程度高于周围宫颈基质，达峰时间为注射造影剂后 30~60s，随后瘤内造影剂逐渐廓清，而周围宫颈基质持续强化，至增强晚期肿瘤强化程度低于正常宫颈基质，时间信号强度曲线呈流出型。增强扫描肿瘤与周围组织的对比信噪比高于T2WI图像，更有利于显示体积较小的子宫颈癌病灶。

第17章　艾滋病合并中枢神经系统病变的MRI表现

一、概述

由于人类免疫缺陷病毒（human immunodeficiency virus，HIV）具有嗜神经性，且在疾病早期即可穿破血-脑屏障（bloodbrainbarrier，BBB），因此，中枢神经系统（central nervous system，CNS）是HIV的主要攻击目标。国外报道，近2/3的艾滋病（acquired immune deficiency syndrome，AIDS）患者在病程中将会发展为CNS病变。AIDS合并CNS病变的疾病谱较广，主要包括HIV的原始效应、机会性感染、肿瘤以及血管性疾病。CNS机会性感染是HIV-1感染者至免疫缺陷晚期所发生的常见并发症，10%～20%的AIDS患者首发表现是CNS疾病，及时诊断与治疗该疾病至关重要（表17-1）。

表17-1　AIDS合并中枢神经系统病变的疾病谱

感染性病变的病原分类	肿瘤性病变分类
弓形虫	中枢神经系统原发性淋巴瘤
结核分枝杆菌	胶质母细胞瘤
新型隐球菌	脑转移瘤
梅毒螺旋体	其他颅内少见恶性肿瘤
其他少见化脓性细菌	—

二、MR影像表现

自2010年1月至2018年7月笔者所在的广州市第八人民医院收治AIDS住院患者7545人，共计住院11 000人次，诊断为CNS疾病315例，其发生率为4.17%，其中感染性病变218例，占CNS疾病发生率的69.21%，肿瘤性病变67例，约占21.27%，原因不明30例，约占9.52%。结核分枝杆菌、弓形虫及新型隐球菌是本院AIDS患者CNS感染性疾病的主要病原体，其发生率分别为18.35%、14.22%与14.68%。

弓形虫病是在世界范围内流行的一种寄生虫疾病，而且大部分病例首发是无症状的。弓形虫脑病是由于细胞免疫功能逐步受损而导致潜伏感染再激活的结果，通常出现在CD4$^+$ T淋巴细胞计数低于100/μl时。弓形虫脑病的主要神经病理特征是多灶性坏死性脑炎。MRI的典型表现为多发环状强化病灶、伴灶周水肿以及局部占位效应。

新型隐球菌是最常发生的颅内真菌感染，也是AIDS患者最常见的第三大感染病原体。其主要影像学表现为扩大的V-R间隙为真菌体所填充，形成非强化囊性病灶，该类病灶对称性地出现在基底节与丘脑区，T1WI呈低信号，T2WI呈高信号。CNS隐球菌感染的另一种表现形式是脑实质内呈环状强化的实性占位性病变，即隐球菌瘤，此瘤非常少见，主要累及基底节及丘脑区。

梅毒螺旋体感染人体后，具有高度传染性。临床上AIDS患者更易进展为神经梅毒，主要影像学表现为脑膜、血管炎，以及在此基础上所继发的缺血梗死灶，病变通常分布于基底节区、脑干穿支血管以及大脑中动脉供血区。脑内梅毒瘤少见，而且表现为孤立肉芽肿性病灶。

CNS结核可以表现为脑膜炎、结核瘤或者结核性脑脓肿，这些过程可能是孤立性的疾病或是播散型结核的一部分。脑内结核瘤与结核脓肿于增强MRI均可表现为环状强化，结核瘤以幕上脑实质居多，可以单发或多发；脊髓结核瘤比较少见。早期结核瘤呈小结节状强化，T2WI表现低信号，而成熟结核瘤T2WI呈中央低信号、边缘等/高信号，表现为典型"靶征"，增强呈环状明显强化。HIV感染者CNS结核病变主要形态学特征是典型的结核性肉芽肿形成且伴随病灶中央干酪样坏死。结核脓肿少见，且比结核瘤大，中央液化坏死，T2WI表现高信号。

CNS原发性淋巴瘤是一种结外的非霍奇金B细胞性淋巴瘤，属于AIDS相关性肿瘤。HIV感染者发生此类肿瘤的概率要比普通人群高出上千倍。通常情况下，CD4$^+$T淋巴细胞计数低于50/μl的HIV感染者更易发生CNS淋巴瘤，病灶可以表现为多发或单发。AIDS相关性CNS原发性淋巴瘤最常见的组织学类型是大B细胞性淋巴瘤与成免疫细胞性淋巴瘤。EB病毒与AIDS患者发生淋巴瘤有关，当出现免疫调节异常时，EB病毒感染后的B细胞经历单克隆性扩增，而且CD4$^+$T淋巴细胞计数降低可能容许其持续增殖。CNS淋巴瘤主要累及基底节、胼胝体、脑室周围白质、额叶以及丘脑区，偶尔也会局限于室管膜下区域或完全进入脑室，病灶MRI表现为不均匀强化，或环状、不规则结节样强化。HIV相关性淋巴瘤更易出现坏死。

胶质母细胞瘤属于WHO Ⅳ级，占颅内肿瘤的12%～15%，常累及成人，男性多发，在星形细胞瘤中恶性程度最高。AIDS合并胶质母细胞瘤临床上不常见，可表现为单发不规则形团块状病灶，呈T1WI等低混杂信号、T2WI等高混杂信号，瘤体较大，直径超过5cm，灶周明显指状水肿，增强呈厚壁花环状强化，环壁内外缘不光整，病灶内可见囊变、坏死及出血，但其出现多发病灶时需注意与转移瘤鉴别。

脑转移瘤常呈多发，小瘤体、大水肿表现，增强呈圆环状强化，环壁外缘多较光整、内缘不光整、见壁结节，存在原发病灶病史，结合临床表现与CNS其他病变可以鉴别。HIV嗜神经性与转移瘤是否相关，尚未见有关报道，但目前随着高效抗反转录病毒治疗（highly active antiretroviral therapy，HAART）的广泛应用，AIDS患者病死率明显减低，而生存期逐渐延长，其发生恶性肿瘤的概率增加，因而我们可以预测AIDS患者合并脑转移瘤亦将会呈现出逐渐增加的趋势。

总之，AIDS合并CNS疾病种类繁多，临床表现复杂，部分病变之间鉴别困难。虽然不同疾病MRI表现特征存在一定程度的重叠，但是一些影像学表现仍具有提示某种特定疾病的诊断作用。对于AIDS合并CNS疾病诊断，经验性治疗不失为一种很好的且有效的诊断手段，因此密切结合MRI、临床表现及相关的实验室检查依然是其诊断与鉴别诊断的关键。

病例17-1（图17-1A～H）

患者，男，46岁。发现左眼睑闭合不全、口角歪斜半月余，伴言语欠清晰，饮水呛咳，左侧面部及示指麻木感，左侧额纹及鼻唇沟变浅，左侧上肢肌力稍下降。随后又出现右眼视力下降，逐渐进展为视物不能，右眼部略有胀感。查体：患者神志清，间断出现嗜睡，定时、定向力障碍，混合型失语。专科检查：左侧肢体偏瘫，右侧肢体未见异常，左侧肌力2级，右侧肌力、肌张力未见异常，左侧腹壁反射减弱，双侧肱二、三头肌腱反射未见异常，双侧膝、跟腱反射未见异常，双侧Babinski征阴性。入院体温36.9℃，$CD4^+$ T淋巴细胞计数173/μl；Th/Ts 0.17。脑组织穿刺活检病理诊断为弓形虫脑病。诊断为AIDS（C3）相关性弓形虫脑病。

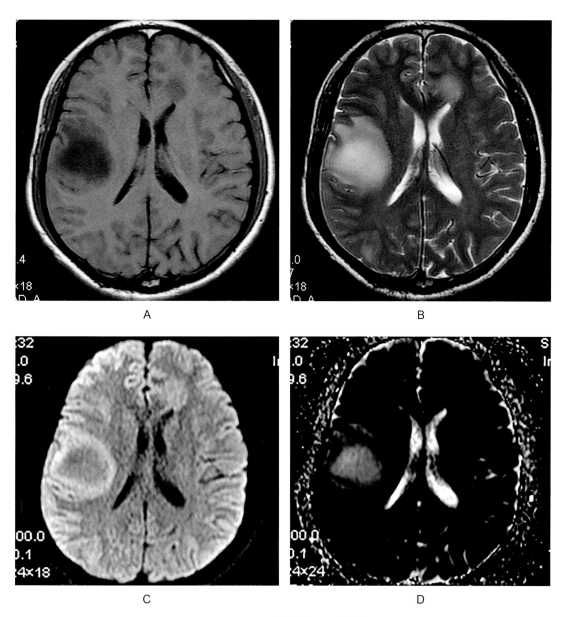

图17-1 AIDS相关性弓形虫脑病

头颅MRI平扫示右侧额顶叶、左侧额颞叶皮层及皮层下多发类圆形异常信号，呈T1WI低信号（A）、T2WI高信号（B），边界模糊，伴有明显灶周水肿，最大者位于右侧额顶叶，范围约57mm×48mm，DWI（b＝1000）示病灶边缘呈环状明显增高信号（C），ADC图示病灶边缘呈低值（D），提示病灶边缘明显弥散受限，增强扫描病灶呈环状明显强化（E、F）。病灶穿刺活检病理示脑组织水肿，部分液化坏死，坏死灶周围脑组织内散在少量慢性炎细胞浸润，并见个别弓形虫包囊，病理诊断为弓形虫脑病（G 光镜，HE 染色，×400）、（H 光镜，HE 染色，×200）。

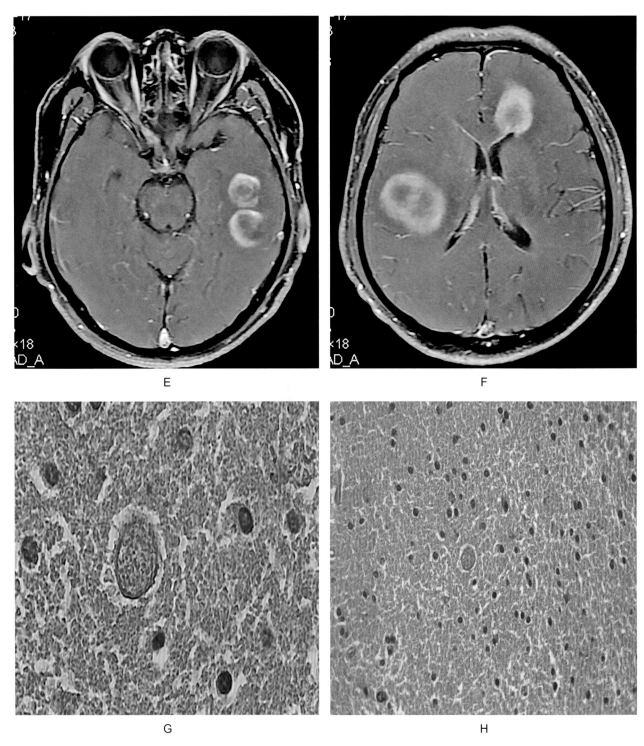

E

F

G

H

图 17-1（续）

病例17-2（图17-2 A～H）

患者，男，20岁。发现反复头晕半月，加重3天伴四肢抽搐2次，入院体温36.5℃。神清，双侧瞳孔等圆等大，直径2.5mm，对光反射灵敏，颈软，四肢肌力4＋级，肌张力适中，生理反射存在，病理反射未引出，脑膜刺激征阴性。CD4$^+$T淋巴细胞计数20/μl，弓形虫抗体IgG阳性。脑脊液常规检查（CSF）：白细胞总数$12×10^6$/L；脑脊液生化未见明显异常。

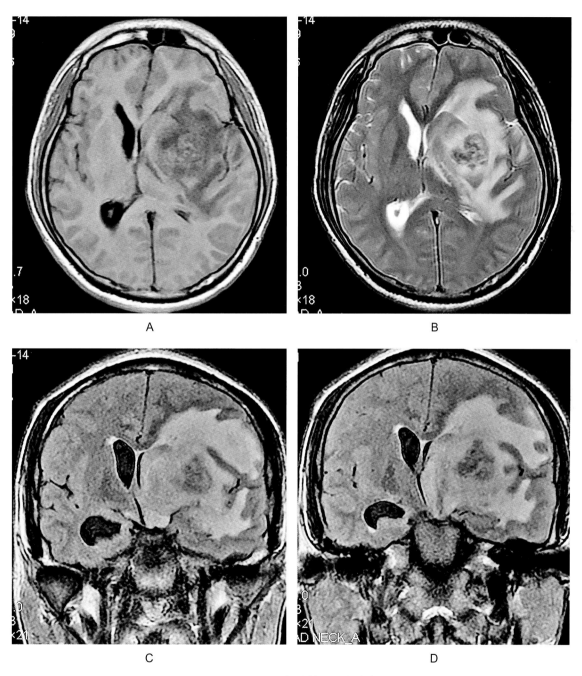

图17-2 AIDS相关性弓形虫脑病

头颅MRI平扫示左侧基底节区一结节状异常信号，呈T1WI等低混杂信号（A）、T2WI高低混杂信号（B），T2WI-FLAIR示灶周大片状水肿（C、D），DWI/ADC图示病灶未见明显异常增高信号（E、F），增强呈薄壁花环状明显强化，病灶局部占位效应明显，中线结构向右移位，左侧侧脑室受压、变窄（A～G）；抗弓形虫治疗两周后复查，病灶较前明显缩小，强化环壁较前变薄，灶周水肿范围亦明显缩小，局部占位效应明显减轻，侧脑室受压明显改善（H）。临床诊断为AIDS（C2）相关弓形虫脑病。

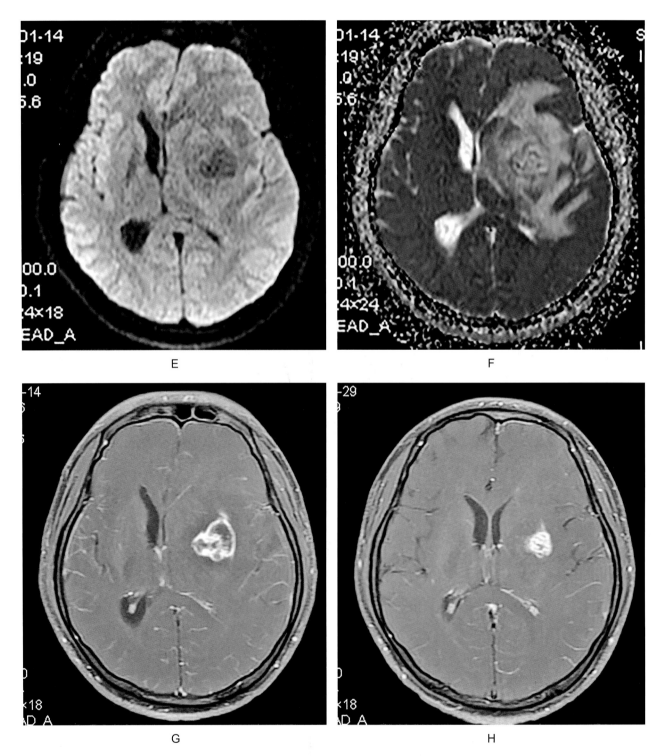

E

F

G

H

图17-2 （续）

病例17-3（图17-3A～H）

　　患者，男，48岁。发作性头痛1周。患者神志清楚，精神状态可，查体合作，能自动睁眼，能准确应答，左侧肢体肌力2级，肌张力未见明显异常。CD4$^+$ T淋巴细胞计数23/μl。脑脊液常规：潘氏球蛋白试验弱阳性；白细胞总数67×10^6/L。脑脊液生化：总蛋白982mg/L；葡萄糖6mmol/L。脑脊液病原学检查弓形虫抗体IgG阳性。诊断为AIDS（B2）合并弓形虫脑病。

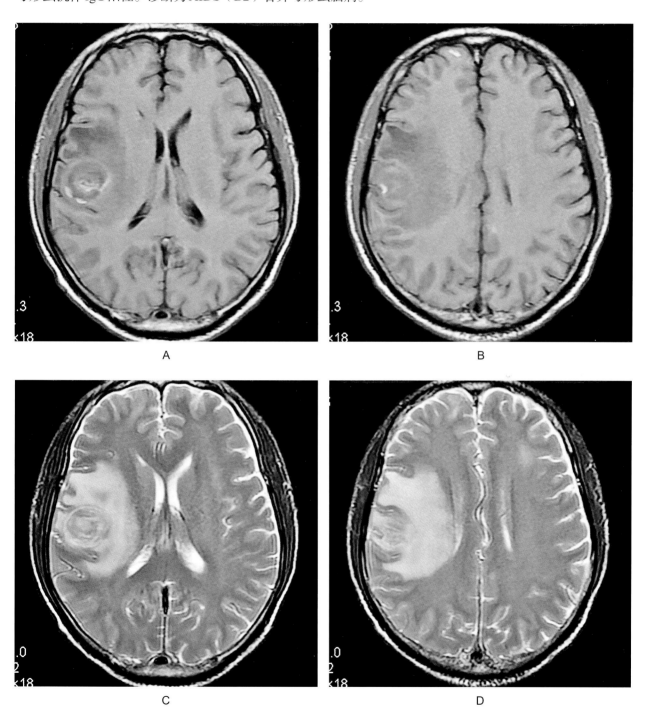

图17-3　AIDS相关性弓形虫脑病

　　头颅MRI示右侧额叶一结节状异常信号影，呈T1WI低信号（A、B）、T2WI高信号影（C、D），DWI示病灶边缘呈高信号（E），ADC值减低（F），邻近脑实质受压推移，T2WI-FLAIR示病灶片状水肿信号影（G），右侧侧脑室稍受压，增强扫描该病灶呈环形明显强化（H）。

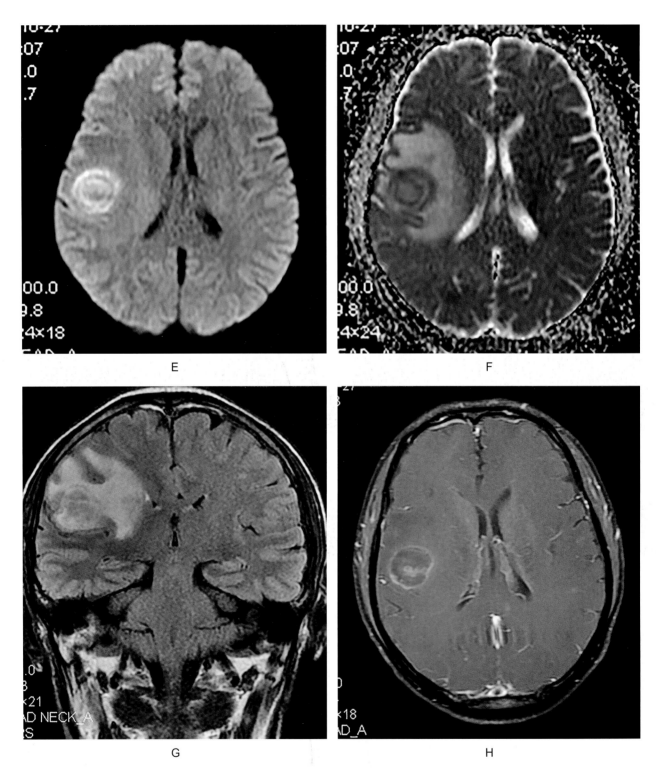

E

F

G

H

图 17-3（续）

病例17-4（图17-4 A～L）

患者，男，32岁。发热、腹泻4个月余，下肢无力1周，体温最高38.4℃，不伴畏寒、寒战，无头晕、头痛，CD4$^+$T淋巴细胞计数77/μl。神经系统检查未见异常。脑脊液生化：总蛋白1684mg/L；Cl$^-$133.3mmol/L；诊断为AIDS（C3）合并结核性脑炎（脑实质结核瘤）。

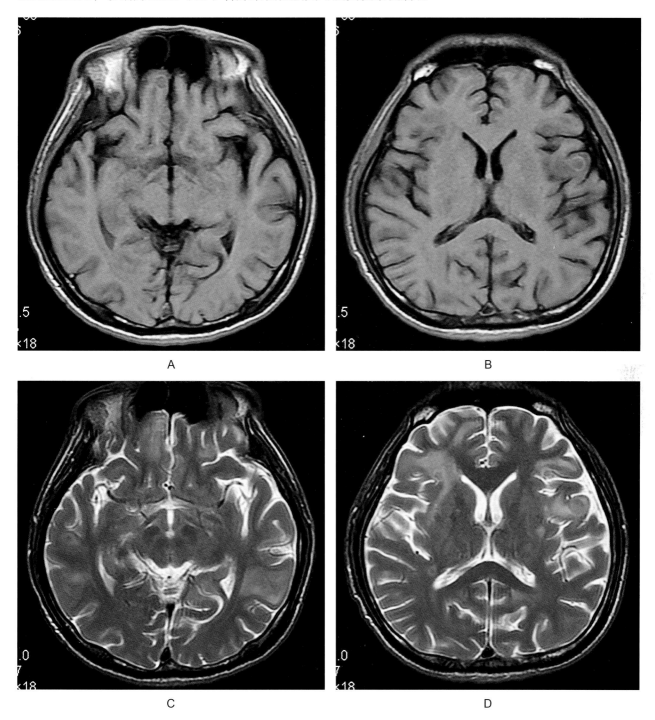

图17-4　AIDS合并结核性脑炎（脑实质结核瘤）

头颅MRI示双侧大脑半球皮层下及小脑蚓部多发大小不等结节状异常信号灶，呈T1WI低信号（A、B），T2WI等稍高信号（C、D），T2WI-FLAIR示灶周水肿明显（E、F），DWI示病灶信号未见明显增高（G），ADC图示病灶未见明显弥散受限（H），较大者位于左侧颞叶，大小约8mm×7mm，增强扫描上述结节灶呈明显环形或小结节状强化（I、J），抗结核治疗1个月后病灶较前明显缩小，强化程度较前减低（K、L）。

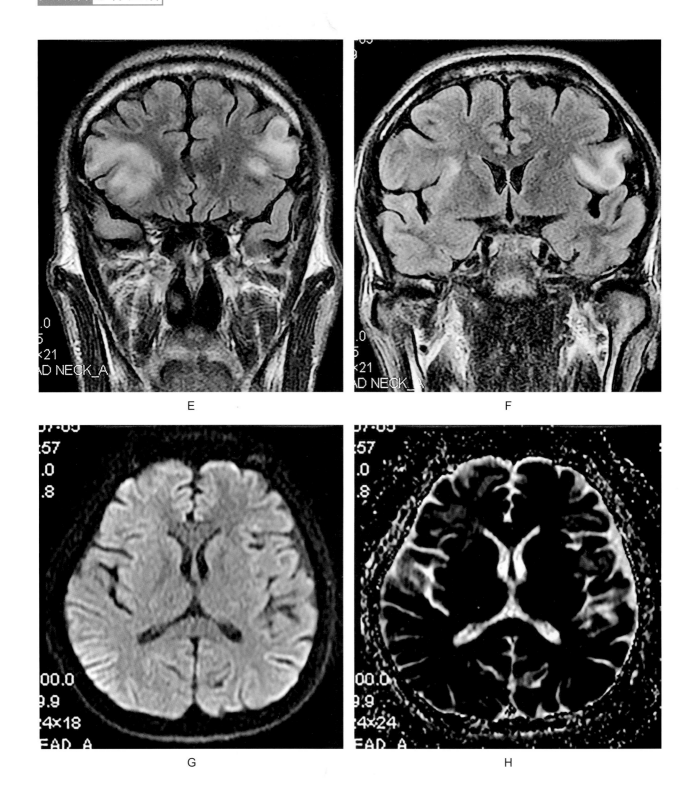

E

F

G

H

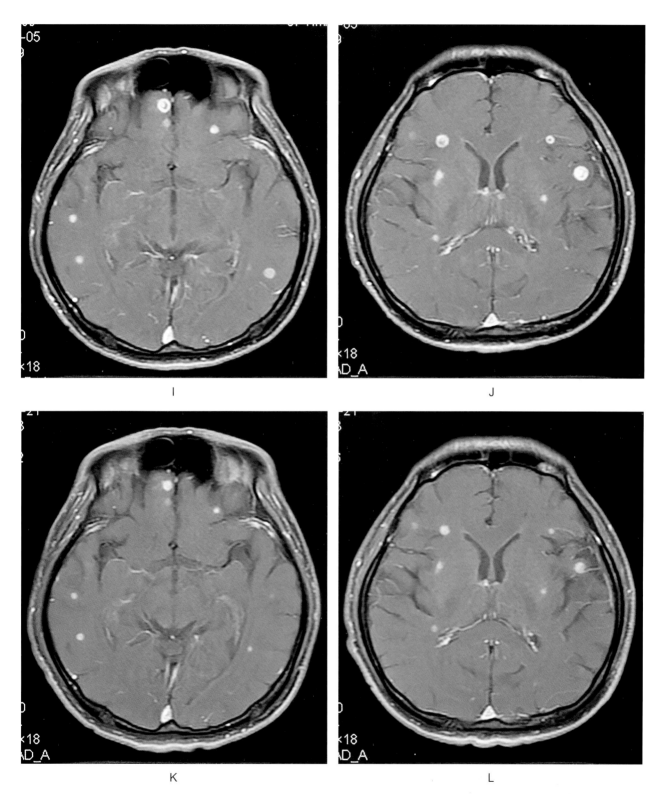

I

J

K

L

图 17-4（续）

病例17-5（图17-5 A～J）

　　患者，男，29岁。因反复发热4月余，加重伴四肢乏力1月余入院，最高体温40.2℃，脑脊液常规：白细胞总数43×10⁶/L，脑脊液生化：蛋白721mg/L，葡萄糖115.8mmol/L，Cl⁻118.8mmol/L，脑脊液隐球菌涂片阴性（墨汁染色），CD4⁺ T淋巴细胞计数23/μl，Th/Ts 0.02，临床诊断为AIDS（C3）合并结核性脑膜脑炎（脑实质结核瘤）。

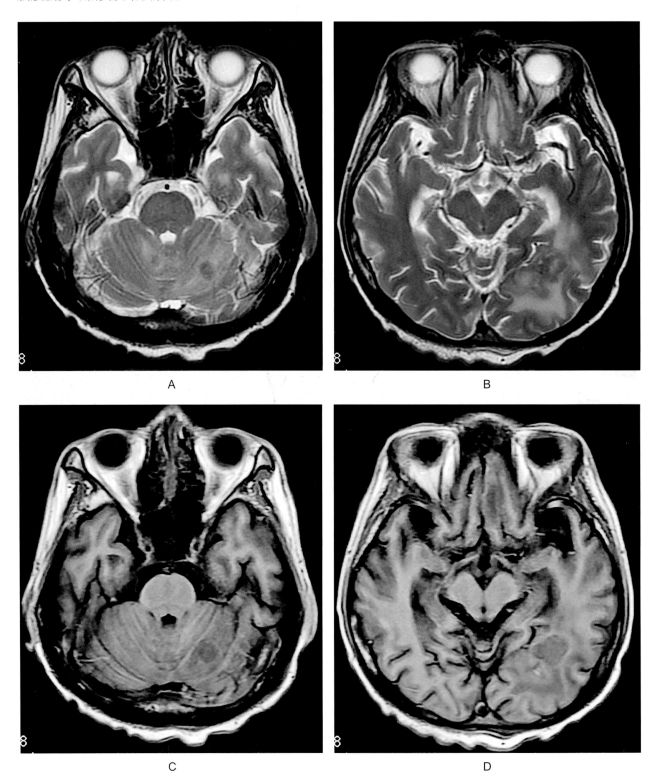

A

B

C

D

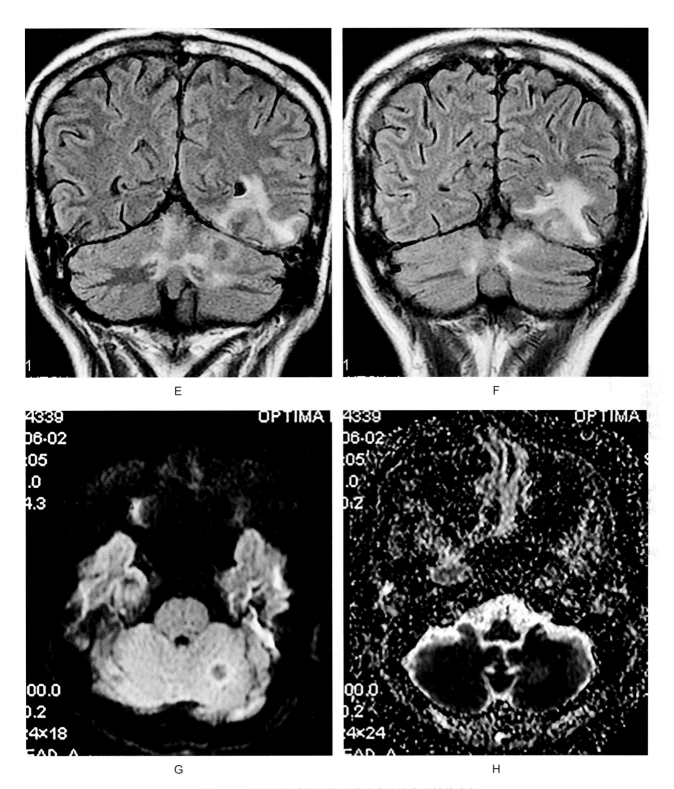

图17-5　AIDS合并结核性脑膜脑炎（脑实质结核瘤）

　　头颅MRI示双侧小脑半球、小脑蚓部及左侧枕叶多发结节状异常信号（A～J），其中双侧小脑半球病灶中央呈T1WI低信号、T2WI低信号，边缘呈T1WI等信号、T2WI高信号，可见"靶征"（A～D），灶周明显水肿（E、F），DWI示病灶边缘呈环形高信号（G），增强扫描靶征呈环形明显强化（I、J）。

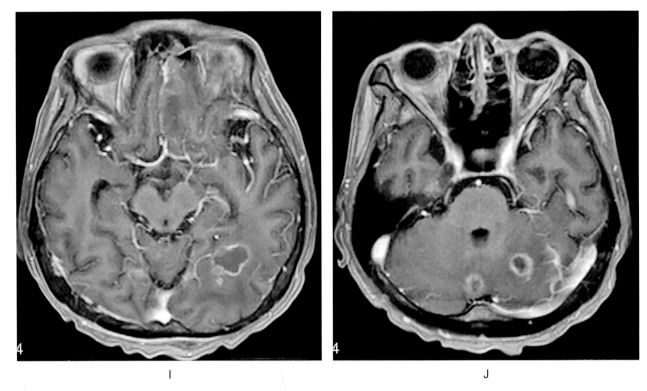

I

J

图 17-5（续）

病例17-6（图17-6A～H）

患者，男，46岁。因左侧肢体乏力3天入院，无意识不清、言语含糊，无头晕、头痛，无恶心、呕吐。入院时36℃，脉搏：94次/分，呼吸：20次/分，患者有肺结核、淋巴结结核及肠结核病史，已开始规律抗结核治疗。CD4$^+$ T淋巴细胞计数277/μl，神经系统检查：左侧病理征阳性，左侧肌张力亢进，脑膜刺激征阴性。临床诊断为AIDS（C3）合并结核性脑膜脑炎。

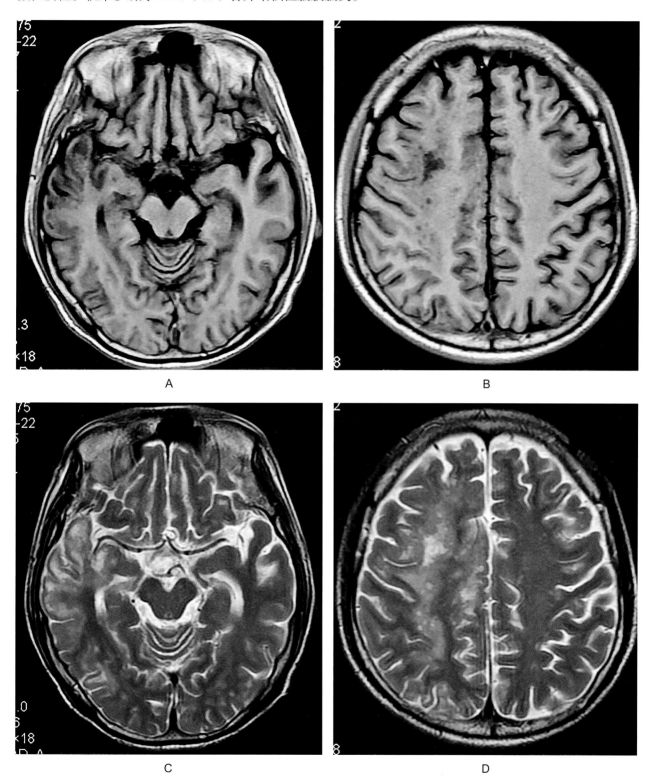

A

B

C

D

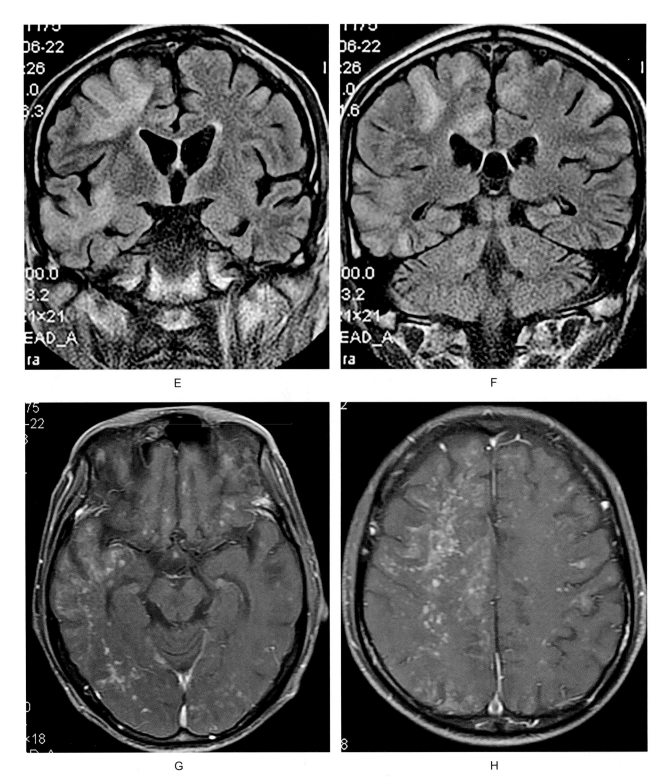

E

F

G

H

图17-6　AIDS合并结核性脑膜脑炎

　　头颅MRI示双侧大脑半球脑回肿胀，脑实质内多发斑片状及小结节状异常信号（A～H），呈T1WI低信号（A、B）、T2W高信号（C、D），边界欠清，T2-FLAIR呈高信号（E、F），增强扫描病灶明显强化（G、H），局部脑膜增厚、强化，脑室对称性扩大。

病例17-7（图17-7 A~N）

患者，男，30岁。因阵发性头晕、右侧肢体无力5天入院，伴反应迟钝，言语不清，无头痛、恶心、呕吐。入院时体温：36.5℃，脉搏：74次/分，呼吸：20次/分，神经系统检查：右侧病理征阳性，右侧肢体肌力3级，左侧肌力正常。血、脑脊液梅毒螺旋体抗体及非梅毒螺旋体抗体均阳性，$CD4^+$ T淋巴细胞计数5/μl，临床诊断AIDS（C3）合并神经梅毒。

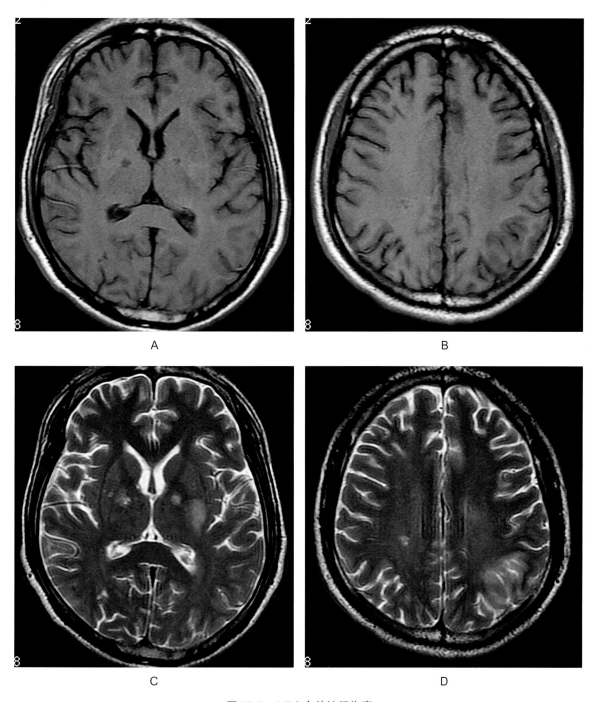

图17-7　AIDS合并神经梅毒

头颅MRI示双侧基底节区、半卵圆中心及左顶叶多发斑片状异常信号影，边界不清（A~D），呈T1WI等低信号（A、B）、T2WI高信号（C、D），T2WI-FLAIR呈高信号（E、F），DWI示左侧基底节区及顶叶病灶呈明显高信号（G、H）、ADC值减低（I、J），提示病灶明显弥散受限，增强扫描部分病灶不均匀强化，以左顶叶为著（K、L），另双侧基底节区见少许小软化灶形成（A~D）。颅内动脉MRA（TOF）示双侧大脑中动脉管壁毛糙，以左侧大脑中动脉M2段为著，考虑动脉内膜炎（M、N）。

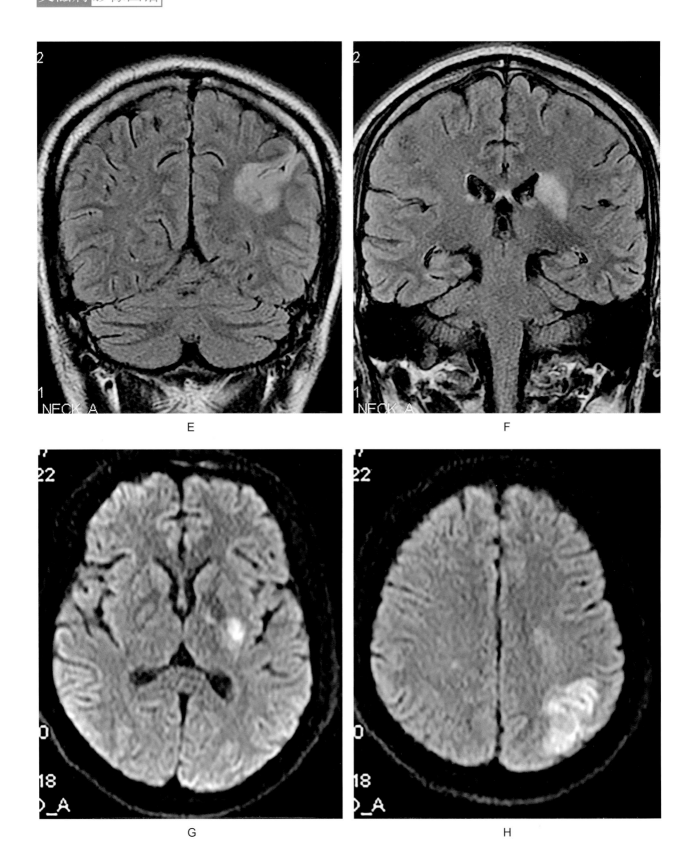

E

F

G

H

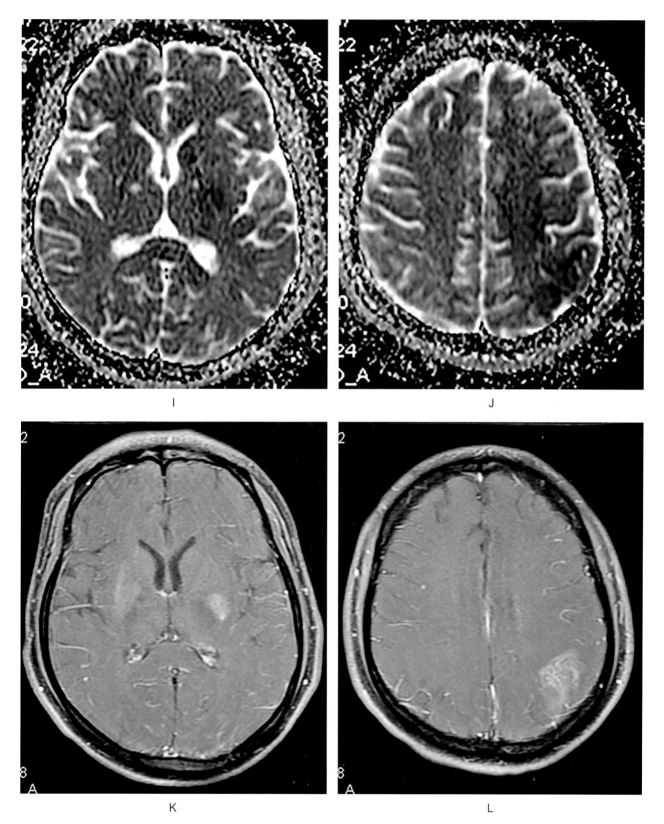

I

J

K

L

图 17-7（续）

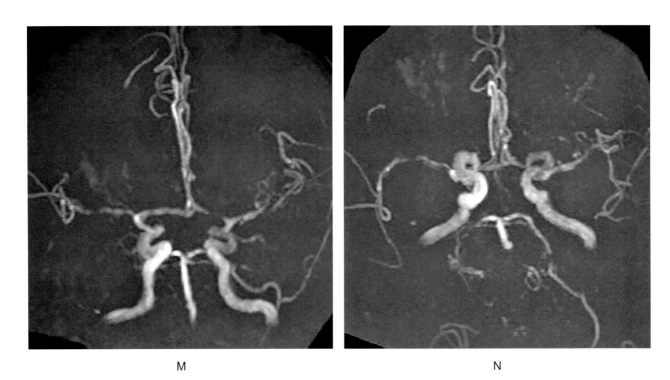

M　　　　　　　　　　　　　　　　　　　　　N

图 17-7（续）

病例17-8（图17-8 A～H）

患者，男，45岁。左上肢乏力10天，头痛1周。入院体温36℃，专科检查：神志清醒，双侧瞳孔等大等圆，直径约3mm，对光反射灵敏。伸舌居中，鼻唇沟对称。颈软无抵抗，脑膜刺激征阴性。四肢肌张力正常，左上肢肌力3级，余肢体肌力5级，双侧巴氏征阴性。CD4$^+$T淋巴细胞计数179/μl。梅毒抗体三项：梅毒螺旋体抗体定量89.14COI；梅毒螺旋体抗体阳性（有反应性）；非梅毒螺旋体抗体阳性（有反应性1：16）。诊断为AIDS（A2）合并神经梅毒（梅毒性树胶肿）。

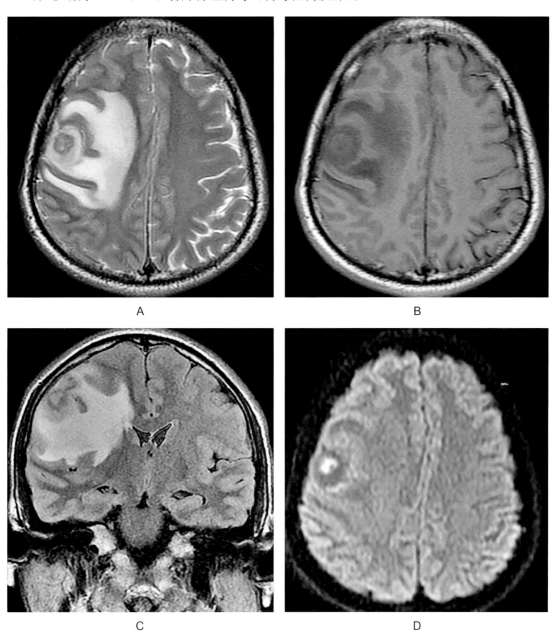

图17-8 AIDS合并神经梅毒（梅毒性树胶肿）

头颅MRI示右侧额叶皮层下单发类圆形结节状异常信号，边界欠清，30mm×25mm×20mm（A～F）。中央呈T1WI低信号、T2WI高信号，边缘呈T1WI等信号、T2WI稍低信号（A、B），T2-FLAIR示灶周大片状水肿（C），病灶中心呈DWI高信号（D），ADC值减低（E），为弥散受限表现，局部见占位效应，右侧侧脑室受压、变窄，局部脑实质肿胀、脑沟裂模糊、变浅，中线结构向左偏移。增强病灶呈近似圆环形明显强化，环壁厚薄不均，内缘不光整，外缘相对光整，病变邻近脑膜轻度增厚、强化（F）。手术病理示病变符合脑实质炎症性改变，其间血管增生伴大量淋巴细胞、浆细胞浸润（G），特殊染色：梅毒螺旋体阳性（H），诊断为神经梅毒。

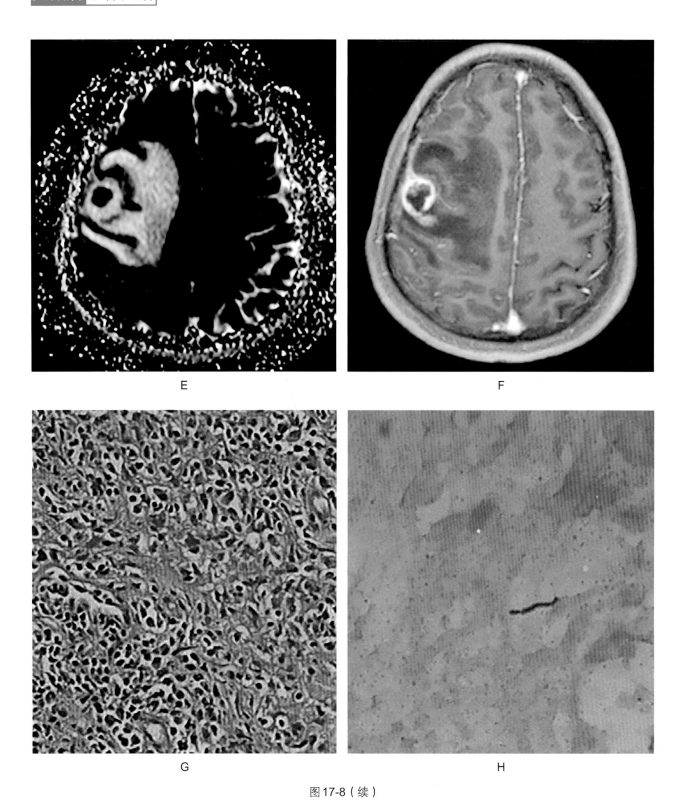

E

F

G

H

图17-8（续）

病例17-9（图17-9 A～L）

患者，男，39岁。2个月前无明显诱因出现头晕，伴阵发性头痛，为全头部胀痛，颈软，无抵抗，四肢肌力5级，肌张力正常，生理反射存在，病理反射未引出，脑膜刺激征阴性。$CD4^+$ T淋巴细胞计数104/μl，临床诊断AIDS（C3）合并脑脓肿（皮疽诺卡菌）。

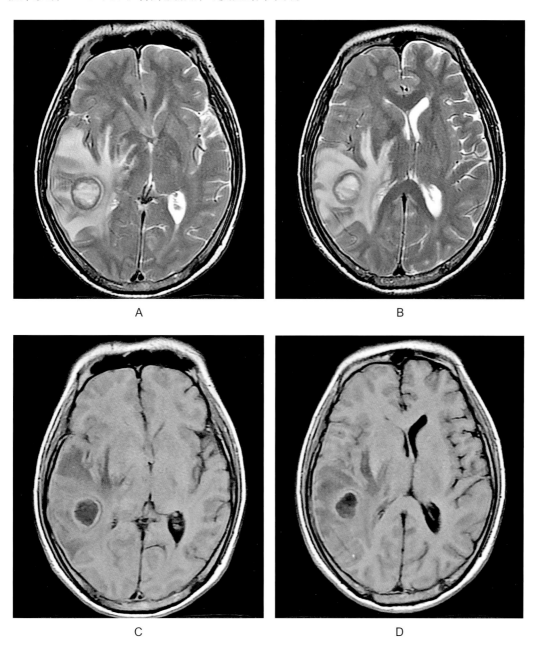

图17-9　AIDS合并脑脓肿（皮疽诺卡菌）

头颅MRI示右侧颞顶叶一大小约50mm×32mm×25mm类圆形异常信号灶，内部呈T1WI及T2 FLAR低信号、T2WI高信号，周围可见环形囊壁，壁呈"三环"状，内环及外环T1WI高信号、T2WI高信号，中间环呈T1WI低信号、T2WI高信号表现（A～D），T2-FLAR示病灶周围大片状水肿信号带（E、F），累及右侧颞顶枕叶，右侧侧脑室受压变窄，中线结构稍左偏；DWI示病灶中央部信号明显增高（G），ADC值减低（H），病灶内部明显弥散受限，提示该灶为脓肿；增强扫描该灶呈明显环形强化，壁厚薄欠均，内壁欠光滑，外壁光整，其内未见强化呈低信号（I、J）。手术病理示病变组织呈囊性结构，位于脑实质内，囊腔内可见较多出血坏死组织，囊壁周围大量炎性肉芽组织增生，其内散在大量泡沫状组织细胞、淋巴细胞、浆细胞和中性粒细胞浸润（K）；特殊染色未见明显病变原体；免疫组化显示泡沫状组织细胞CD163弥漫强阳（L）。

特殊染色：GMS（-），PAS（-），TB（-），荧光真菌（-），荧光抗酸（-）。术后脑脓肿脓液培养出细菌：皮疽诺卡菌。

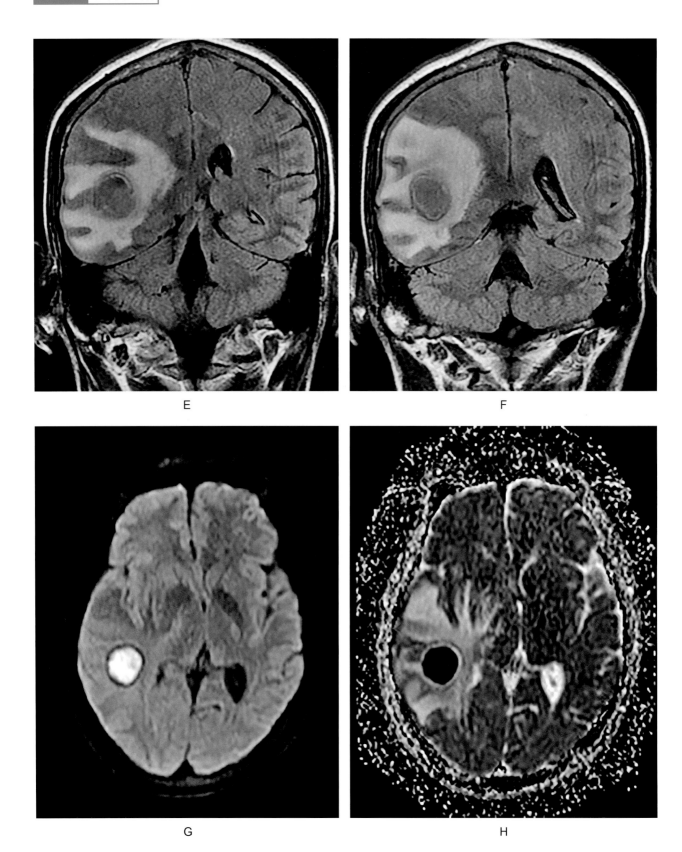

E

F

G

H

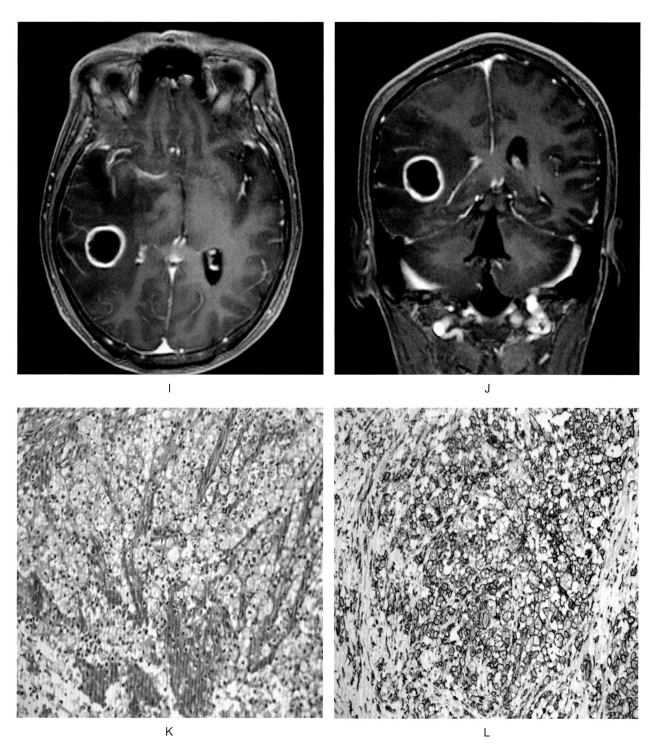

I

J

K

L

图 17-9（续）

病例17-10（图17-10A~J）

　　患者，男，30岁。主诉：发热、气促10余天。体温最高39℃，伴畏寒，无寒战，CD4$^+$ T淋巴细胞计数51/μl。脑脊液隐球菌涂片阳性，隐球菌荚膜抗原检测阳性，诊断为AIDS（B2）合并隐球菌性脑病（隐球菌瘤）。

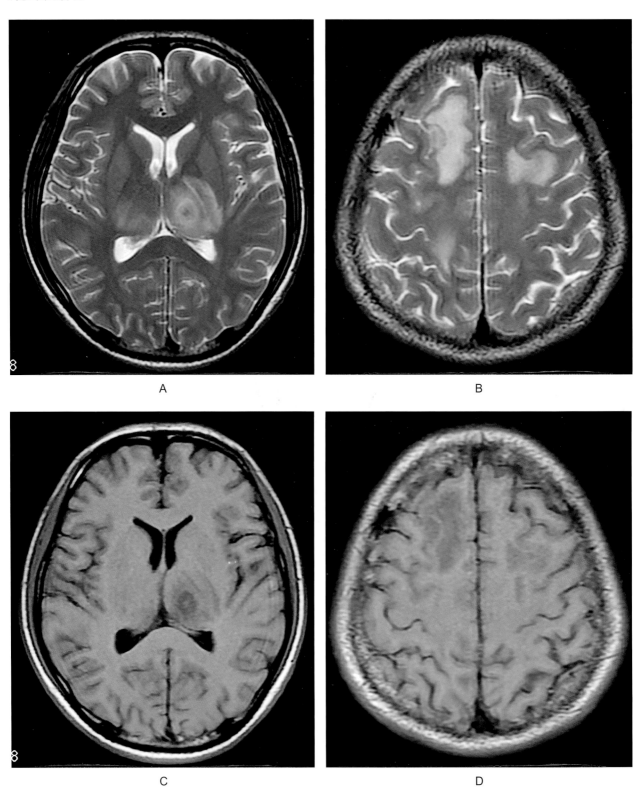

A

B

C

D

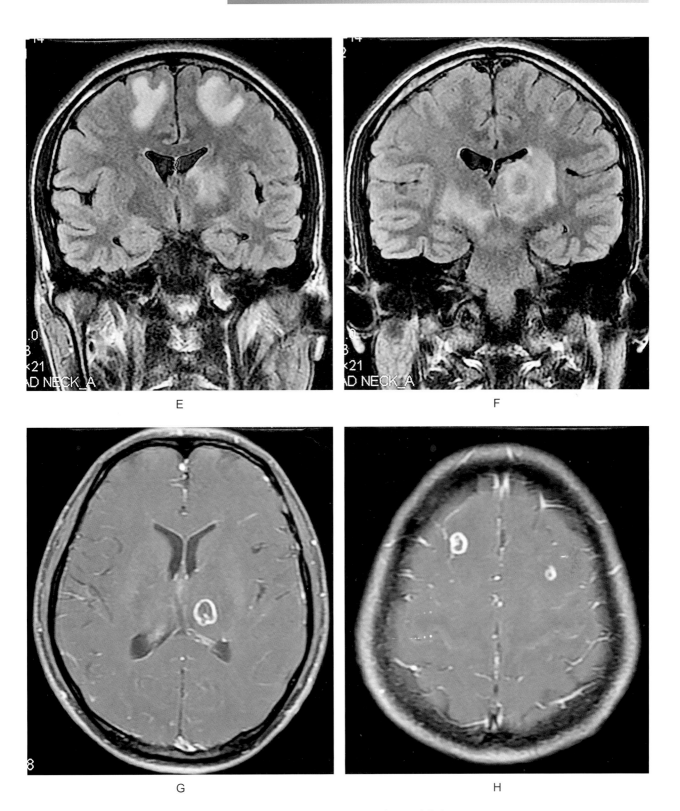

图17-10　AIDS合并隐球菌脑病（隐球菌瘤）

　　头颅MRI示双侧基底节区、双侧丘脑、双侧额叶、双侧顶叶及右侧颞叶多发斑片状异常信号灶（A～D），最大者位于左侧丘脑，其大小约12mm×10mm×10mm，T1WI呈低信号（C），T2WI呈高信号（A），病灶内亦见一T1WI稍高信号、T2WI低信号"靶心"，T2-FLAIR示上述病灶周围明显水肿（E、F），增强扫描病灶呈环形明显强化，强化环壁光整（G、H），二性霉素B、氟胞嘧啶联合伏立康唑积极抗隐球菌治疗后病灶较前缩小（I、J）。

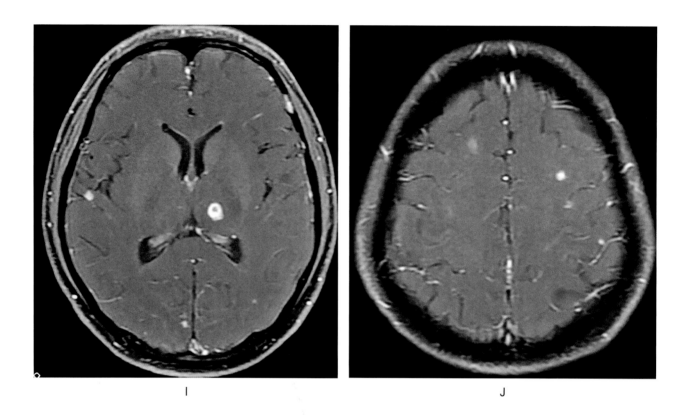

I   J

图 17-10（续）

病例17-11（图17-11A～J）

患者，男，47岁。发热、头痛6天，神志改变2天。无明显诱因出现发热，体温最高39.1℃，伴头晕、头痛，无伴畏寒、寒战。脑脊液隐球菌涂片阳性（墨汁染色），$CD4^+$ T淋巴细胞计数125/μl。诊断为AIDS（C3）合并脑内隐球菌感染。

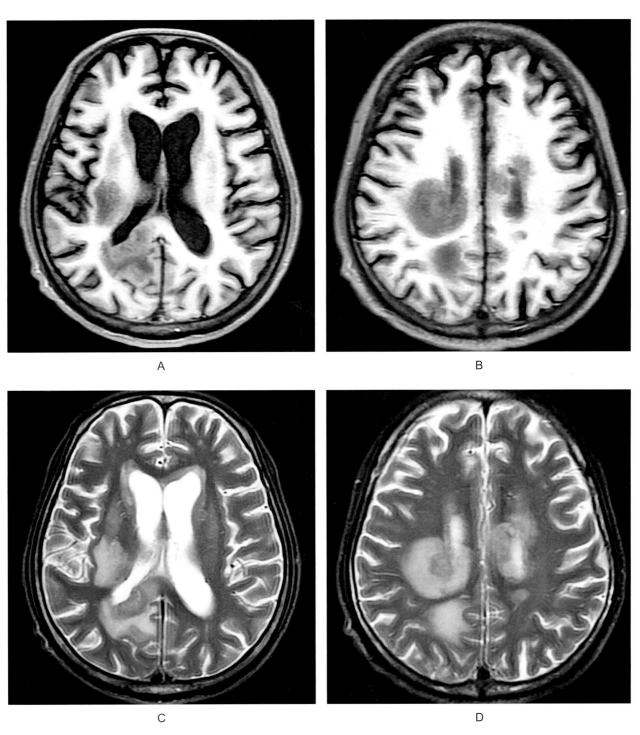

A

B

C

D

图17-11 AIDS合并隐球菌脑病隐球菌瘤

头颅MRI示双侧基底区、半卵圆中心及右侧胼胝体压部多发类圆形异常信号灶，呈T1WI低信号（A、B），T2WI高信号（C、D），T2-FLAIR示灶周水肿明显（E、F），DWI示病灶信号明显增高（G），ADC值减低（H），提示明显弥散受限，增强扫描病灶呈薄壁圆环状强化（I、J）。

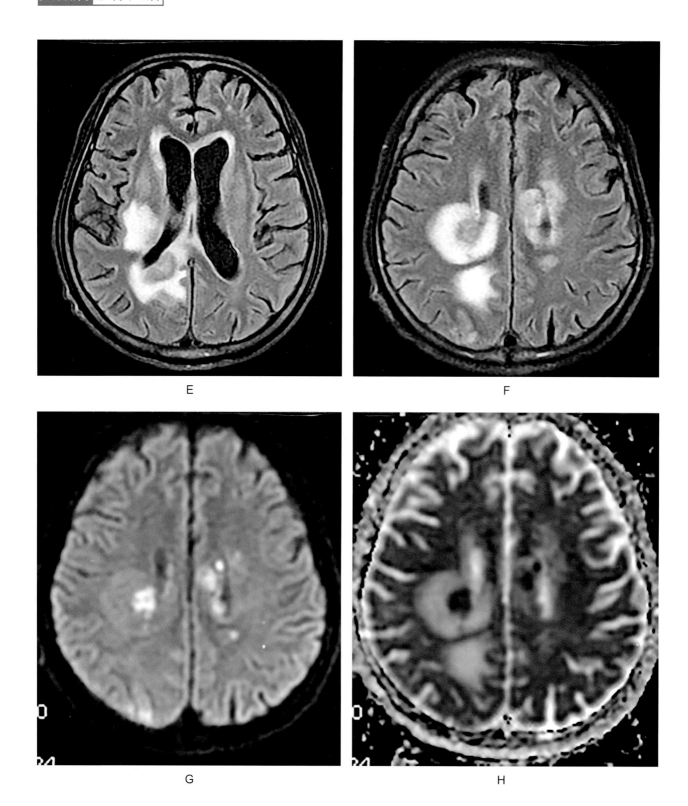

E

F

G

H

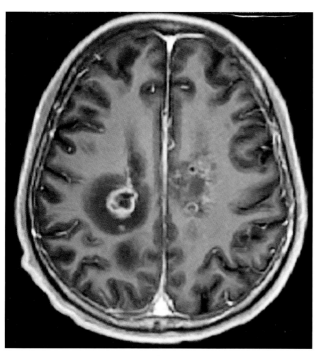

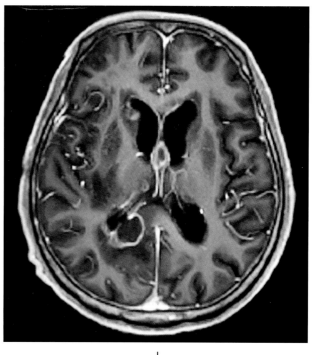

I   J

图17-11（续）

病例17-12（图17-12 A～H）

患者，男，25岁。因头痛4天入院，伴呕吐，发热，体温最高38℃，无畏寒、寒战。神经系统检查正常，无病理性体征。脑脊液常规：白细胞总数$43×10^6$/L，脑脊液生化：蛋白1460mg/L，葡萄糖115.8mmol/L，Cl^- 115.8mmol/L，脑脊液隐球菌涂片阳性（墨汁染色），$CD4^+$ T淋巴细胞计数225/μl，临床诊断为AIDS（C3）合并隐球菌性脑膜脑炎。

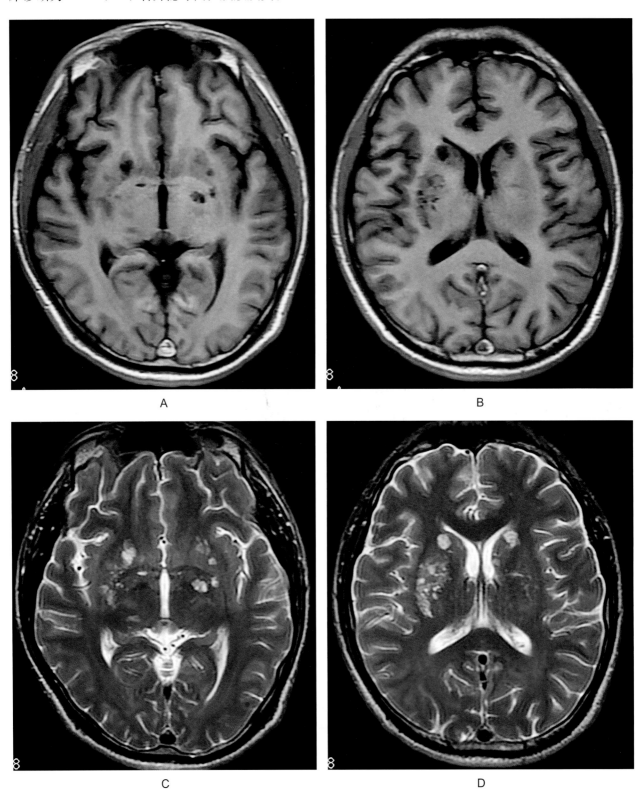

A

B

C

D

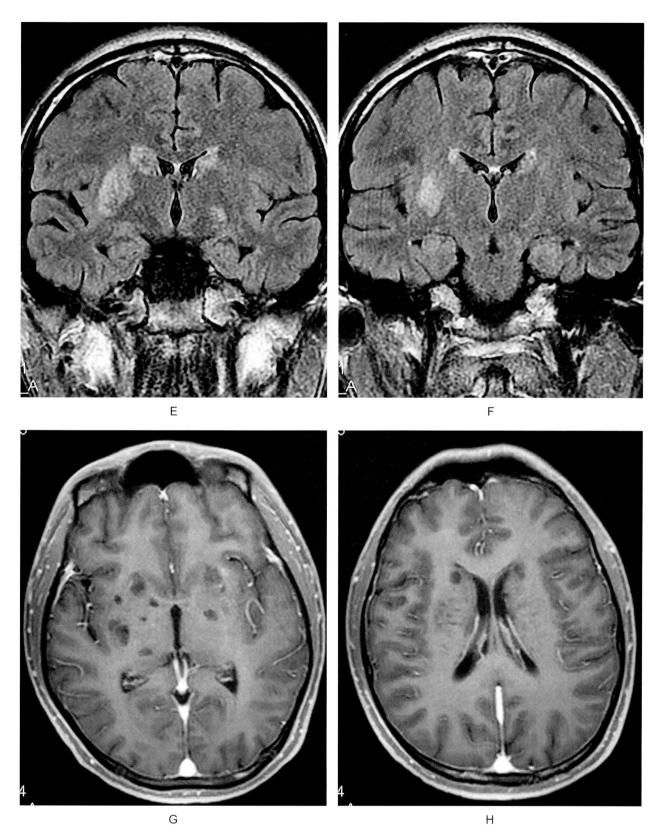

E

F

G

H

图17-12 AIDS合并隐球菌脑病

头颅MRI示双侧基底节区多发小囊状异常信号，呈对称性分布，边界尚清，呈T1WI低信号（A、B）、T2WI高信号（C、D），T2WI-FLAIR示灶周轻度水肿（E、F），增强病灶未见强化（G、H）表现为"胶样假囊"形成。

病例 17-13（图 17-13 A～L）

　　患者，男，36岁。患者因"咳嗽2个月，发热伴气促2周"入院，当时体温39℃，CD4$^+$ T淋巴细胞数17/μl；Th/Ts 0.03。查体：全身皮肤黏膜无黄染，脸部皮肤稍潮红，伴少许瘙痒，全身浅表淋巴结无肿大。四肢肌力及肌张力正常，未见腱反射亢进，病理征阴性。脑脊液常规及生化未见明显异常。诊断为AIDS（C3）合并中枢神经系统原发性淋巴瘤。

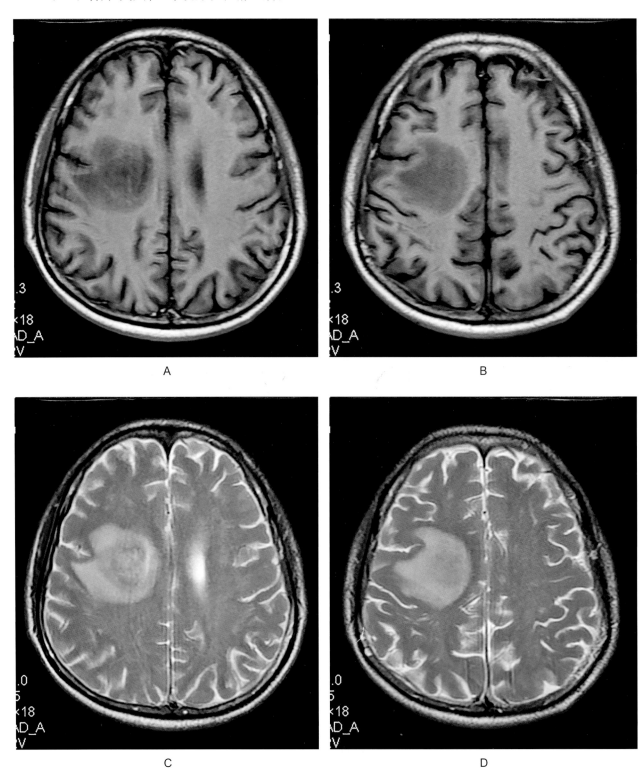

A

B

C

D

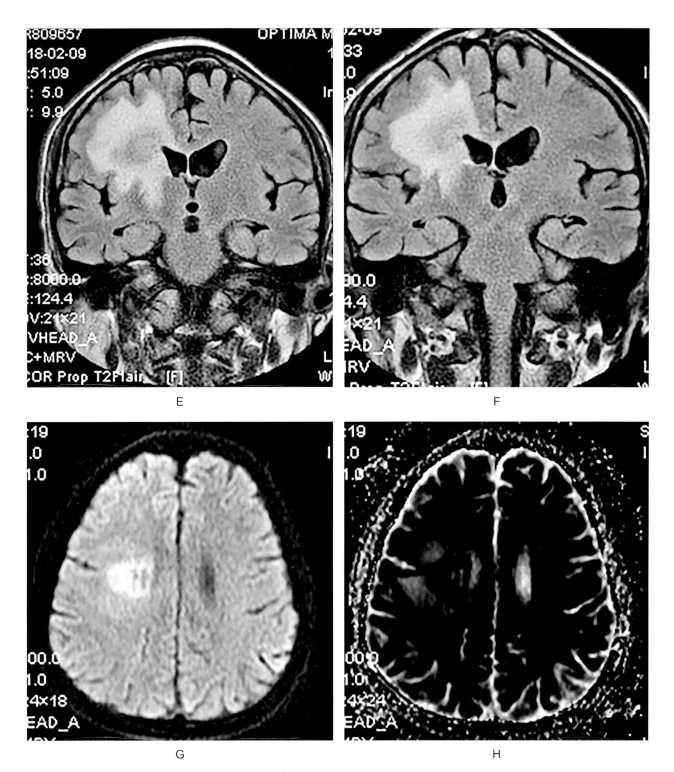

图17-13　AIDS合并CNS原发性淋巴瘤

　　头颅MRI平扫示右侧基底节区-半卵圆中心类圆形片状异常信号，大小约30mm×28mm×28mm，呈T1WI低信号（A、B）、T2WI高信号（C、D），边界不清，信号不均匀，T2WI-FLAIR示灶周明显水肿（E、F），病变周边见占位效应，DWI（b=1000）示病变呈明显增高信号（G），ADC值降低（H），增强扫描病灶呈环状明显强化，环壁内外缘不光整，灶周水肿不强化（I、J）。活检组织大部分区域可见片状凝固性坏死，小部分区域内弥漫浸润有多量形态不规则的肿瘤细胞，胞质少，核大，核呈圆形、卵圆形、短梭形或不规则形，染色质增粗，可见核分裂象；部分区域可见瘤细胞围绕小血管呈袖套状浸润（K）；肿瘤细胞免疫组化显示为B淋巴细胞单克隆性增生（L）；特殊染色未见明显病原体。特殊染色：TB（－），GMS（－），PAS（－）。肿瘤细胞免疫组化：LCA（＋＋＋），CD20（＋＋＋），CD79α（＋＋），Bcl-2（＋＋），MUM-1（＋），Vim（＋＋），Ki-67（约50%＋）。原位杂交：EBER（＋）。病理诊断为EBV相关性弥漫性大B细胞性淋巴瘤（non-GCB型）伴大片坏死。

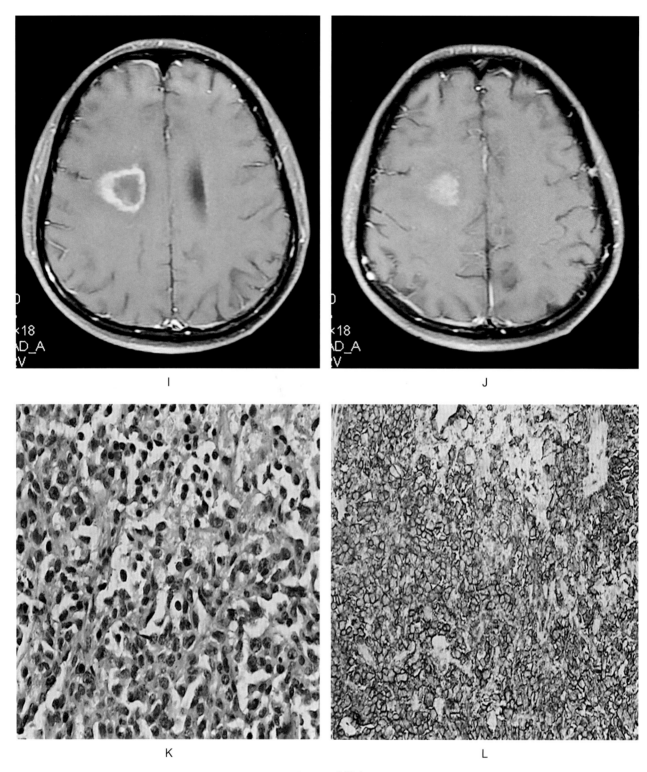

I

J

K

L

图 17-13（续）

病例17-14（图17-14 A～L）

患者，男，38岁。左侧肢体乏力、麻木1月余，伴间断肢体抽搐，体温：37.1℃，自发病以来，患者精神状态一般，右侧肢体肌力、肌张力未见异常，左侧肢体肌张力增高，左上肢肌力Ⅰ级，左下肢肌力Ⅲ级，双侧肱二、三头肌腱反射未见异常，双侧膝、跟腱反射未见异常，左侧Babinski征阳性。右侧Babinski征阴性。CD4$^+$T淋巴细胞计数14/μl。诊断为AIDS（B2）合并脑胶质母细胞瘤。

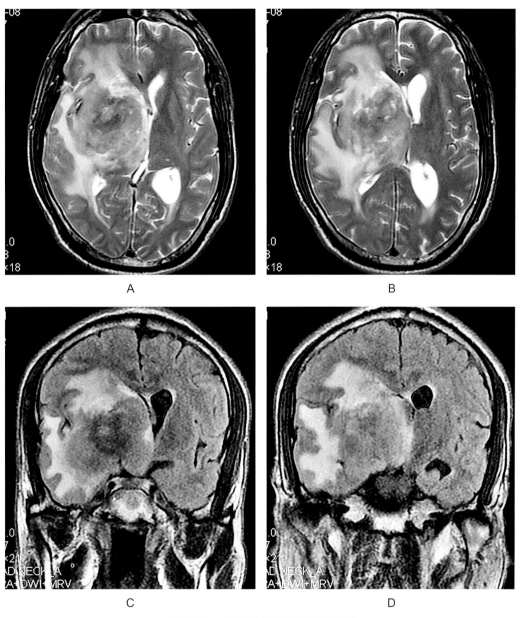

图17-14 AIDS合并脑胶质母细胞瘤

头颅MRI示右基底节区巨大不规则形异常信号，大小约80mm×68mm×65mm呈T1WI低信号、T2WI高信号（A、B），内部信号混杂，边界不清，T2WI-FLAIR示灶周显著水肿（C、D）；T1WI示病灶内见斑片状高信号（E、F），DWI示病灶边缘呈高信号（G），ADC值减低（H），提示明显弥散受限；增强扫描病灶呈厚壁花环状强化（I、J），手术病理示肿瘤位于脑实质内，无包膜，呈浸润性生长，与周围脑组织分界不清，局部侵犯脑皮质；瘤细胞丰富密集，细胞形态多样，部分呈肥胖的多边形，部分呈短梭形，胞质丰富红染，部分胞质有明显的胶质纤维突起；瘤细胞核大深染、异型明显，可见较多奇异形核，并见散在较多多核瘤巨细胞，病理性核分裂象多见；小部分区域瘤细胞胞质透亮、似少突胶质细胞样；肿瘤内可见较多微囊形成，并见黏液样物；间质内微血管增生异常明显，部分区域有出血坏死（K）；瘤细胞免疫组化（L）：GFAP（＋＋），S-100（＋＋＋），P53（个别瘤细胞＋），Ki-67（约40%＋）。病理诊断为胶质母细胞瘤。

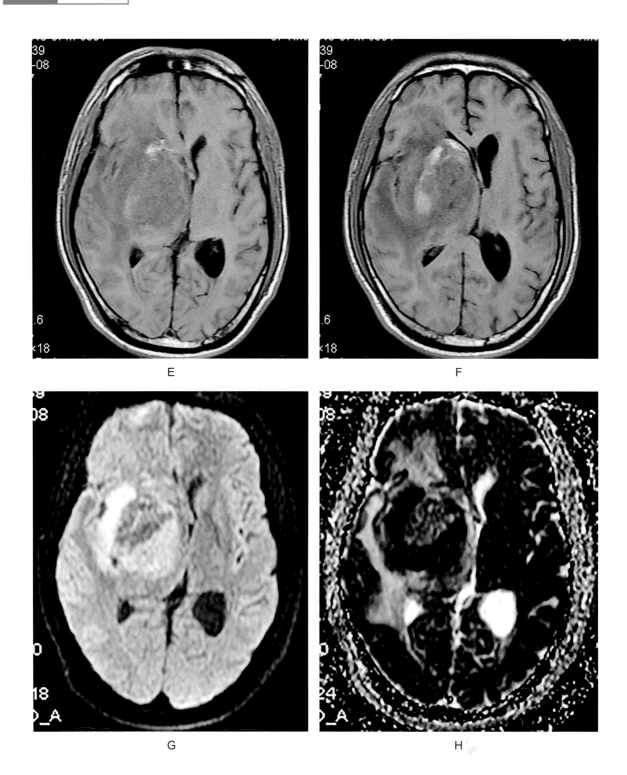

E

F

G

H

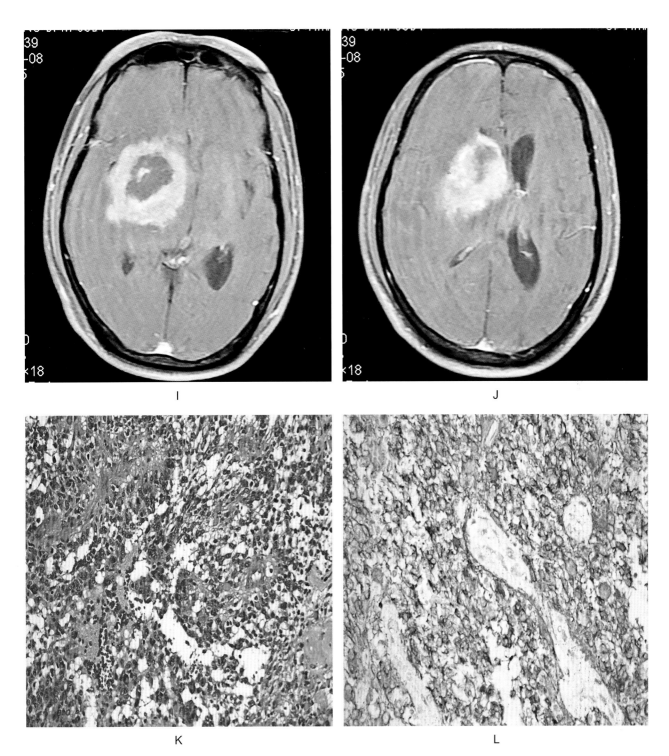

I

J

K

L

图17-14（续）

病例 17-15（图 17-15 A～N）

　　患者，男，39岁。头痛、头晕伴肢体乏力半个月余。无发热、寒战，无恶心、呕吐，无视物模糊，无感觉异常。入院时体温：36.7℃，神经系统四肢肌力、肌张力未见异常，双侧肱二、三头肌腱反射未见异常，双侧膝、跟腱反射未见异常，双侧Babinski征阴性。CD4$^+$T淋巴细胞计数385/μl。诊断为AIDS（A2）合并脑转移瘤。

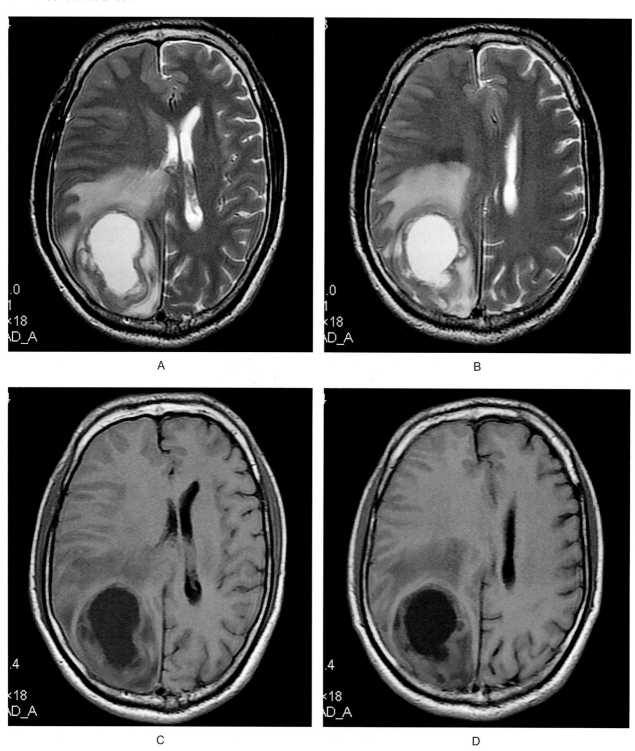

A

B

C

D

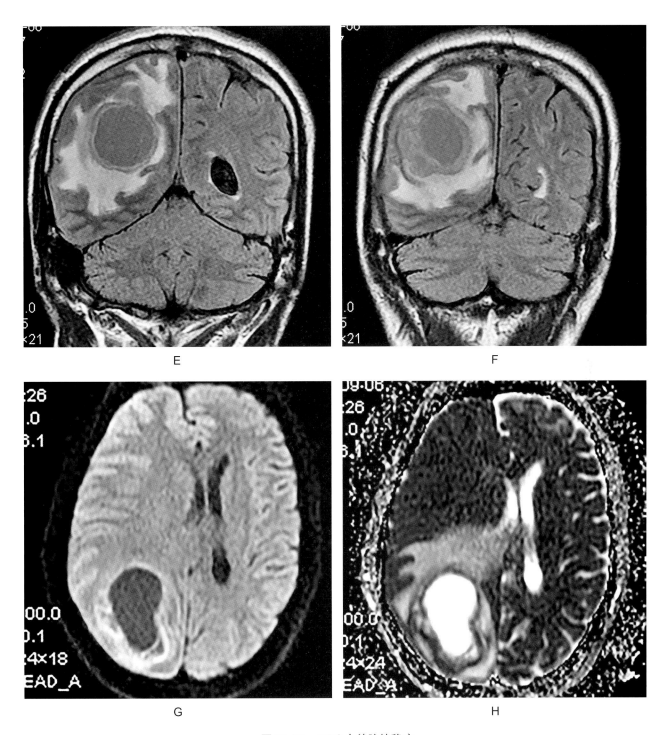

图 17-15　AIDS 合并脑转移瘤

　　头颅MRI示右顶叶巨大不规则形囊性异常信号，呈T1WI低信号、T2WI高信号，壁厚薄不均，灶周明显水肿（A～F），DWI示病灶内部信号未见增高，边缘呈高信号（G），ADC图示病灶边缘呈低值（H），提示病灶边缘弥散受限，增强扫描该灶呈边缘明显强化（I、J）。手术病理示肿瘤组织呈片巢状浸润性生长，瘤细胞胞质丰富红染，部分可见胞质内角化、胞体边界清楚，细胞核大，深染，异型性明显，病理性核分裂象易见，少数可见瘤细胞巢中央角化珠形成，部分瘤细胞有大片坏死；部分瘤细胞围绕纤维血管轴心呈乳头状增生，间质促纤维组织增生及胶质增生（K、L）。细胞免疫组化：P63（＋＋＋），CK5/6（＋＋＋），P40（＋＋＋），CK7（部分＋＋），EMA（灶区＋），Ki-67（约70%＋）。结合病理形态学改变、免疫组化结果及临床资料，该患者诊断为低分化鳞状细胞癌脑转移。CT增强扫描示右肺上叶尖段近纵隔旁一不均匀强化结节灶，呈分叶状，可见细长毛刺，气管前腔静脉后见肿大淋巴结（M、N）。

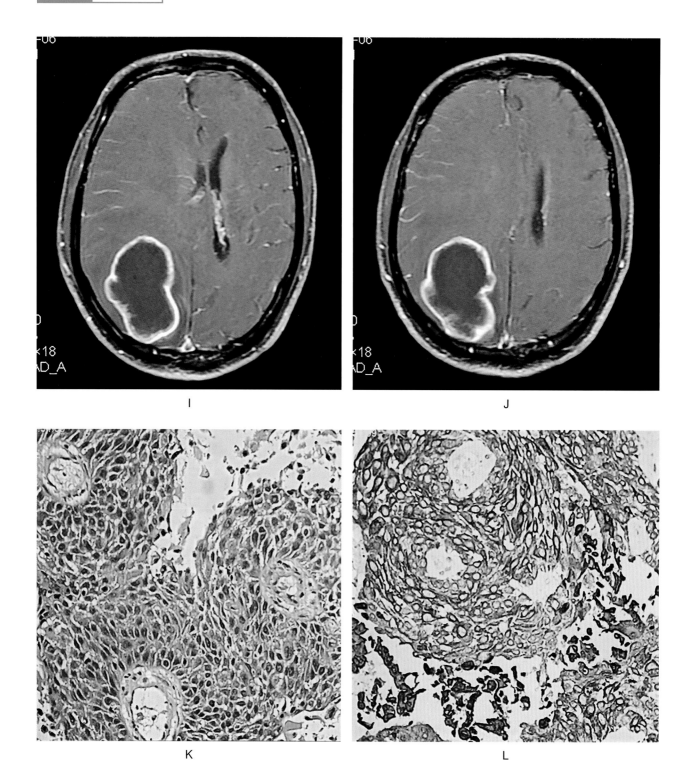

I

J

K

L

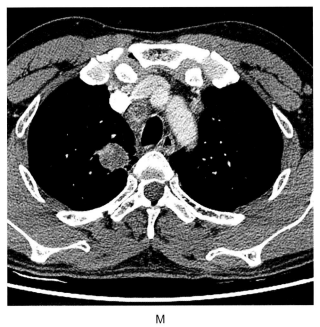

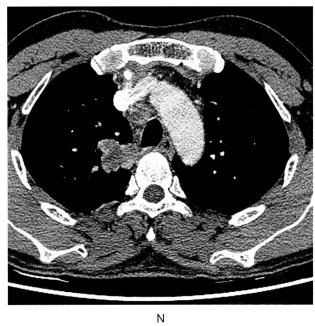

M   N

图17-15（续）

病例 17-16（图 17-16 A~H）

患者，男，47 岁。患者半月前无明显诱因出现双下肢无力，以双侧小腿、足部为主，伴浅感觉异常，诉有麻木及针刺样疼痛感，3 天前上述症状加重，出现行走不便，呈脚踩棉花感，伴双足趾活动不能。入院时体温：36.1℃，颈软，无抵抗，双下肢感觉减退，双上肢肌力正常，双下肢肌力 4 级，肌张力正常，双侧肱二、三头肌腱反射正常，双侧膝、跟腱反射未见异常，双侧 Babinski 征阴性。$CD4^+$ T 淋巴细胞计数 57/μl。诊断为 AIDS（C3）合并脊髓结核瘤。

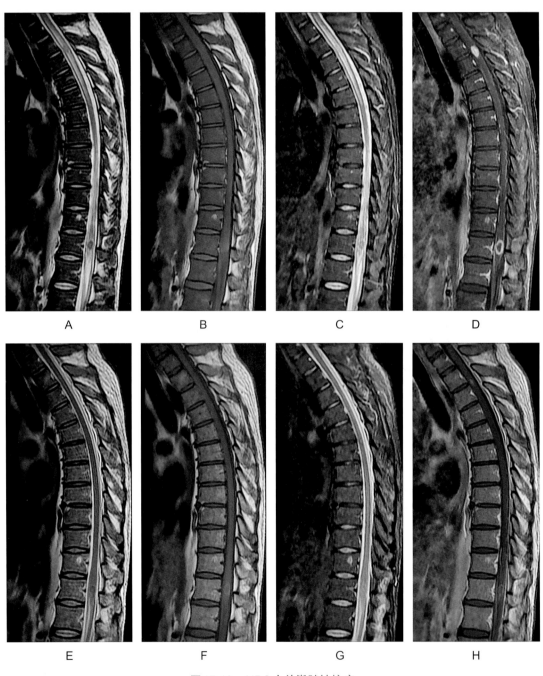

图 17-16　AIDS 合并脊髓结核瘤

胸部 MRI 示胸髓至圆锥导水管扩张，呈条片状 T2WI 高信号，局部脊髓肿胀（A），STIR 病变显示更清（C），$T_{2/3}$、T_{12} 水平胸髓内见结节状 T1WI 稍高信号、T2WI 等信号影，边界不清（A、B），矢状位增强扫描 $T_{2/3}$ 水平结节呈结节状均匀强化，边界清楚，大小约 5mm×6mm×11mm（D），T_{12} 水平结节呈环形强化，大小约 6mm×8mm×12mm（D）。抗结核治疗 1 个月后复查，脊髓肿胀明显改善，胸髓内结节灶明显缩小，强化程度减低（E~H）。

病例17-17（图17-17 A～N）

患者，男，48岁。患者5天前出现右侧手臂发麻进行性加重，为进一步治疗至我院感染科就诊，体重减轻10kg。专科检查：神清、颈软、生理反射存在，脑膜刺激征阴性。患者入院后第8天诉疼痛较前加剧，颈部活动受限，酸痛，右上肢麻木、感觉异常。入院时体温：36.5℃，入院后脑脊液生化检测：乳酸脱氢酶18U/L；腺苷脱氨酶0.6U/L；脑脊液常规检查（CSF）：白细胞总数$4×10^6$/L；脑脊液生化检测：总蛋白1085.5mg/L；葡萄糖3.0mmol/L；Cl^- 118.3mmol/L；结核分枝杆菌及利福平耐药基因快速检测均阴性，患者有肺结核病史。$CD4^+$T淋巴细胞计数58/μl。诊断为AIDS（C3）合并脑、脊髓结核瘤。

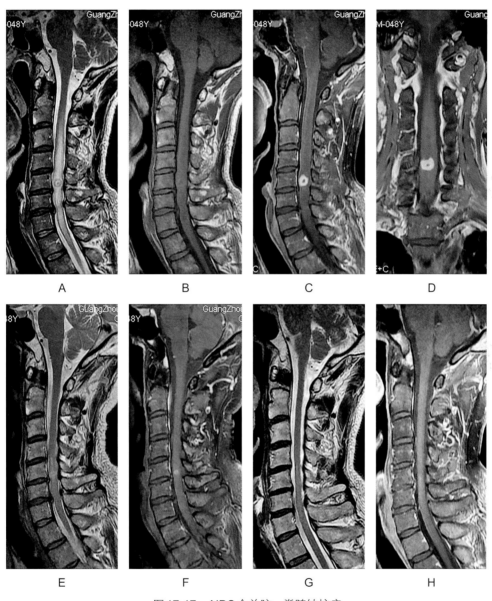

图17-17　AIDS合并脑、脊髓结核瘤

颈部MRI示颈段脊髓明显肿胀且广泛，C_5椎体水平脊髓内小结节状异常信号，呈"靶征"（A），表现为边缘呈T1WI稍高信号、T2WI低信号，中央见一T1WI/T2WI低信号"靶心"（A、B），增强扫描该灶呈环形明显强化，冠状位增强扫描显示病灶环壁较厚（D），"靶心"未见强化（C、D）。抗结核治疗2个月后复查脊髓肿胀明显改善，病灶明显缩小，"靶征"模糊（E），强化程度减低（F）；1年后复查脊髓形态正常，病灶基本消失（G、H）。同一病例，双侧顶叶皮质下亦见多发小结节状均匀强化灶（I），边缘光滑、清晰，1年后复查病灶完全消失（J）。同时该患者存在双肺结核病史，胸部CT示双肺上叶多发纤维条索灶，右肺上叶尖段巨大空洞，内见气液平面（K、L），积极抗结核治疗后1年复查，病灶较前明显吸收、减少，右肺上叶尖段空洞病变已吸收（M、N）。

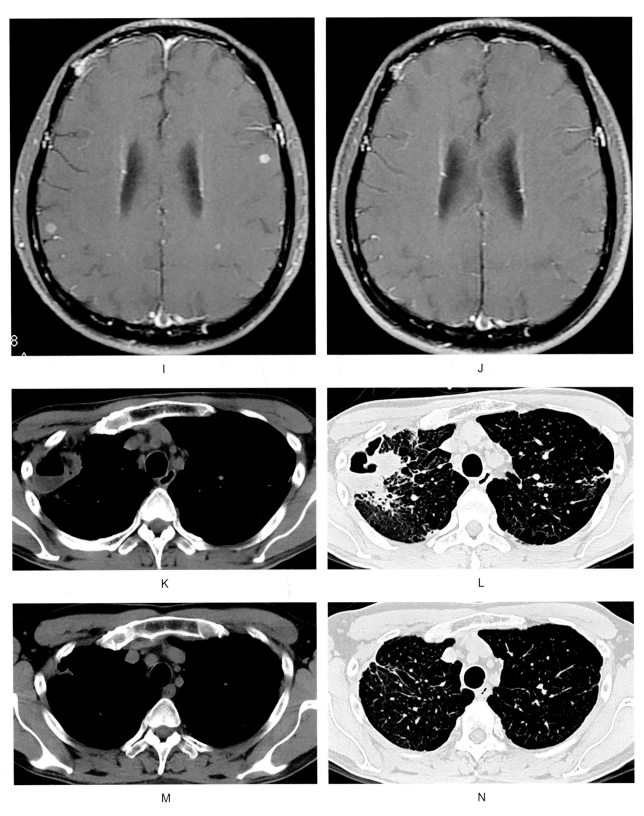

I

J

K

L

M

N

图17-17（续）

病例17-18（图17-18 A~H）

患者，男，21岁。患者于2个月余前无明显诱因感左侧胸部皮肤疼痛，为阵发性隐痛，之后患者疼痛较前缓解，但同时患者自觉左侧腰背部、左下肢麻木感明显，并伴明显乏力，无明显疼痛，直线行走时稍左倾斜，有脚踩棉花感，无视物模糊、复视，无饮水呛咳、吞咽困难，无头晕、头痛。住院期间查HIV抗体阳性，CD4$^+$ T淋巴细胞计数109/μl。脑脊液检测：总蛋白升高至715.2mg/L；氯升高至115.7mmol/L；白细胞总数升高至74×10^6/L；脑脊液梅毒三项：梅毒螺旋体抗体定量21.61COI，梅毒螺旋体抗体阳性（有反应性），非梅毒螺旋体抗体阳性（有反应性1∶4）。诊断为AIDS（C3）合并梅毒性脊髓炎。

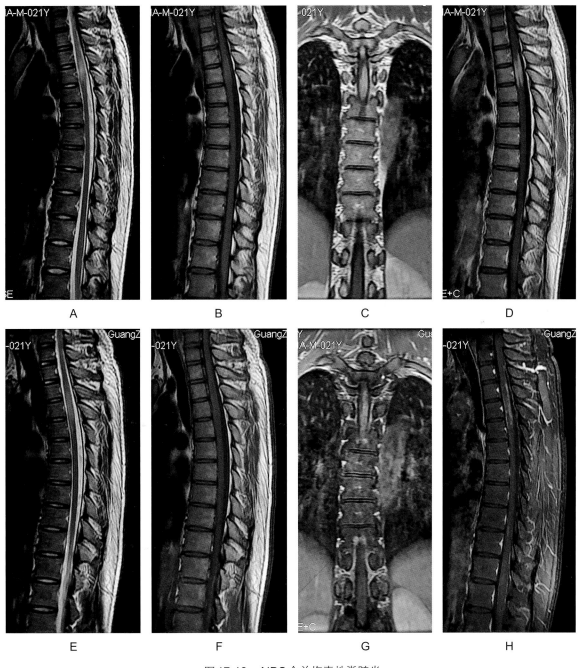

图17-18 AIDS合并梅毒性脊髓炎

胸部MRI示T$_3$~T$_5$椎水平脊髓肿胀，其内见条片状T1WI及T2WI稍高信号影，边缘模糊（A、B），冠状位及矢状位增强扫描病灶呈不均匀明显强化（C、D），经头孢曲松钠抗梅毒治疗后，1个月后复查MRI示脊髓肿胀较前改善，病灶范围较前缩小，强化程度减低（E~H）。

第18章 艾滋病
相关卡波西肉瘤的影像表现

一、概述

癌症是造成艾滋病患者死亡的一个重要原因，其中包括了艾滋病相关性肿瘤（ADC）和非艾滋病相关性肿瘤（NADC）。艾滋病相关性癌症包括Kaposi肉瘤（KS），非霍奇金淋巴瘤（NHL），与宫颈癌。

卡波西肉瘤（Kaposi's sarcoma，KS）是AIDS患者常见相关性肿瘤，表现为皮肤损害，也可累及内脏器官如淋巴结、胃肠道和肺等，内脏受累最常见的部位为淋巴结（72%），肺（51%），胃肠道（48%），肝（34%），脾（27%）。

卡波西肉瘤的组织病理学很复杂，普遍认为该肿瘤起源于内皮细胞，最大的可能是源于血管，病理以梭形细胞增生、血管瘤样结构、红细胞外渗、含铁血黄素沉积以及慢性炎性细胞浸润为主。但在疾病的不同阶段，组织病理学表现也有一定差异，KS早期由增生血管样结构构成，随病变的进展，梭形细胞逐渐增多，但无明显的异型性，罕见分裂象。

卡波西肉瘤可分为4型：经典型、非洲地方型、医源型（也称免疫抑制型）、艾滋病相关型。艾滋病相关型是HIV/AIDS患者常见肿瘤，艾滋病相关型KS可见于HIV感染的任何阶段，通常发生在较低的CD4$^+$ T淋巴细胞计数（<150~200/μl）。

患者最常见临床表现为下图的皮肤损害，可发生于身体任何部位，头、颈、躯干或四肢。皮损形态多样，多表现为斑块状、结节状或肿物块状，大小从几毫米到几厘米不等，按压无痛，表面有色素沉着，颜色从粉红到紫色、棕色和棕黑色。

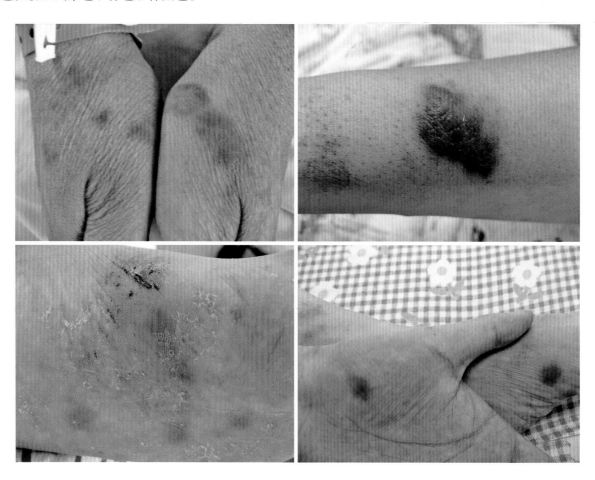

二、影像表现

患者，男，51岁。AIDS（C3）期，颜面部、躯干散在丘疹，无明显诱因出现发热，无畏寒、寒战，体温波动在37.3～38.3℃，间有咳嗽，咳白色黏痰，量少，患者上腭黏膜两侧均可见黏膜褐色血管样改变，考虑卡波西肉瘤可能，并于2019年2月22日行肺穿刺活检，肺组织病理考虑卡波西肉瘤，进一步行PET-CT检查，结果提示卡波西肉瘤多发转移。实验室检查：$CD4^+$ T淋巴细胞计数8/μl，Th/Ts 0.03。

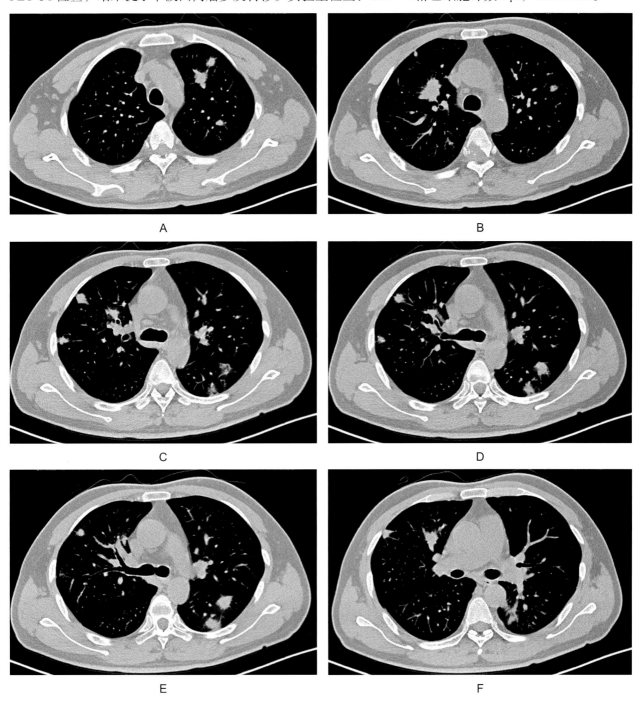

图18-1　AIDS相关卡波西肉瘤影像表现

胸部CT平扫示双肺各叶散在多发结节状、斑片状高密度影，边界欠清，病灶沿支气管血管束周围分布，大小不一（A～J）；T_6见低密度骨质破坏（K）。肺穿刺活检提示卡波西肉瘤（L）。

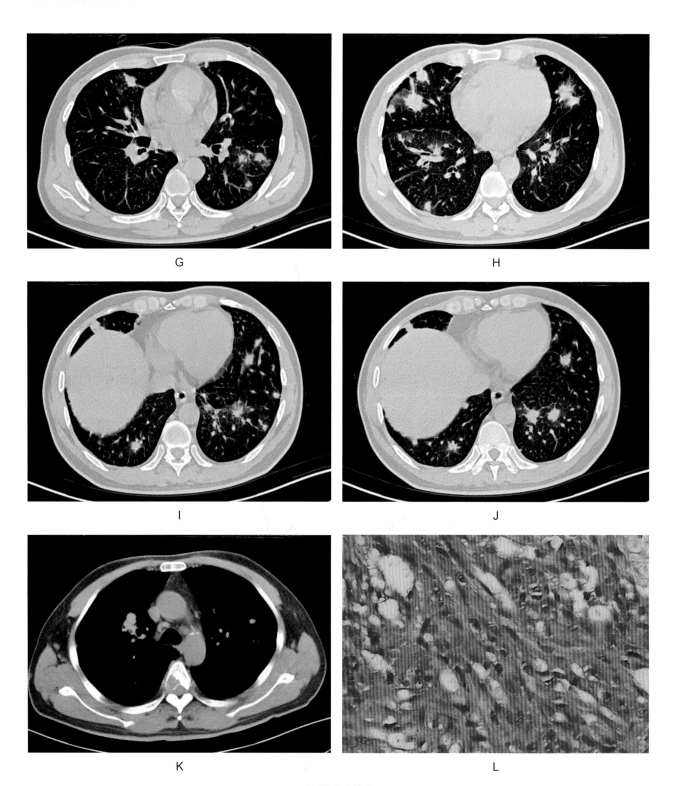

G

H

I

J

K

L

图18-1（续）

病例18-2（图18-2 A～H）

患者，男，22岁。咳嗽7个月，头痛20天，发热10天；体温最高39.5℃，双侧颌下、腋窝及腹股沟淋巴结肿大；入院首次查$CD4^+$ T淋巴细胞计数124/μl，CRP升高至78.41，ESR升高至123，CA72-4升高至3.06，LDH：300，PCT升高至4.36。

2014年8月5日组织病理活检：（右侧第1肋骨、胸壁及胸膜、右侧锁骨头、胸骨柄）及（左侧第5肋骨、左侧胸膜及胸壁）病变符合卡波西肉瘤，肿瘤细胞异型性明显增大、病理性核分裂象增多，部分侵犯骨组织。2014年7月开始HAART治疗，确诊KS后未进行化疗。

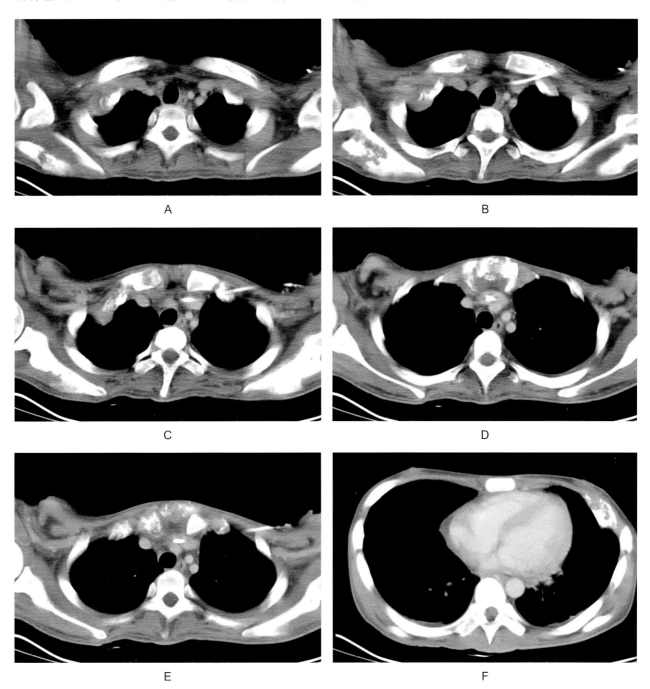

图18-2　AIDS相关卡波西肉瘤

胸腹部CT平扫示右侧第1肋骨、右侧锁骨头、胸骨柄及左侧第5肋骨、左侧胸膜及胸壁骨质缺损破坏，局部见软组织密度影（A～F），肝内多发低密度占位性病变，沿血管周围分布，大小不一（G～H）。

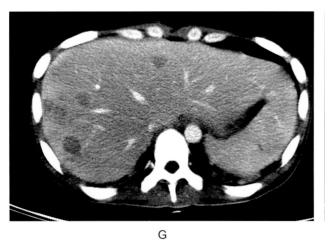

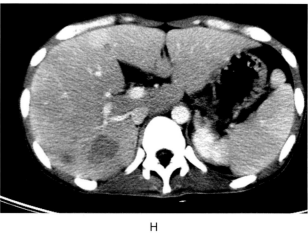

G

H

图18-2（续）

病例18-3（图18-3A～H）

　　患者，男35岁。AIDS（C3）期，因"胸闷1个月，咳嗽、发热2周"入院；干咳为主，咳少量白色稀痰，伴发热，体温在37～38℃。双侧腹股沟、锁骨上可触及数粒蚕豆大小的淋巴结。实验室检查：CD4$^+$T淋巴细胞计数15/μl；CD4$^+$/CD8$^+$ 0.02；WBC 1.59×10^9/L；NEU：0.85×10^9/L；RBC：3.16×10^{12}/L；ESR：10mm/h。皮肤病理活检，卡波西肉瘤。

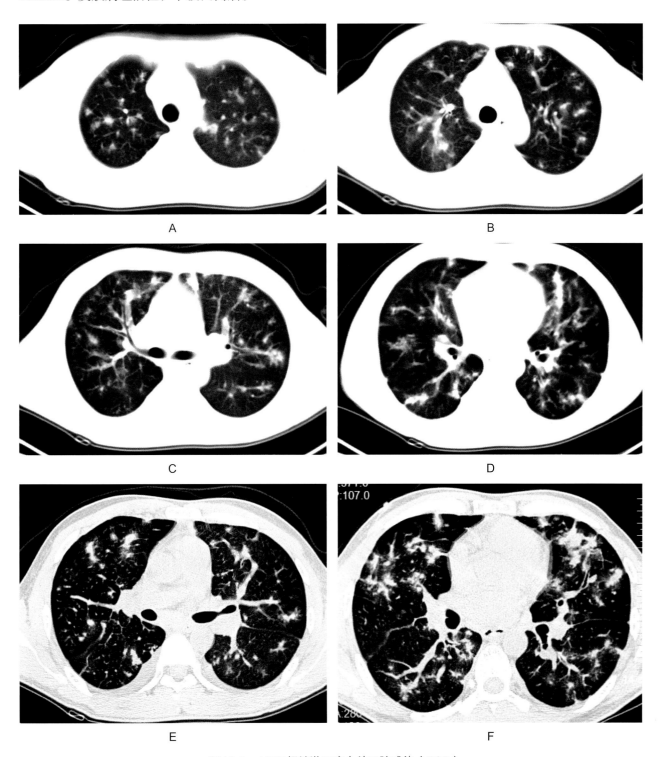

图18-3　AIDS相关淋巴瘤合并双肺感染（PCP）

胸部CT平扫示双肺纹理增多、增粗，可见弥漫分布结节状、团片状高密度影，边界欠清（A～H）。

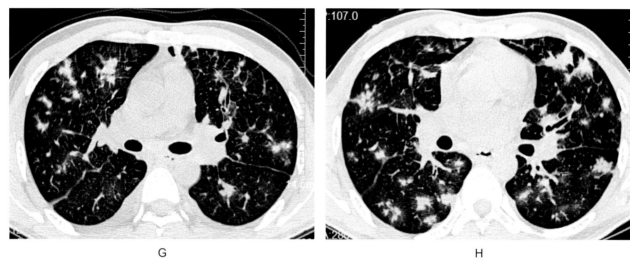

G   H

图 18-3（续）

三、影像特点

1. 皮肤黏膜表现　皮损形态多样，多表现为斑块状、结节状或肿物块状，大小从几毫米到几厘米不等，按压无痛，表面有色素沉着，颜色从粉红到紫色、棕色和棕黑色。

2. 肺部表现　卡波西肉瘤倾向在支气管周围和血管周围间隙生长，影像表现有一定特征性。肺部影像可见小叶间隔增厚，以多发结节灶为主，结节灶沿肺支气管血管周围分布（火焰状病变）、结节周围可以有磨玻璃影（"晕征"），并可见淋巴结肿大（如腋下，纵隔，肺门）、胸腔积液、心包积液；累及肝实质呈多发低密度占位，可见病灶沿肝血管走行。艾滋病相关KS，淋巴结密度多较均匀，淋巴结少见液化坏死。

3. 骨骼及软组织表现　主要为股骨、骨盆、脊柱或颅骨侵袭性、溶骨性骨质破坏及软组织肿块，软组织病变范围明显大于骨质破坏范围，骨膜反应罕见。侵及髂骨及髋关节，可产生不规则低密度骨质破坏区，可伴软组织肿块。

四、鉴别诊断

卡波西肉瘤肺部影像需与各种结节状病变相鉴别，如淋巴瘤、肺癌、其他真菌感染等，其典型皮肤黏膜表现及病灶分布特点均有助鉴别诊断。

1. 淋巴瘤　肺内结节、肺内渗出性病变、胸腔积液多见，肺内肿块少见，偶见胸壁肿块和溶骨性骨破坏。淋巴结肿大在KS和淋巴瘤均可见，但淋巴瘤患者淋巴结肿大较卡波西肉瘤更为明显，且可合并淋巴结坏死，卡波西肉瘤淋巴结密度多较均匀，淋巴结少见液化坏死。

2. 肺癌　肺癌CT影像常见实性肿物或结节灶，结节灶多表现为单发，合并肺内转移时，需与卡波西肉瘤鉴别，前者胸膜受侵及淋巴结肿大较具特征性，胸膜明显增厚且合并肿块时需考虑肺癌可能。且肺癌转移灶多呈随机性分布，无卡波西肉瘤结节灶沿肺支气管血管周围分布特点。

3. 隐球菌感染　结节灶多单发或多发，肺内结节灶明显少于卡波西肉瘤，结节灶常见空洞，患者常合并脑膜炎。

第19章　艾滋病合并感染性主动脉瘤

一、概述

感染性主动脉瘤（Mycotic aneurysm，MA）是一种罕见的、难治性的主动脉瘤类型，其最早由 William Osler 于 1885 年应用 "Mycotic aneurysm" 一词来描述感染性主动脉瘤。MA 作为一种罕见的疾病，目前仍有许多有待证实的发病因素，如发病机制、危险因素尚未完全阐明，国际诊断标准、人群流行病学资料缺乏，仍有待多中心多样本资料进一步探索研究。

目前研究发现其发病主要病因是病原微生物的侵袭力在感染性主动脉瘤的发病中起到了决定性的作用。导致感染性主动脉瘤的病原微生物中均有毒力强，不易被抗生素控制的细菌。

感染性主动脉瘤的发病率占所有主动脉动脉瘤为 0.7%～2.6%，感染性主动脉瘤发生的主要原因：①继发于细菌性心内膜炎的菌栓脱落，栓塞了主动脉的滋养血管；②病原微生物感染病变的动脉内膜；③菌群感染已存在的动脉瘤形成继发感染；④操作不当造成动脉管壁的损伤，直接带入病原菌形成直接感染。其中第 2、第 3 种可能为最为常见感染原因。

主动脉是人体中循环系统重要的部分之一，正常人群很少受到病原微生物的侵袭。约 70% 感染性主动脉瘤的患者往往存在不同类型的免疫抑制因素或免疫抑制相关疾病，如糖尿病、糖皮质激素的应用、慢性肾衰竭、恶性肿瘤、AIDS 等。近年来，随着 AIDS 患者发病人数不断增多，在 AIDS 患者中出现感染性主动脉瘤患者病例在增多，一般认为正常免疫力人群中发生直径小于 5cm 的腹主动脉瘤是安全的，可暂不需要外科干预，而对于感染性主动脉瘤，当直径达到 3cm 时，随时可以发生破裂，破裂率高达 42.9%～89.5%。

感染性主动脉瘤的明确诊断可以通过以下几个方面检查确诊：①影像学表现存在主动脉瘤，如彩色多普勒超声 US，CT 血管造影 CTA，磁共振血管造影 MRA，数字减影血管造影 DSA 等；②有感染性菌血症表现，如发热、白细胞增高、CRP 增高等；③术中观察到主动脉瘤周围的脓性分泌物等；④动脉瘤壁或周围组织培养阳性等可确诊。

感染性主动脉瘤有特殊的影像学表现：瘤体形态多为囊状动脉瘤，多呈分叶状改变，通常会在主动脉瘤旁出现肿块、液性暗区等表现，如果出现邻近椎体的破坏、腰大肌脓肿或在主动脉瘤周围出现气体，均高度怀疑感染性主动脉瘤。

二、影像表现

病例 19-1（图 19-1 A～L）

患者，男，69岁。20天前无明显诱因呼吸困难，伴胸闷、头晕、头痛，无明显畏寒，无咳嗽、咳痰，无咽痛；半月前发现血压升高，最高达235/141mmHg（1mmHg＝0.133kPa）。入院体温36.9℃。咽部轻度充血，双侧扁桃体无肿大。双肺呼吸音减弱，未闻及干、湿性啰音。全身浅表淋巴结无肿大。CD4$^+$ T淋巴细胞计数122/μl。诊断为AIDS（C3）合并腹主动脉假性动脉瘤（感染性腹主动脉瘤）。

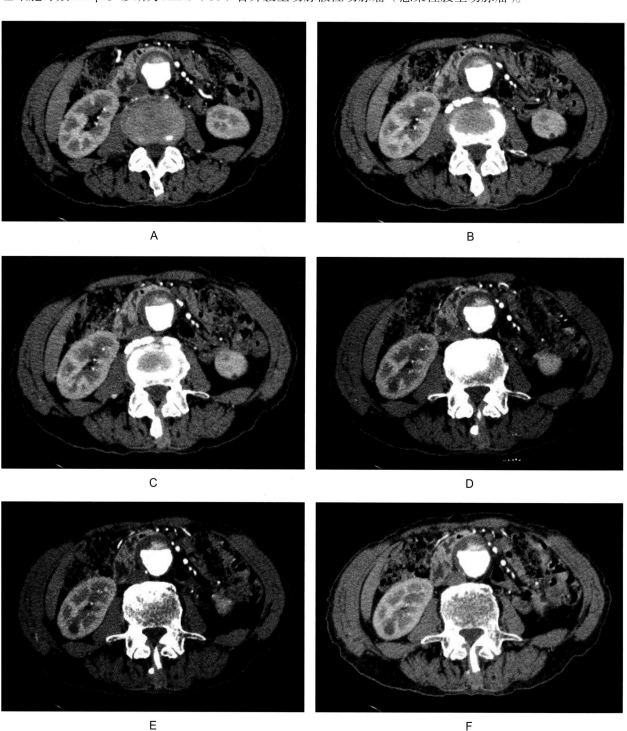

A

B

C

D

E

F

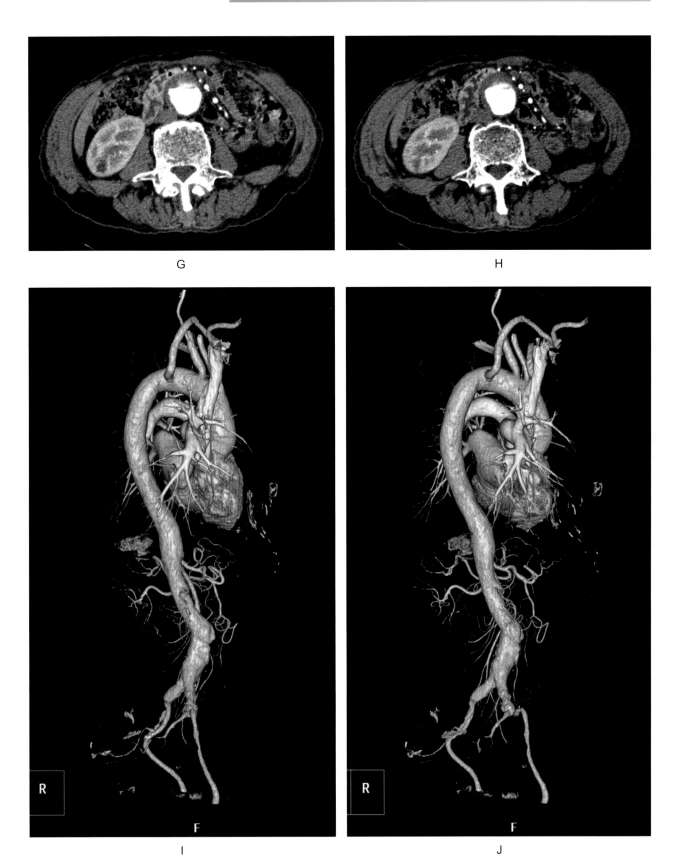

图 19-1 感染性腹主动脉瘤

CTA示腹主动脉瘤呈多发囊样扩张，瘤周可见软组织肿块影，周围肠管受压改变（A～L）。

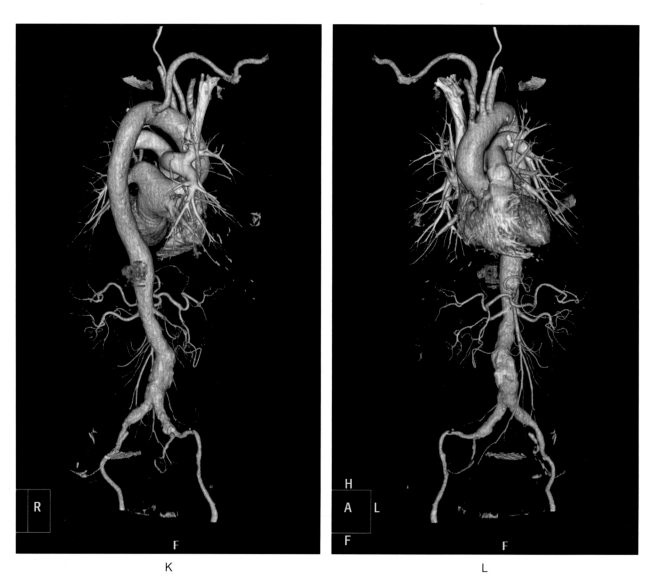

K

L

图 19-1（续）

病例19-2（图19-2 A～D）

患者，男，63岁。反复发热、咳嗽2个月余，加重伴气促3天。无明显畏寒，无咳嗽、咳痰，无咽痛。血压123/66mmHg。入院体温37.7℃。双肺呼吸音减弱，未闻及干、湿性啰音。全身浅表淋巴结无肿大。CD4$^+$ T淋巴细胞计数28/μl。诊断为AIDS（C3）合并腹主动脉假性动脉瘤（感染性腹主动脉瘤）。

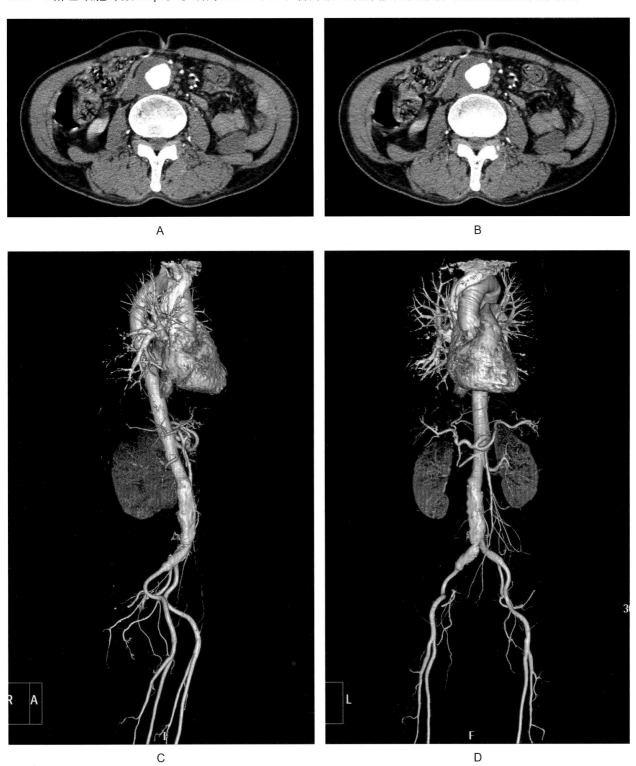

A

B

C

D

图19-2　感染性腹主动脉瘤

CTA示腹主动脉瘤呈多发囊样扩张，瘤周可见软组织肿块影（A～D）。

病例 19-3（图 19-3A～F）

　　患者，男，46岁。腹痛、腹胀半月余，无明显畏寒，无咳嗽、咳痰，无咽痛。血压 154/108mmHg。入院体温 41℃。双肺呼吸音清，未闻及干、湿性啰音。全身浅表淋巴结无肿大。CD4$^+$ T 淋巴细胞计数 375/μl。诊断为 AIDS（C3）合并腹主动脉假性动脉瘤（感染性腹主动脉瘤）。

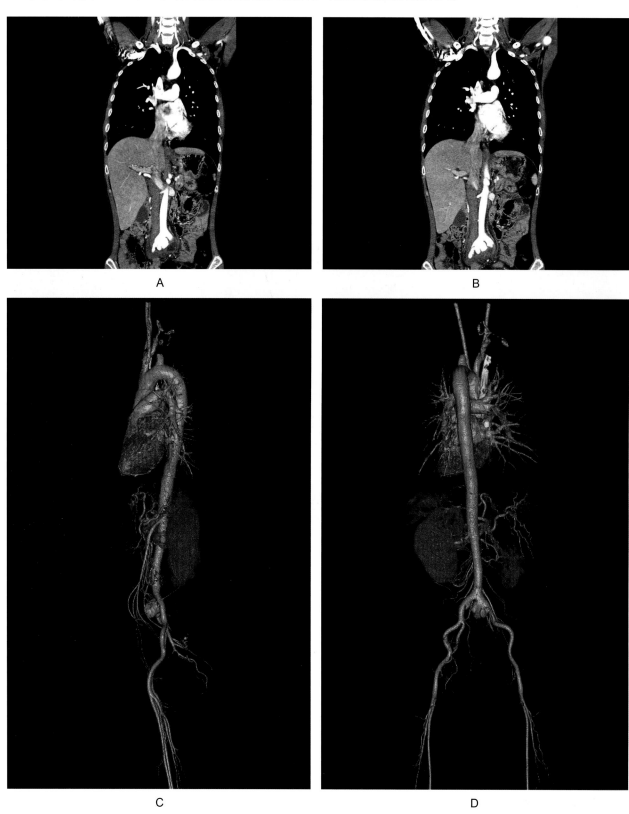

A

B

C

D

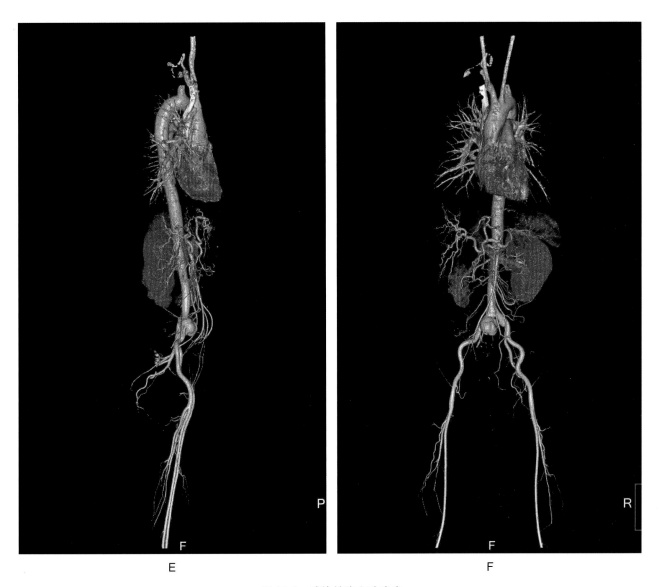

E

F

图 19-3　感染性腹主动脉瘤

CTA示腹主动脉瘤呈多发囊样扩张，瘤周可见软组织肿块影，周围肠管受压改变（A～F）。

病例 19-4（图 19-4A～F）

患者，男，54岁。气促2月余，加重1周入院。无明显畏寒，无咳嗽、咳痰，无咽痛。血压123/66mmHg。入院体温37.7℃。双肺呼吸音减弱，未闻及干、湿性啰音。全身浅表淋巴结无肿大。CD4$^+$T淋巴细胞计数271/μl。诊断为AIDS（C3）合并腹主动脉假性动脉瘤（感染性腹主动脉瘤）。

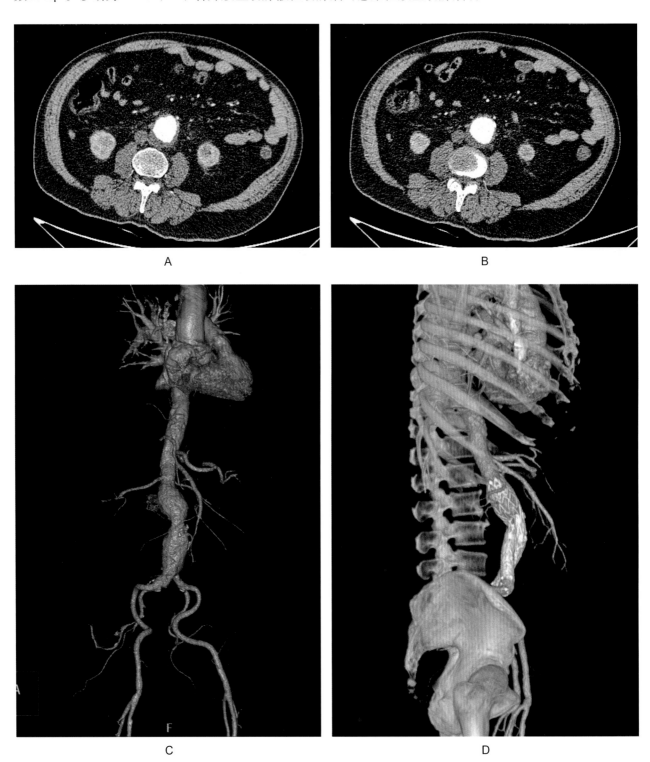

图19-4　感染性腹主动脉瘤

CTA示腹主动脉瘤呈多发囊样扩张（图A～C），覆膜支架植入后动脉瘤消失（图D～F）。

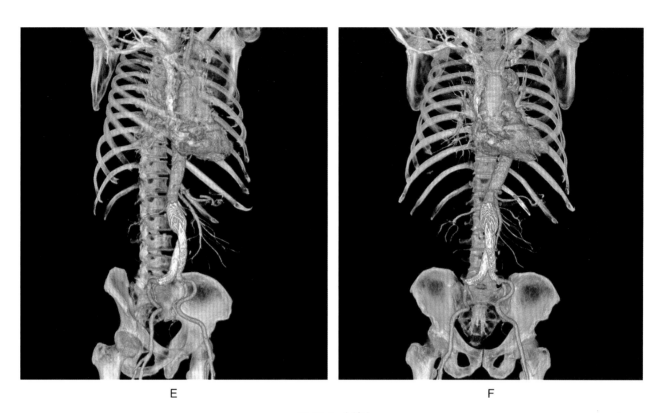

E　　　　　　　　　　　　　　　F

图19-4　（续）

第20章　艾滋病合并恶性肿瘤的影像表现

一、概述

艾滋病即获得性免疫缺陷综合征（Acquired immune deficiency syndrome，AIDS），因艾滋病病毒攻击其免疫系统，免疫功能降低，使其罹患各种恶性肿瘤的风险明显增加。艾滋病合并恶性肿瘤，可以分为艾滋病定义的肿瘤（AIDS-defining cancers；ADCs），即艾滋病相关性肿瘤（AIDS-related cancers）；和非艾滋病定义的肿瘤（non-AIDS-defining cancers；NADCs），即非艾滋病相关性肿瘤（non-AIDS-related cancers）。艾滋病相关性肿瘤包括：卡波西肉瘤（Kaposi's sarcoma，KS）、非霍奇金淋巴瘤（non Hodgkin's lymphoma，NHL）及浸润性宫颈癌（invasive cervical cancer），在亚洲以外的地区的艾滋病患者中发病率明显增高，美国疾病控制预防中心已将其命名为艾滋病相关性肿瘤。随着高效抗反转录病毒治疗（High Active Antiretroviral Therapy，HAART）的广泛应用及其疗效的不断提高，HIV/AIDS患者的生存期明显延长，艾滋病相关性的肿瘤：卡波西肉瘤和非霍奇金淋巴瘤的发病率出现降低，而非艾滋病相关性肿瘤的发病率出现升高，占艾滋病恶性肿瘤的比例不断上升，艾滋病合并恶性肿瘤已成为艾滋病患者死亡的重要病因之一。

二、艾滋病相关性肿瘤

艾滋病相关性肿瘤在我国以非霍奇金淋巴瘤、浸润性子宫颈癌常见，占艾滋病相关性肿瘤的65.1%，而在欧美地区以卡波西肉瘤、非霍奇金淋巴瘤和浸润性子宫颈癌常见，占艾滋病相关性肿瘤的50%。在艾滋病患者中的各个系统都可能发生恶性肿瘤，与非艾滋病患者合并恶性肿瘤相比，艾滋病相关性肿瘤的发生概率明显高于非艾滋病相关性肿瘤。HIV感染后，进入AIDS阶段的患者，因为HIV攻击$CD4^+$ T淋巴细胞，造成$CD4^+$ T淋巴细胞计数明显减少，细胞免疫功能明显减低，免疫力下降是HIV/AIDS更易发生恶性肿瘤的主要原因。但是目前国内引用的关于艾滋病合并恶性肿瘤的发病资料主要以国外的数据为主，另外国内资料样本量多比较小，缺乏可比性及科学性，为此广州市第八人民医院进行了一些大样本的临床研究，部分统计资料如下：2010年1月至2016年7月AIDS住院患者有7545人，共计住院11 000人次，确诊恶性肿瘤305人，发生率为4.04%。非艾滋病相关性肿瘤的发生率为1.35%，其中卡波西肉瘤（KS）25人，发生率为0.33%；非霍奇金淋巴瘤（NHL）55人，发生率为0.73%；宫颈癌22人，发生率为0.29%，艾滋病患者住院治疗以合并机会性感染为主，肿瘤的发生率还比较低。

1. 卡波肉瘤　KS是最常见的艾滋病相关性肿瘤之一，属于全身性多发性恶性肿瘤，KS是一种软组织多发性色素性血管肉瘤样病变，以血管非正常增生并发展为皮肤和内脏损害为病理特征，最常累及的部位是皮肤、黏膜、淋巴系统以及内脏——胃肠道是其好发部位。KS在我国新疆地区多发，KS分为4型：经典型、继发性免疫抑制型、非洲型、HIV相关型，HIV相关性KS可见于HIV感染的任何阶段，通常发生在$CD4^+$ T淋巴细胞计数＜100 /μl 时。HIV相关性KS多首发于四肢，多为皮肤病变，皮损主要表现为暗红或者紫黑色的丘疹斑块。在HIV感染者中，KS最常发生在同性恋或双性恋男性，89%的KS病例发生在男男性行为者（MSM），KS与感染人类疱疹病毒8型（HHV-8）相关，该病毒可经性途径或通过血液、唾液传播，HHV-8也被称为KS-相关疱疹病毒（KSHV），HHV-8在HIV阳性患者中感染率较高。在皮肤及黏膜损害之后，发生内脏累及最常见，主要损害肠道，一般表现为节段性和弥漫性肠壁增厚，肿瘤沿浸润脏器的血管分布，局部淋巴结受累反应性增大。然后是累及肺部，主要损害支气管血管、小叶间隔及胸膜等间质组织病浸润相邻肺实质，肺KS预示着预后不良；肝脏、心包及肾上腺亦可见受累。

2. 非霍奇金淋巴瘤　淋巴瘤是起源于淋巴系统的恶性肿瘤，侵袭性高。国外文献报道艾滋病合并非霍奇金淋巴瘤发病率仅次于KS，我院的研究结果显示NHL的发病率高于KS。NHL其中危险性最高的类型是侵袭性B细胞NHL，NHL是一种起源于淋巴造血系统的恶性肿瘤，主要是B细胞来源，其中大多数为高度恶性淋巴瘤（Burkitt淋巴瘤）和中度恶性淋巴瘤（弥漫性大B细胞淋巴瘤），两者占90%，低度恶性淋巴瘤少见。NHL是免疫严重抑制的标志，NHL通常发生在CD4$^+$T淋巴细胞计数在100～200μl时，艾滋病相关淋巴瘤（ARL）的病因和发病机制至今不明，EB病毒（EBV）与大多数艾滋病NHL的发生有关联，大约60%的艾滋病相关淋巴瘤是弥漫性大B细胞淋巴瘤（diffuse large-cell lymphomas），通常发生在AIDS晚期和出现结外淋巴结受侵，大约40%的NHL为伯基特淋巴瘤（Burkitt's lymphoma），HAART开展以后，NHL发生率出现下降。其临床表现因组织类型不同而表现多种多样，主要与受累部位有关，主要症状是淋巴结肿大，淋巴瘤成坚硬、固定、无痛性肿块。淋巴瘤分为淋巴结内病变、结外病变、结内伴结外病变，大部分淋巴瘤以结外累及常见，如累及头颅、胃肠道、肝脏、肺等；广泛累及淋巴结及淋巴结以外器官，淋巴结外病变发生率高、且常多脏器受累是其影像学特点，艾滋病相关淋巴瘤的影像表现与病理符合度高，但确诊仍需结合其病理结果。

3. 浸润性宫颈癌 艾滋病合并子宫颈癌在艾滋病的女性患者中居第一位肿瘤，在细胞免疫受损之后，主要是宫颈上皮内肿瘤和浸润性癌的危险性明显增加，北美多中心前瞻性研究结果表明，在HIV阳性的妇女当中宫颈癌的发病率增高，浸润性宫颈癌已定义为艾滋病的指征性疾病之一，主要是由人乳头瘤病毒（HPV）引起，初次性交年龄过早、疱疹Ⅱ型病毒感染、性生活紊乱、早婚早育都与宫颈癌的发生有关。临床主要表现为异常阴道出血和宫颈肿块，确诊主要依赖临床及病理诊断。

三、非艾滋病相关性肿瘤

文献报道非艾滋病相关性肿瘤主要包括肺癌、肝癌、肛门癌、皮肤癌、结肠直肠癌、霍奇金淋巴瘤等；广州市第八人民医院非艾滋病相关性肿瘤的统计资料主要包括（按发病率的高低排列）：肝癌、霍奇金淋巴瘤、肺癌、结肠直肠癌、乳腺癌、胃癌、鼻咽癌、白血病、食管癌、脑肿瘤、卵巢癌等，非艾滋病相关性肿瘤发生率为2.69%。

1. 肝癌 肝癌（hepatocelluar carinoma，HCC）是有肝细胞异常分化的细胞组成的恶性肿瘤，是最常见的原发性癌。原发性肝癌是世界上最常见的恶性肿瘤之一，我国每年约22万人死于肝癌；80%以上的肝癌发生在肝硬化基础上，主要原因是乙型肝炎病毒（HBV）或丙型肝炎病毒HCV）慢性感染。研究表明，艾滋病病毒（HIV）与乙型肝炎病毒（HBV）、丙型肝炎病毒（HCV）感染是世界性的重要公共卫生问题，其混合感染的发生率极高。HIV感染可导致免疫抑制，加速HBV、HCV发展为慢性肝病、肝硬化及原发性肝癌。在HIV/AIDS的患者中肝癌是最常见的非艾滋病诱发恶性肿瘤非艾滋病相关性肿瘤之一。

2. 霍奇金淋巴瘤 霍奇金淋巴瘤（Hodgkin，s lymphoma，HL）是常见的非艾滋病相关性肿瘤之一。艾滋病合并HL的发病率较非艾滋病患者高，临床发现几乎所有患者EB病毒呈阳性。病变首先累及单一淋巴结或一组淋巴结，并随淋巴系统逐渐扩散，累及结外组织，常见受累部位以骨髓受累多见，其次分别为肝脏、脾脏以及消化道。临床以颈部及锁骨上窝淋巴结肿大多见。

3. 肺癌 艾滋病患者年龄的增加、长期吸烟、CD4$^+$T淋巴细胞计数减低、肺部的反复的感染等与肺癌发生有关。因艾滋病患者免疫力极低，更易合并各种机会性感染，如肺结核、肺部真菌感染、胸腔积液、淋巴结肿大等，肺内出现阳性表现常常首先考虑为机会性感染，因为机会性感染的发病率远远高于肺癌的发病率，以至于肺癌容易低估或误诊；AIDS合并肺癌CT多表现为周围型肿块，邻近肺野及胸膜常引起继发反应性改变，多合并纵隔及肺门淋巴结肿大和胸腔积液。

4. 艾滋病合并其他非常见恶性肿瘤 随着HARRT的广泛开展，非艾滋病相关性肿瘤的发病率逐年增高，各个系统的恶性肿瘤均可发生；近年非艾滋病相关性肿瘤的报道逐年增多，目前文献报道的非艾滋病相关性肿瘤还有胆管细胞癌、胆囊癌、甲状腺癌、肾癌、舌癌、膀胱癌等；广州市第八人民医院非艾滋病相关性肿瘤统计资料显示的其他非常见恶性肿瘤病种多达20多种。

四、影像表现

病例20-1（图20-1 A～F）

患者，男，70岁。乏力、食欲减退、咳嗽、咳痰半年余，腹痛1个月余。体温37.3℃，血压121/61mmHg，$CD4^+$ T淋巴细胞计数455/μl，$CD4^+$/$CD8^+$ 0.72，CT诊断为AIDS合并肝右叶巨块型肝癌。手术标本病理诊断：中低分化肝细胞癌合并中低分化胆管细胞癌。临床诊断为AIDS合并肝细胞、胆管细胞癌。

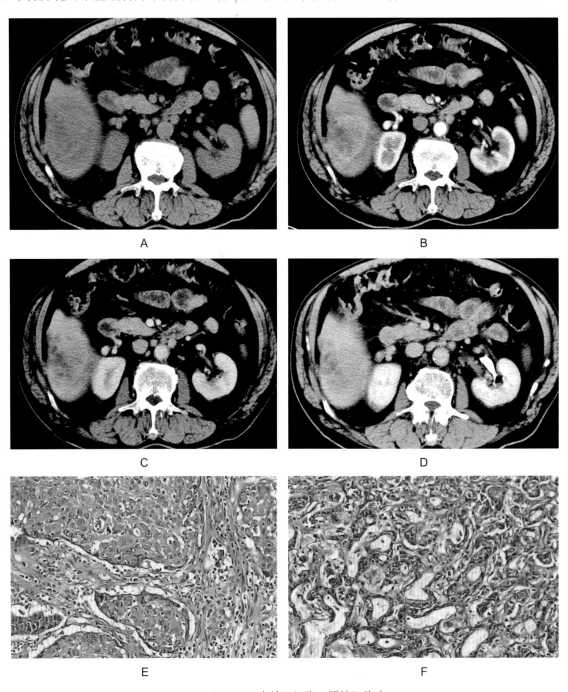

图20-1　AIDS合并肝细胞、胆管细胞癌

上腹部CT平扫肝S6段可见一团块状低密度占位性病变，边界不清，病变范围约为68mm×64mm（A），增强扫描动脉期病灶明显强化（B），门脉期及延迟扫描病灶密度减低（C、D）。术后病理：肝细胞癌组织呈巢团状排列（E）（×200），胆管细胞癌组织呈不规则小腺管样、筛状结构，部分腺腔内或腺管周围有黏液分泌（F）（×200）。病理诊断为中低分化肝细胞癌合并中低分化胆管细胞癌。

病例20-2（图20-2A~F）

患者，男，65岁。发现肝内占位3天。体温36.6℃，血压135/72mmHg，CD4$^+$T淋巴细胞计数533/μl，CD4$^+$/CD8$^+$ 0.28，CT诊断为AIDS合并肝右叶结节型肝癌。手术标本病理诊断：中分化肝细胞癌。临床诊断为AIDS合并肝细胞癌。

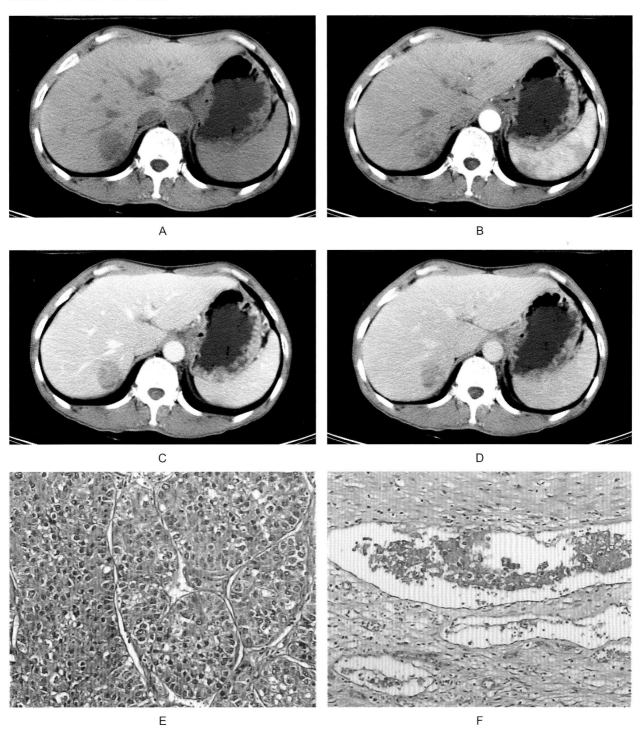

A

B

C

D

E

F

图20-2　AIDS合并肝细胞癌

上腹部CT平扫肝S6段可见一结节状低密度占位性病变，边界不清，病变范围约为30mm×28mm（A），增强扫描动脉期病灶明显强化（B），门脉期及延迟扫描病灶密度减低（C、D）。术后病理：肝细胞癌组织呈梁索状、片巢状排列，间隔血窦（E）（×200）。脉管内癌栓（肝细胞癌组织）（F）（×200）。病理诊断为中分化肝细胞癌。

病例20-3（图20-3A～F）

患者，男，47岁。反复右上腹胀痛1个月。体温36.9℃，血压128/68mmHg，CD4$^+$ T淋巴细胞计数203/μl，CD4$^+$/CD8$^+$ 0.23，CT诊断为AIDS合并肝左叶结节型肝癌。手术标本病理诊断：中分化肝细胞癌。临床诊断为AIDS合并肝细胞癌。

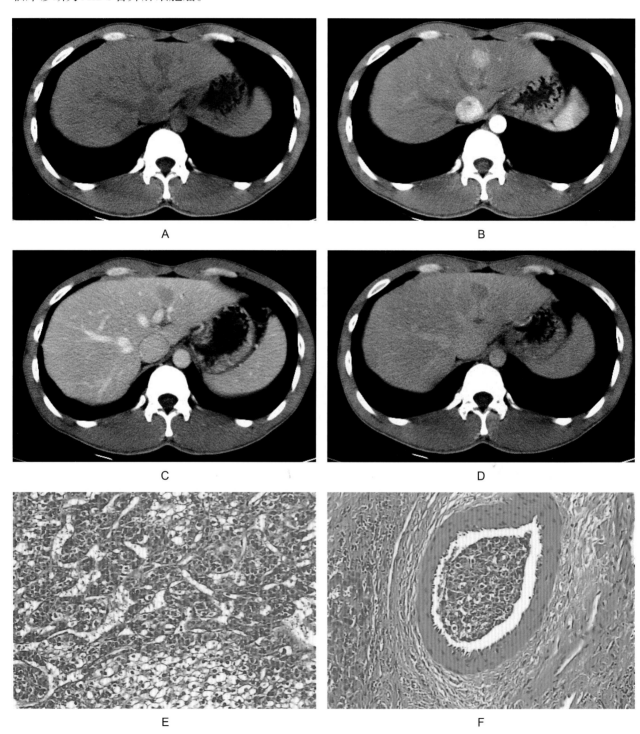

图20-3　AIDS合并肝细胞癌

上腹部CT平扫肝S2段可见一结节状低密度占位性病变，边界不清，病变范围约为35mm×33mm（A），增强扫描动脉期病灶明显强化（B），门脉期及延迟扫描病灶密度减低（C、D）。术后病理：肝细胞癌组织呈梁索状、片巢状排列，间隔血窦，癌细胞胞质丰富，红染或透亮（E）（×200）。脉管内癌栓（肝细胞癌组织）（F）（×200）。病理诊断为中分化肝细胞癌。

病例20-4（图20-4A～F）

患者，男，43岁。发现肝右叶占位性病变。体温36.6℃，血压125/65mmHg，CD4$^+$ T淋巴细胞计数350/μl，CD4$^+$/CD8$^+$ 0.41，CT诊断为AIDS合并肝右叶巨块型肝癌。手术标本病理诊断：中分化肝细胞癌。临床诊断为AIDS合并肝细胞癌。

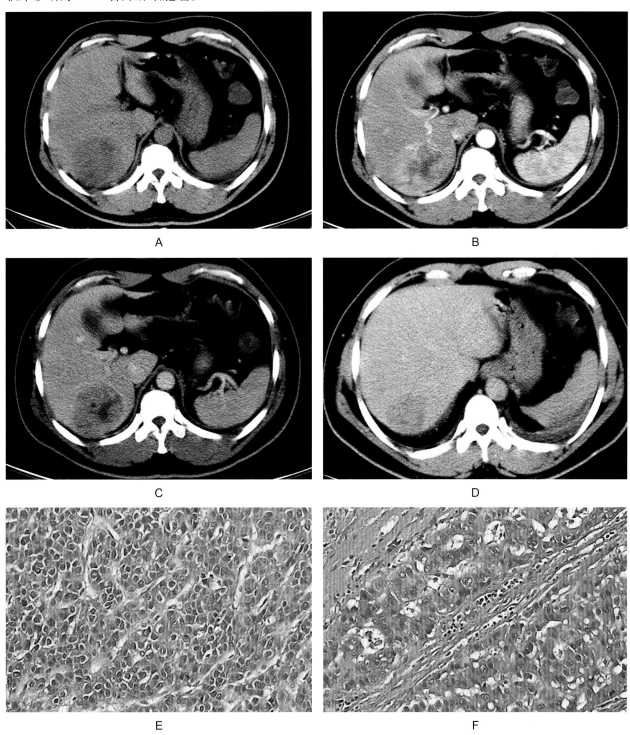

图20-4　AIDS合并肝细胞癌

上腹部CT平扫肝S6段可见一团块状低密度占位性病变，边界不清，病变范围约为63mm×60mm（A），增强扫描动脉期病灶明显强化（B），门脉期及延迟扫描病灶密度减低（C、D）。术后病理：肝细胞癌组织呈梁索状、片巢状排列，间隔血窦（E）（×200）。肝细胞癌组织呈梁索状、假腺样排列，局部侵犯被膜（F）（×200）。病理诊断为中分化肝细胞癌。

病例20-5（图20-5A～I）

　　患者，男，47岁。反复咳嗽、咳痰，曾发热1次，测体温39.0℃，近期消瘦明显。CD4$^+$ T淋巴细胞计数359/μl，CD4$^+$/CD8$^+$ 0.47。行CT定位下胸部穿刺活检，组织病理诊断为肺腺癌。临床诊断为AIDS合并肺腺癌。

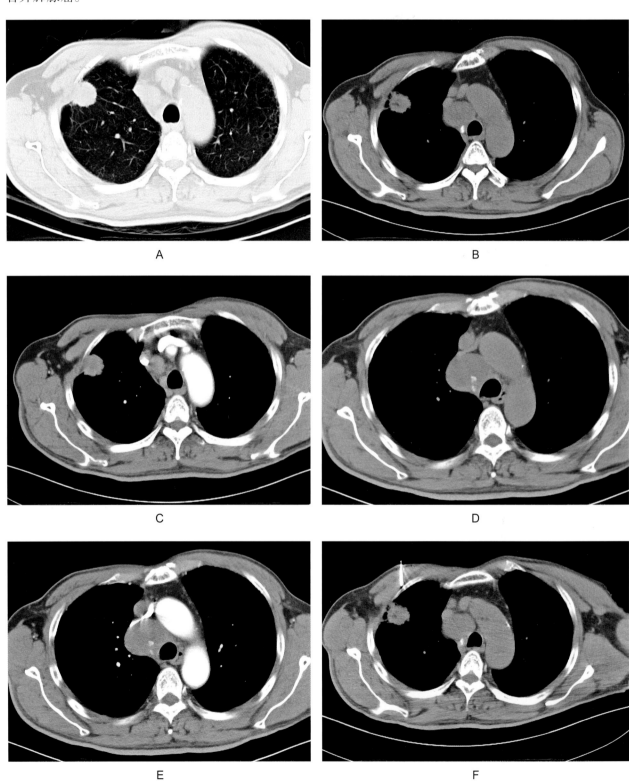

A

B

C

D

E

F

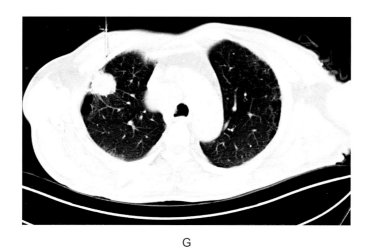

G

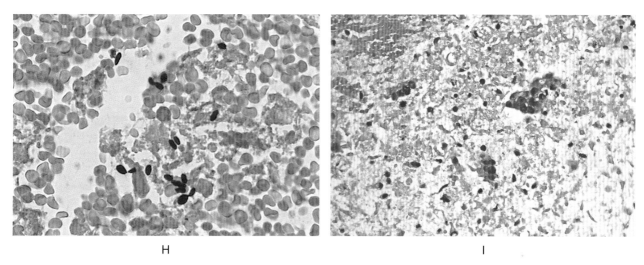

H   I

图20-5　AIDS合并肺腺癌

　　胸部CT示右肺上叶尖、前段一团块影，边缘短小毛刺征（A、B），增强后可见轻中度不均匀强化（C），邻近胸膜稍增厚、粘连；纵隔内见多发肿大淋巴结（D），较大者约48mm×36mm，增强扫描可见强化（E）。送检穿刺组织镜下绝大部分为凝血组织，其内散在少数呈单个或小巢团状或不规则小腺管状排列的异型上皮细胞团，细胞排列极向较紊乱，核大深染、核形不规则、核仁明显，胞质红染（H、I）。

病例20-6（图20-6A～H）

患者，男，54岁。患者于半年前无明显诱因出现胸痛，有向肩背部放射，疼痛性质不详，咳嗽，咳嗽无时间规律，伴咳少量稀白痰，间有夜间低热（峰值不详），近半月来胸痛症状明显加重，自服止痛药物可稍缓解（具体药物不详），伴咳血痰。CD4$^+$ T淋巴细胞计数143/μl，CD4$^+$/CD8$^+$ 0.33。行纤维支气管镜病理活检，组织病理诊断：低分化肺腺癌。临床诊断为AIDS合并肺腺癌。

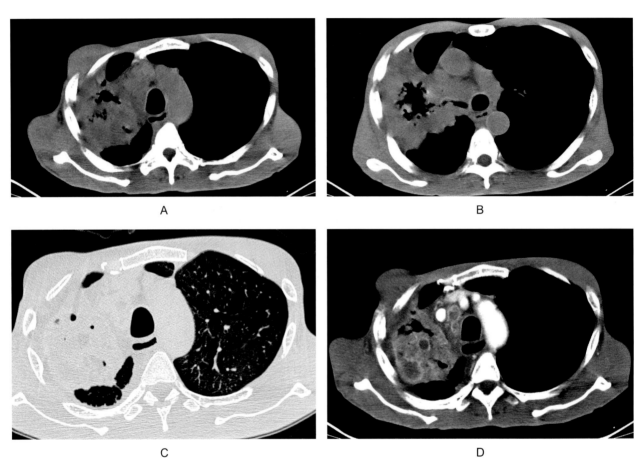

图20-6　AIDS合并肺腺癌

上腹部CT示右肺上叶团块状密度增高影，病灶内见不规则空洞影，内壁凹凸不平，病灶外缘模糊，可见分叶，邻近胸膜、增厚粘连（A～C），增强扫描可见明显不均匀强化（D、E）。右肺上叶支气管狭窄，可见支气管与空洞相通（B、E）。纵隔及右肺门见多发肿大淋巴结，增强扫描可见环形强化（D、E）。"支气管"黏膜下浸润有大量呈不规则腺管状、条索状或小巢团状排列的癌细胞，癌细胞立方形或柱状，胞质淡红染，部分胞质内富含黏液，核大、卵圆形或不规则形，核仁明显，病理性核分裂象易见（F、G）；免疫组织化学标记TTF-1阳性（H）。

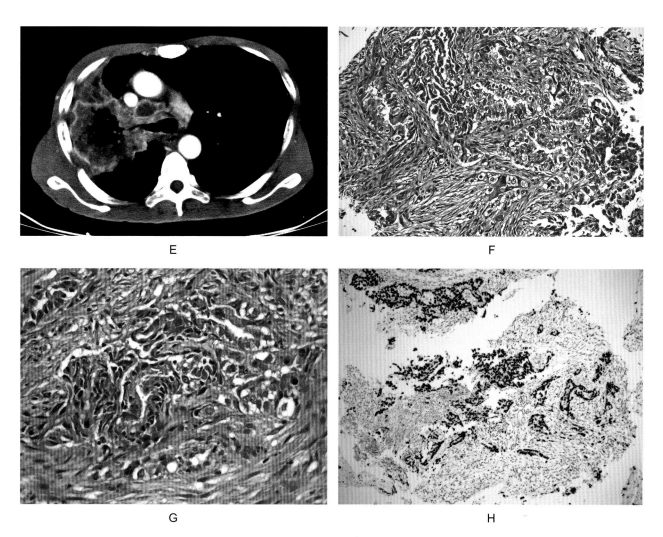

图20-6（续）

病例20-7（图20-7 A～F）

患者，男，67岁。患者半月余前无明显诱因出现咳嗽、咳痰，白色黏稠，偶有血丝痰，CD4$^+$ T淋巴细胞计数433/μl，CD4$^+$/CD8$^+$ 0.33，行纤维支气管镜病理活检，组织病理诊断：肺鳞状细胞癌。临床诊断为AIDS合并肺鳞状细胞癌。

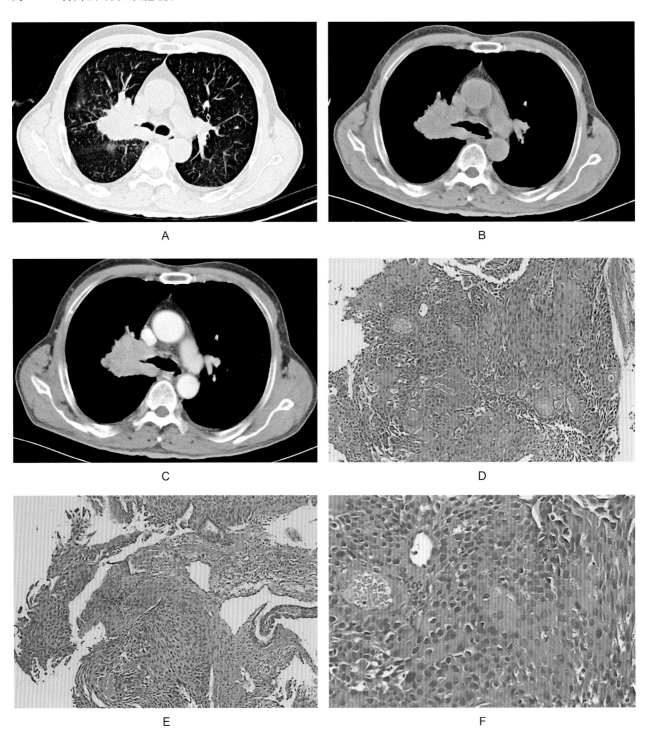

A

B

C

D

E

F

图20-7　AIDS合并肺鳞状细胞癌

胸部CT示右肺上叶近肺门处一团块状占位，边缘可见短毛刺，右主支气管及右肺上叶支气管管壁明显增厚，右肺上叶支气管局部堵塞（A、B）。增强扫描病灶可见不均匀强化（C）。支气管黏膜鳞状上皮异型增生，异型上皮细胞核大、深染，可见核分裂象（D～F）。

病例20-8（图20-8A～F）

患者，男，60岁。患者1年前出现咳嗽，无发热，无自汗，一直未予特殊诊治。1周前咳嗽加重伴发热，咳嗽时伴左胸部疼痛。CD4$^+$T淋巴细胞计数187/µl，CD4$^+$/CD8$^+$ 0.24。行纤维支气管镜病理活检，组织病理诊断：肺中分化鳞状细胞癌。临床诊断为AIDS合并肺鳞状细胞癌。

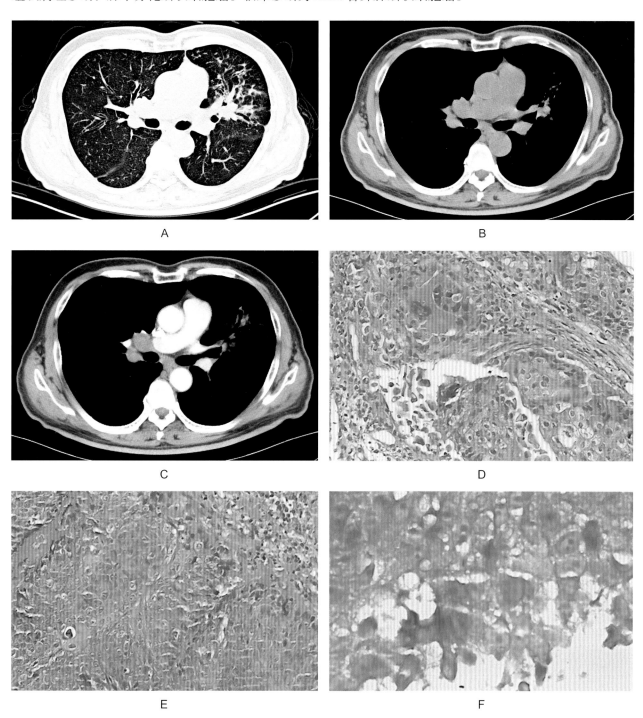

图20-8　AIDS合并肺鳞状细胞癌

胸部CT示左肺上叶舌段局部支气管壁增厚，管腔狭窄，左肺上叶舌段可见多发大小不等斑片状影，边缘模糊，局部可见含气支气管影（A、B），增强扫描病灶可见均匀强化，右肺门可见多发肿大淋巴结影（C）。镜下见支气管黏膜呈重度不典型增生，局部瘤细胞突破支气管黏膜上皮基底膜并呈间质内片巢状浸润性生长（D），瘤细胞胞质丰富红染，核大，深染，异型性明显，核分裂象易见，局部可见角化（E）。抗酸染色见少许阳性杆菌（F）。

病例20-9（图20-9A～F）

患者，女，47岁。患者于4个月前无明显诱因咳嗽，咳少量白色黏痰，无咯血，无胸闷气胸，无畏寒发热，无自汗及体重下降，2周前查胸部CT提示左上肺占位性病变。CD4$^+$ T淋巴细胞计数236/μl，CD4$^+$/CD8$^+$ 0.36。行纤维支气管镜病理活检，组织病理诊断：肺小细胞癌。临床诊断为AIDS合并肺小细胞癌。

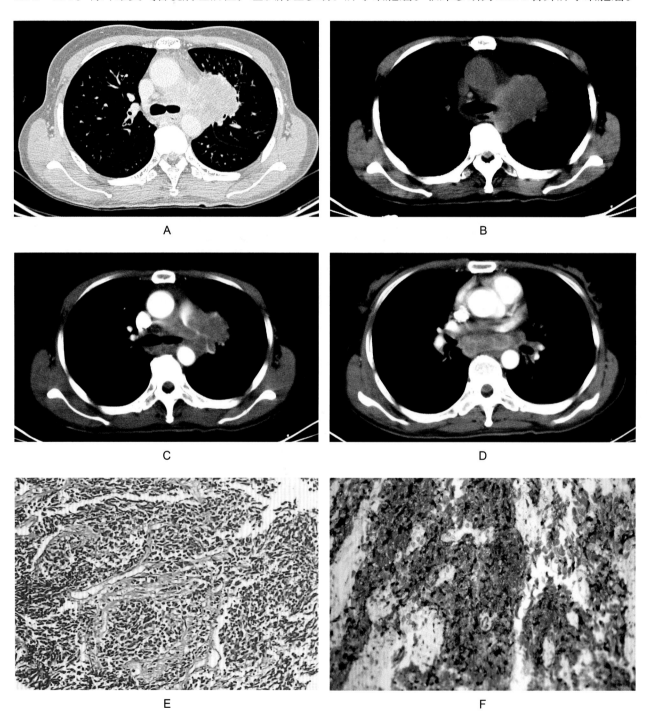

图20-9　AIDS合并肺小细胞癌

胸部CT示左肺上叶纵隔旁团块状软组织影，病灶外缘毛糙、分叶（A、B），增强扫描团块影呈不均匀轻度强化（C）。左肺门、左侧气管支气管旁及隆突下见多发淋巴结影，相互融合，增强扫描呈环形强化（C、D）。肺组织内弥漫浸润有大量片状或条索状排列的肿瘤细胞，瘤细胞呈短梭形或燕麦形，胞质极少，核大、卵圆形或不规则形，核深染，染色质细腻或呈椒盐状，未见明显核仁，病理性核分裂象多见（E）。免疫组织化学标记CgA阳性（F）。

病例20-10（图20-10 A～F）

　　患者，男，68岁。无明显诱因出现吞咽困难1个月。CD4$^+$ T淋巴细胞计数100/μl，CD4$^+$/CD8$^+$ 0.62。行全胃切除术，组织病理诊断：胃底、贲门溃疡型低分化黏液腺癌。临床诊断为AIDS合并胃贲门癌。

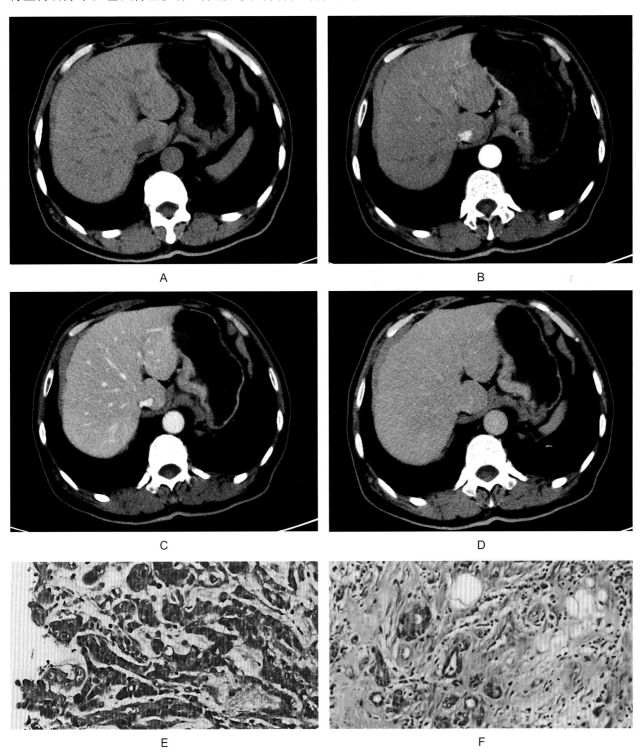

图20-10　AIDS合并胃贲门癌

　　上腹部CT示胃贲门部周围胃壁局限性增厚，病变内缘凹凸不平（A），增强呈不均匀强化（B～D）。胃底贲门处，可见癌细胞呈条索状、小巢状或不规则小腺管样排列，细胞大小不一，排列紊乱，极性消失（E），核浆比增大，核深染，形态各异，染色质浓集，核分裂多见，胞质丰富，小部分呈印戒状（F）。

病例 20-11（图 20-11 A～F）

患者，男，58岁。"胃癌"化疗后3个月。CD4$^+$ T淋巴细胞计数238/μl，CD4$^+$/CD8$^+$ 0.70。行剖腹探查术，组织病理诊断：胃低分化鳞状细胞癌、肝转移性低分化鳞状细胞癌，临床诊断为AIDS合并胃癌、真菌感染。

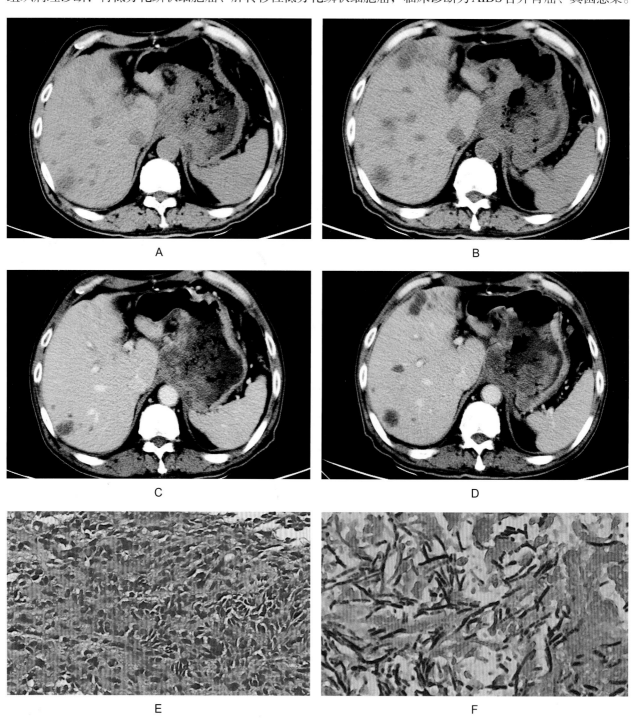

图 20-11　AIDS合并胃癌、真菌感染

上腹部CT示胃底-贲门-胃小弯处胃壁不均匀增厚，局部可见软组织肿块，呈菜花状，密度不均，内见低密度坏死区，相应胃腔变窄（A、B），增强扫描病灶不均匀轻度强化，病灶包绕胃左动脉，胃底部、胃小弯处多发肿大淋巴结，增强后不均匀强化（C、D）。肝内见多发类圆形稍低密度灶，增强扫描病灶呈环形强化（C、D）。增生的纤维组织内浸润有大量呈巢索状、弥漫片状排列的异型细胞，异型细胞胞质淡红染，胞界不清，部分胞质内可见空泡；核大、卵圆形或不规则形，病理性核分裂象易见（E）。六胺银染色见较多真菌菌丝及孢子（F）。

病例20-12（图20-12 A～D）

患者，男，37岁。患者半年前无明显诱因发现腹腔肿物，位于右下腹，约鸡蛋大小，无疼痛，无发热，不影响食欲，排便正常。肿物无进行性增大，未予特殊处理。2年前发现HIV感染，CD4$^+$ T淋巴细胞计数335/μl，CD4$^+$/CD8$^+$ 0.64。行手术切除，组织病理诊断：升结肠中分化腺癌，诊断为AIDS合并升结肠腺癌。

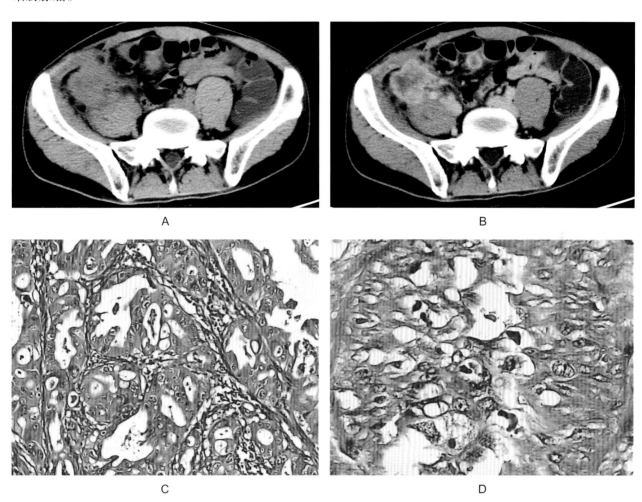

图20-12 AIDS合并升结肠腺癌

腹部CT示升结肠起始部肠壁明显不均匀增厚、水肿，局部管腔狭窄（A），增强扫描呈花环状明显强化，周围脂肪间隙密度略增高，肠管周边见多个淋巴结影，增强扫描明显强化（B）。正常肠黏膜腺体破坏消失，自黏膜层向肌层及部分外膜层浸润有大量呈不规则腺管状、筛状或乳头状排列的异型腺体（C），腺上皮细胞极向紊乱，细胞核大、深染，病理性核分裂象易见（D）。

病例20-13（图20-13A～F）

　　患者，男，65岁。4个月余前无明显诱因下出现排便次数增多，为黄色稀烂便，排便次数为4～5次/天，无伴黏液血便，无伴里急后重感，无排便不尽感，无伴腹胀腹痛，无恶心、呕吐，症状持续，并且排便次数逐渐增加，为8～9次/天，伴有黏液血便，体重减轻约8kg。CD4$^+$ T淋巴细胞计数797/μl，CD4$^+$/CD8$^+$ 1.56。行右半结肠切除术，组织病理诊断：横结肠高分化腺癌。临床诊断为AIDS合并横结肠腺癌。

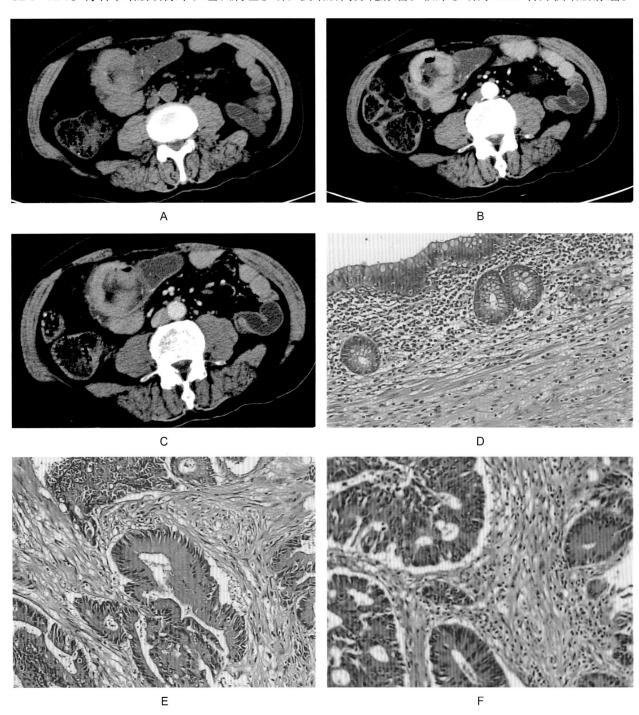

图20-13　AIDS合并横结肠腺癌

　　腹部CT示艾滋病合并横结肠癌，横结肠近肝曲管壁明显增厚，相应管腔明显狭窄（A），增强后可见强化（B、C）。结肠黏膜组织正常腺体破坏消失（D），大量异型增生的腺体呈不规则腺管状排列，浸润黏膜间质（E）。异型腺体大小、形状不一，异型腺上皮细胞大小不一，排列紊乱，极向消失，核浆比增大，核深染，部分染色质粗颗粒状，核分裂象可见（F）。

病例20-14（图20-14A～F）

患者，男，67岁。于3个月余前无明显诱因出现大便次数增多，为稀烂便，5～8次/天，伴黏液血便，无里急后重、无腹痛腹胀、无头晕乏力、无胸闷气促、无呼吸困难，未予以重视，未行任何治疗；近3个月以来，大便次数逐渐增多，15～20次/天。CD4$^+$ T淋巴细胞计数118/μl，CD4$^+$/CD8$^+$ 0.70。行乙状结肠癌根治术，组织病理诊断：乙状结肠中分化腺癌。临床诊断为AIDS合并乙状结肠癌。

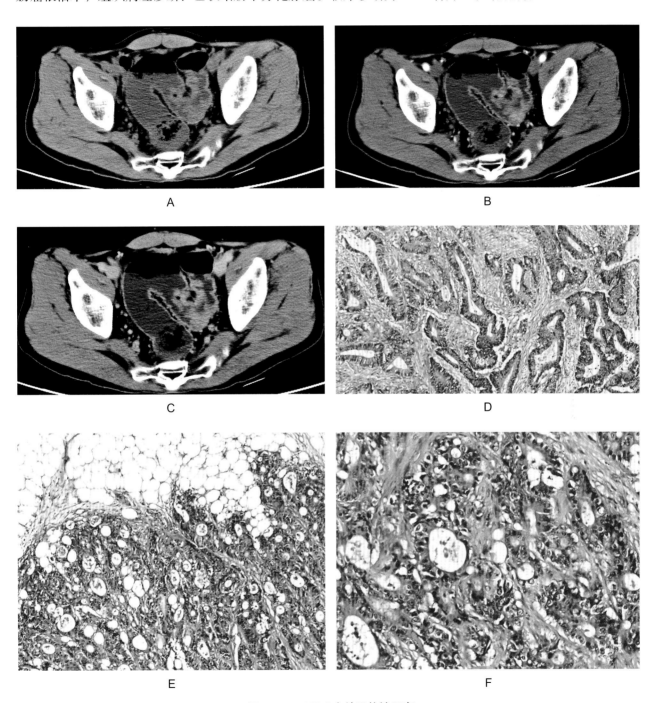

图20-14　AIDS合并乙状结肠癌

腹部CT示乙状结肠肠壁不规则增厚，局部见不规则软组织凸向肠腔内，相应管腔狭窄（A），增强扫描病灶明显强化（B、C）。癌细胞呈不规则腺样、筛孔状排列，浸润肠壁全层达肠周脂肪组织，局部可见神经束浸润（D），癌细胞排列拥挤、极向消失，癌细胞胞质嗜酸性，细胞核大、浓染，可见明显核仁，核分裂象易见，间质纤维结缔组织增生伴炎细胞浸润（E、F）。

病例20-15（图20-15A～H）

　　患者，女，53岁。患者2个月前无明显诱因出现腹泻，为黏液血样便，2～3次/天，量40～50ml，无发热、畏寒、寒战，无头晕、视物模糊，无胸闷、胸痛、呼吸困难，无恶心、呕吐，无腹痛、尿频、尿急、尿痛。半月前患者自觉腹泻较前加重，5～6次/天，量60～70ml，为黏液血样便。自发病以来，患者精神状态一般，体力情况一般，食欲食量一般，睡眠情况一般，体重减轻。CD4$^+$ T淋巴细胞计数434/μl，CD4$^+$/CD8$^+$ 0.70。行直肠切除术，组织病理诊断：直肠高分化腺癌。临床诊断为AIDS合并直肠腺癌。

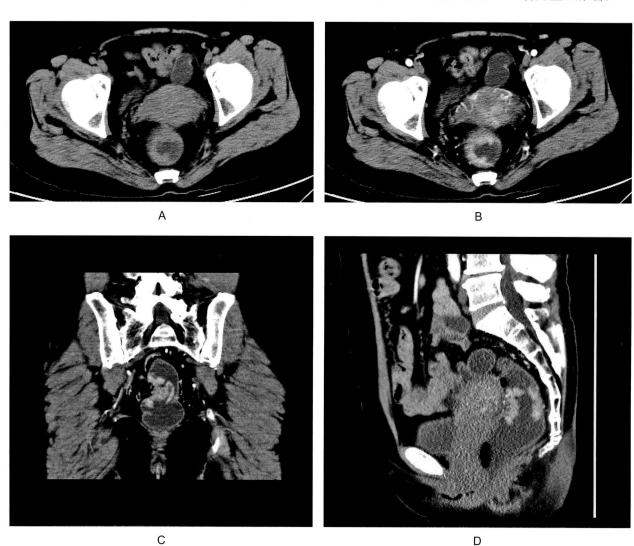

A

B

C

D

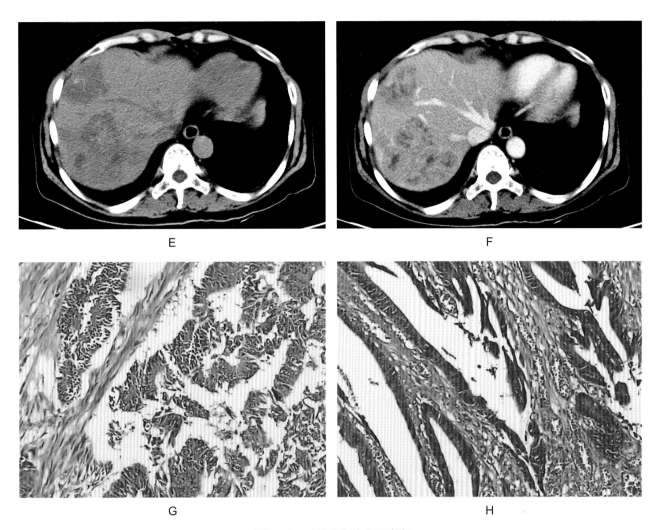

图20-15　AIDS合并直肠腺癌

　　腹部CT示直肠肠壁不规则增厚，管腔明显狭窄（A），增强扫描可见明显强化（B~D）。肝内多发结节状、团块状占位，边界不清（E），增强扫描病灶可见不均匀强化，部分呈环形强化（F）。部分区域正常黏膜腺体破坏消失，其内浸润有呈不规则腺管状、筛状或乳头状结构的异型腺体（G），异型腺上皮细胞极向紊乱，细胞核大、深染，核分裂象易见（H）。

病例20-16（图20-16 A～I）

　　患者，女，28岁。7个月前无明显诱因感舌右侧腹部后份约拇指大小范围颗粒状斑块，逐渐增长，口服中西药治疗效果不佳。颌面部外观无畸形，右侧舌腹弥散性菜花状或颗粒状增生物，无蒂，表面有黄白色假膜，稍越过中线累及对侧舌腹，右口底黏膜全累及，质软，边欠清，压痛，触之易出血，舌活动正常。CD4$^+$ T淋巴细胞计数197/μl，CD4$^+$/CD8$^+$ 0.31。行右舌肿物切除术，组织病理诊断：舌中分化鳞状细胞癌。临床诊断为AIDS合并舌鳞状细胞癌。

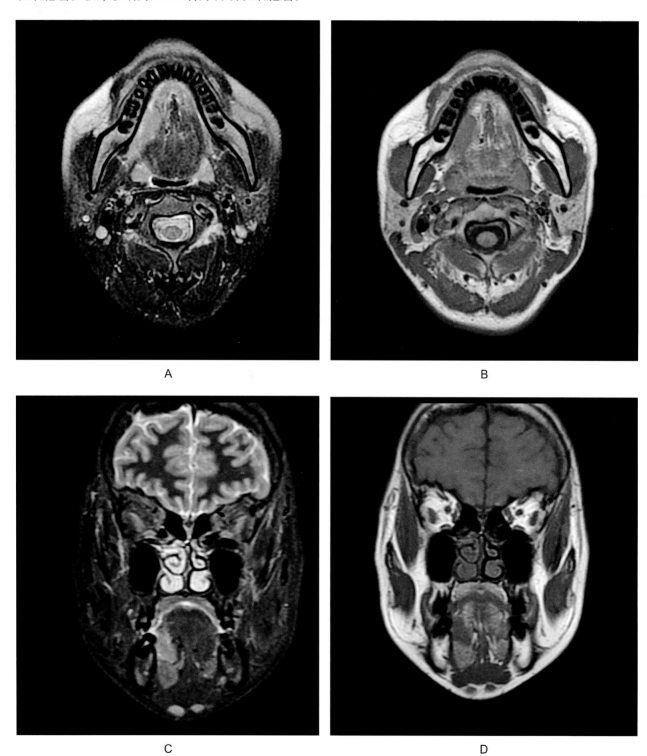

A

B

C

D

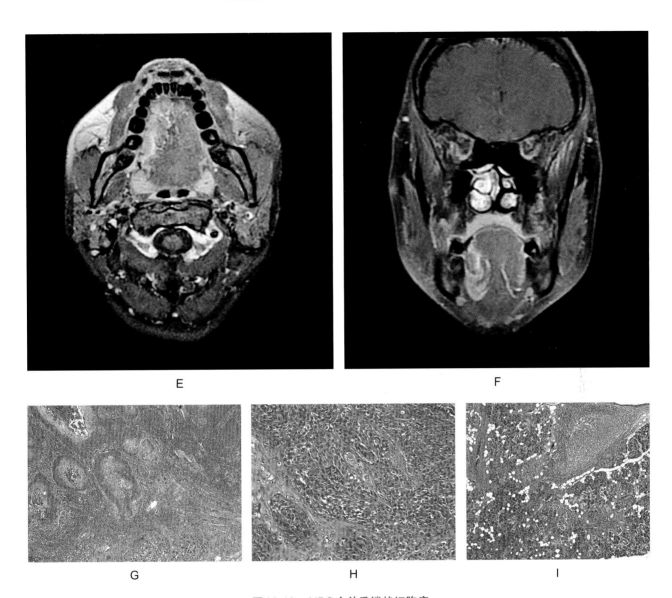

E

F

G

H

I

图20-16　AIDS合并舌鳞状细胞癌

　　舌前部及右侧部MR示异常信号灶，越中线向左侧生长，边界欠清，信号尚均匀，T1WI呈低信号，T2WI抑脂呈稍高信号（A、B、C、D），增强扫描病灶明显不均匀强化（E、F）。组织中央、内外侧壁至舌尖处鳞状上皮明显异型性增生，部分呈乳头状增生（G），上皮细胞极向紊乱，细胞核大、深染、异型，核分裂象易见（H）；部分异型增生鳞状上皮向下突破基底膜，向黏膜下及局部浅肌层呈巢团状浸润，巢团中央可见角化珠（I）。

病例20-17（图20-17 A～I）

患者，男，60岁。于3前无明显诱因感左侧颈部淋巴结肿痛不适，无畏寒发热，无咳嗽、咳痰，无气促，无胸闷、胸痛，无恶心、呕吐，患者当时未予重视，未及时前往医院诊治，上述症状持续存在，未见明显改善，近1周来上述症状加重，且伴有口腔疼痛不适。CD4$^+$ T淋巴细胞计数227/μl，CD4$^+$/CD8$^+$ 0.29。行舌癌根治术，组织病理诊断：舌中分化鳞状细胞癌。临床诊断为AIDS合并舌鳞状细胞癌。

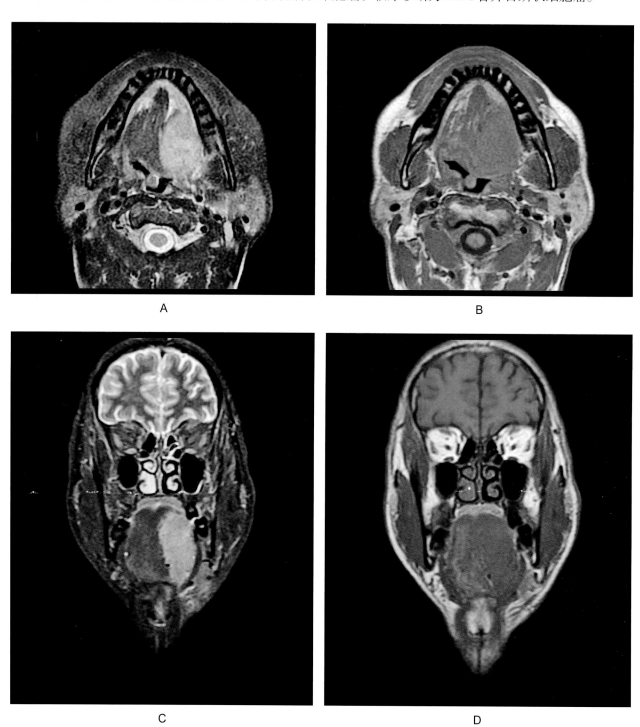

A

B

C

D

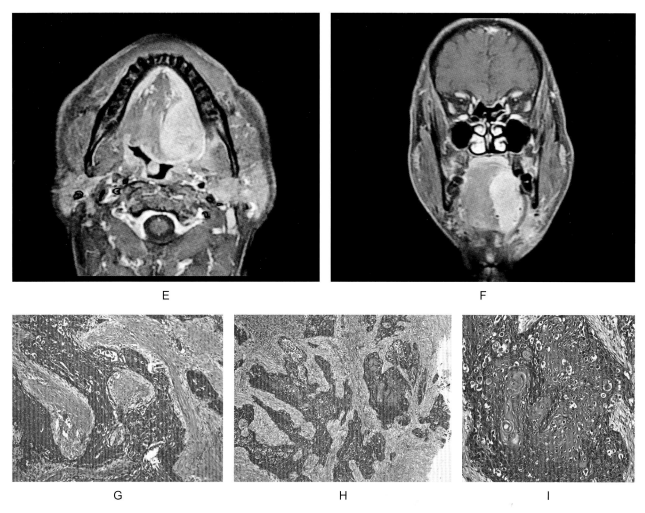

图20-17　AIDS合并舌鳞状细胞癌

舌左份MR示团片状异常信号，呈T1WI稍低、T2WI及STIR高信号，病灶边界不清，与左侧颌下腺、邻近咽旁组织分界不清（A、B、C、D），增强扫描病灶明显强化（E、F），咽旁组织亦见斑片状强化影，左侧颌下腺强化较右侧明显（E、F）。送检组织黏膜间质内浸润有巢团状异型上皮巢组成，异型上皮细胞呈多边形或短梭形，胞质红染，胞界不清，部分可见细胞内角化（G、H），核大、卵圆形，核仁明显，病理性核分裂象易见，少数巢团中央可见角化珠（I）。

病例20-18（图20-18A～H）

　　患者，男，40岁。发现口咽部占位6个月。CD4[+] T淋巴细胞计数732/μl，CD4[+]/CD8[+] 0.53。行喉镜病理活检，组织病理诊断：口咽部基底样鳞状细胞癌。临床诊断为AIDS合并口咽部基底样鳞状细胞癌。

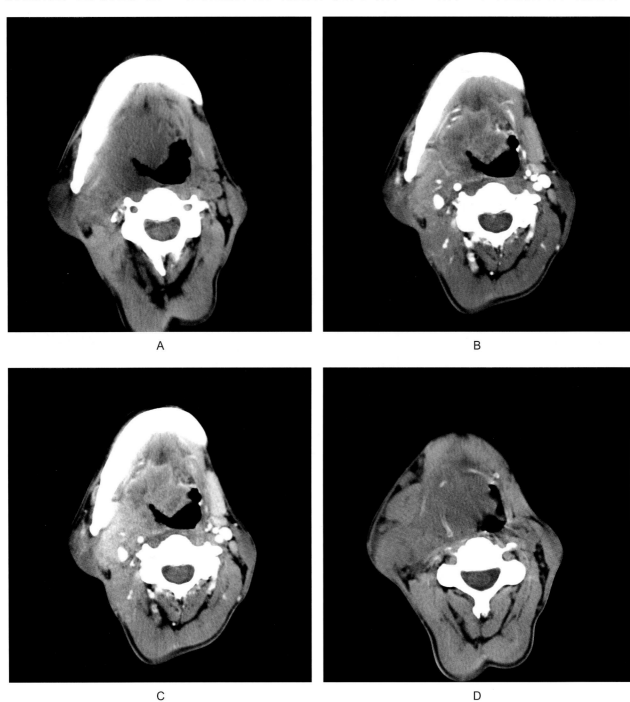

A

B

C

D

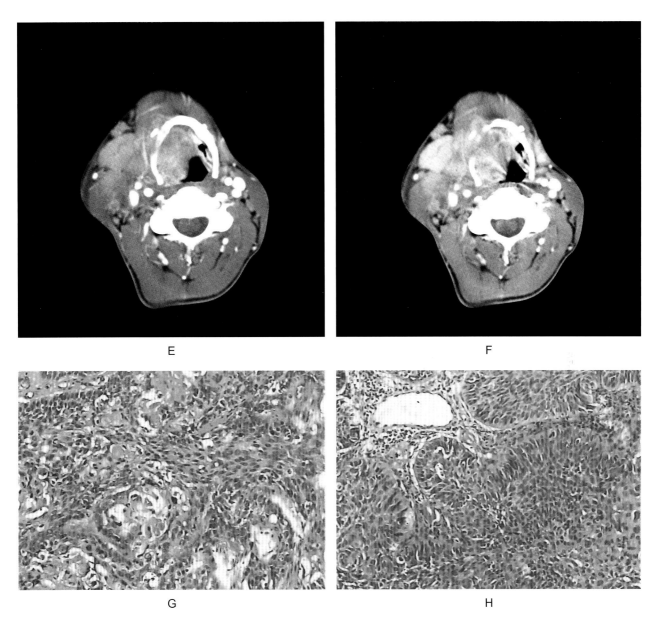

图20-18　AIDS合并口咽部基底样鳞状细胞癌

　　口咽分叶状CT示软组织密度肿块，病变突入咽腔，边界欠清（A），增强后可见明显不均匀强化（B、C），累及舌根部、右梨状窝，与右舌骨体分界不清，右侧咽隐窝变浅，局部软组织肿胀（D～F）。送检组织肿瘤组织异型明显，呈巢团状分布，外周多由基底样细胞构成，其中心含灶性鳞状细胞癌成分（G、H）。

病例20-19（图20-19A～F）

患者，男，66岁，反复声嘶半年。CD4$^+$T淋巴细胞计数269/μl，CD4$^+$/CD8$^+$ 1.32。行喉镜病理活检，组织病理诊断：中分化鳞状细胞癌。临床诊断为AIDS合并右侧声带鳞状细胞癌。

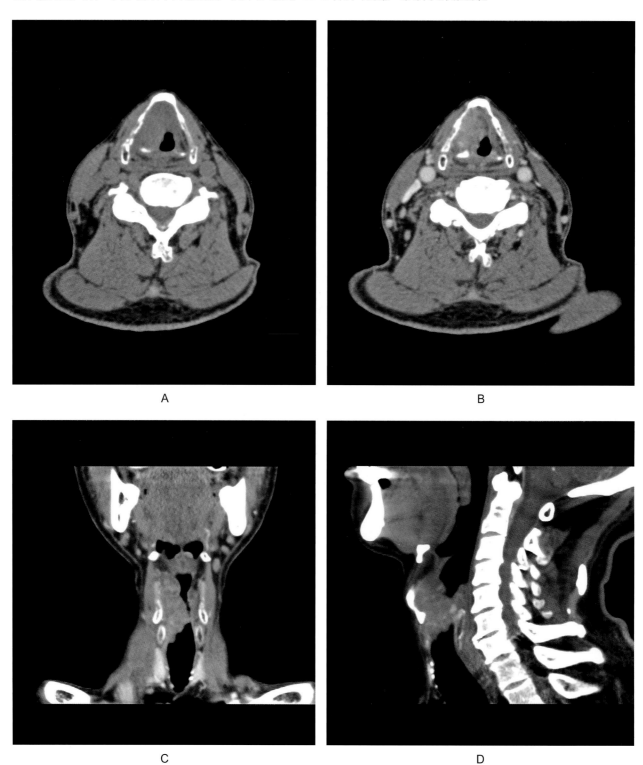

A

B

C

D

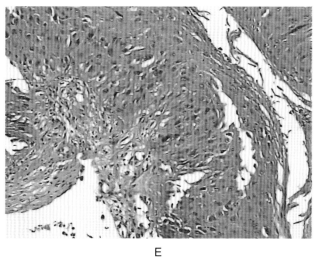
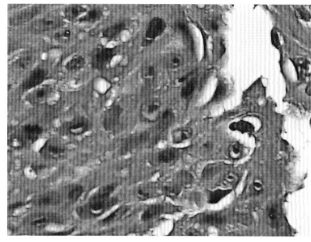

E   F

图20-19　AIDS合并右侧声带鳞状细胞癌

　　右侧声带CT示明显增厚，见一等密度软组织肿块影突向喉腔，喉腔变窄、变形，病变边界欠清，紧贴右侧甲状软骨，右侧喉室消失，前联合增厚，病变密度尚均匀（A），增强扫描可见病变呈不均匀中度强化（B~D）。双侧下颌角、颈部见散在多发大小不等淋巴结，以颈动脉鞘周围分布为主（C），增强扫描可见边缘环形明显强化，内部见无强化低密度区（C）。大部分区域黏膜上皮明显异型增生，上皮细胞极向明显紊乱（E），细胞呈多边形，细胞核大、深染，核仁明显，病理性核分裂象易见（F）。

病例20-20（图20-20 A～I）

　　患者，男，80岁。患者于2年前发现右面部肿物，当时约黄豆大小，暗红色，无疼痛瘙痒，曾行肿物切除手术，未送病理，后经2～3个月肿物再次生长，约绿豆大小，后逐渐长大，患者及其家属未予重视，未予治疗，近3个月患者发现肿物增大明显，伴疼痛，时有流脓出血。CD4$^+$T淋巴细胞计数99/μl，CD4$^+$/CD8$^+$ 0.46。行右侧面部肿物切除术，病理诊断：面部高分化鳞状细胞癌。临床诊断为AIDS合并高分化鳞状细胞癌。

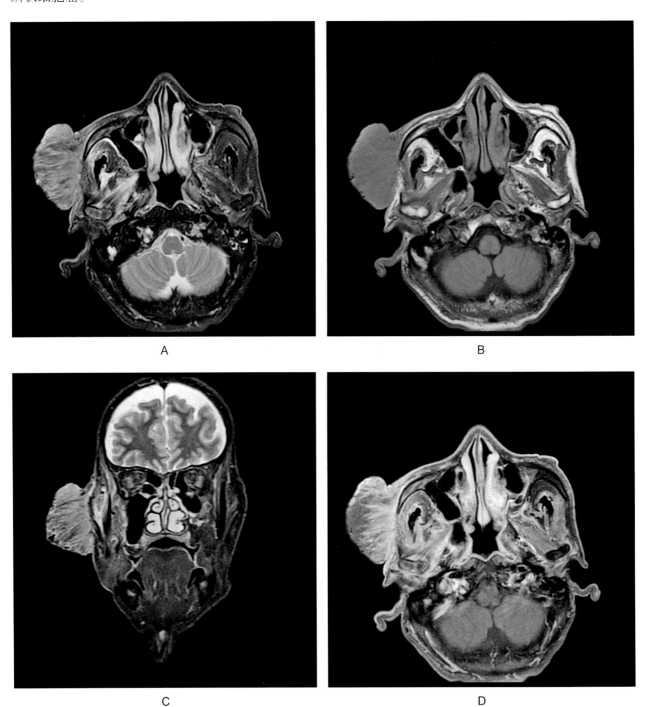

A

B

C

D

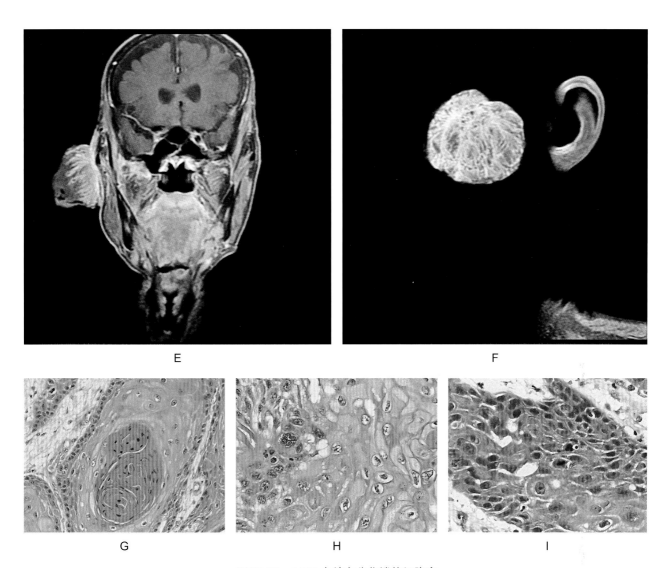

图20-20 AIDS合并高分化鳞状细胞癌

　　右颞部外侧MR示团状T1WI等信号、T2WI高信号，边界尚清，其内信号不均匀，呈高低信号相间束状改变，病变与颞部软组织呈广基底相连（A、B），外侧部近病灶表面可见多发斑片无信号气体影，呈蜂窝状改变（C），增强扫描病灶呈束状明显强化（D、E、F）。送检肿物见鳞状上皮呈乳头状异型增生，并大部分呈巢团状向真皮内浸润性生长（G）；大部分巢团中央可见角化珠（H）。异型鳞状细胞呈多边形或短梭形，胞质红染，可见细胞间桥及细胞内角化，核大、卵圆形，部分核深染，部分核染色质粗颗粒状，核仁明显，核分裂象易见（I）。

病例 20-21（图 20-21 A～K）

　　患者，男，67 岁。3 个月前无明显诱因出现全程无痛性肉眼血尿，在外院就诊，给予抗炎等对症处理后，血尿消失。1 个月后，患者再次出现无痛性肉眼血尿，症状呈阵发性发作，出现于排尿全程，尿色呈鲜红色，病程中患者无畏寒、发热、恶心、呕吐，无多尿、少尿、无尿、眼睑及双下肢水肿，无咳嗽、咳血、骨痛及腰腹疼痛。起病以来，患者精神睡眠良好，食欲食量良好，排便正常，体重无明显变化。CD4$^+$ T 淋巴细胞计数 481/μl，CD4$^+$/CD8$^+$ 0.69。行经尿道膀胱肿瘤电切术，组织病理诊断：低级别尿路上皮癌。临床诊断为 AIDS 合并膀胱癌。

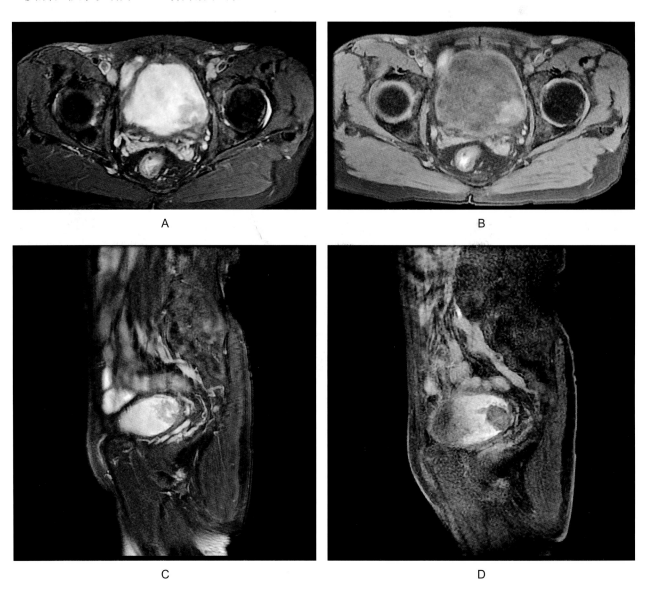

A

B

C

D

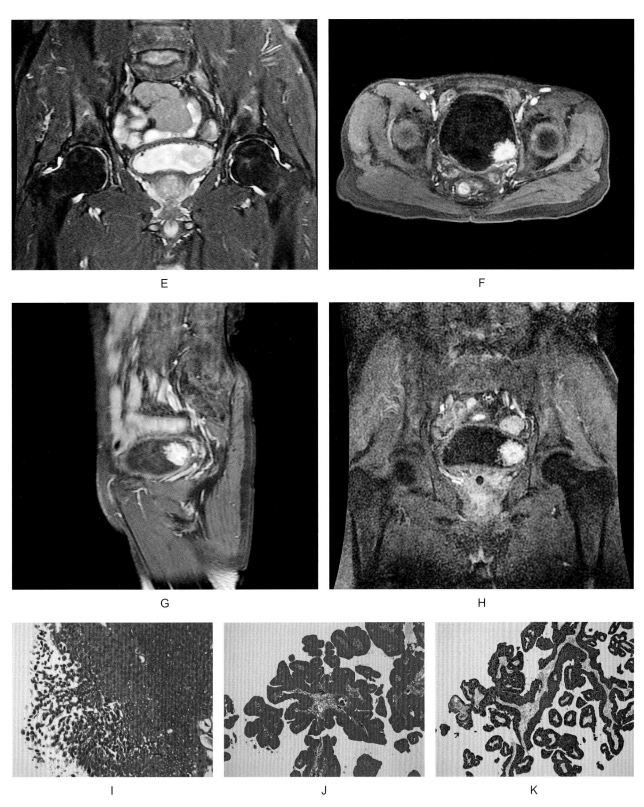

图20-21　AIDS合并膀胱癌

　　膀胱左后壁MR示菜花状软组织病灶与膀胱壁以广基底相连，突向腔内，边缘不光整呈分叶状，T1WI呈稍高信号、T2WI呈等信号影，病灶局部膀胱壁信号尚连续，局部似略变薄（A～E），动态增强扫描病灶明显强化（F～H）。尿路上皮呈乳头状增生，乳头中央有纤维血管轴心，乳头有分支，被覆乳头的上皮细胞达十余层，细胞极向稍紊乱，细胞核大、深染，可见少数核分裂象（I、J）。免疫组织化学标记CK7阳性（K）。

病例20-22（图20-22 A~J）

　　患者，女，59岁。患者1个月前无明显诱因开始出现无痛性肉眼血尿，症状呈阵发性发作，出现于排尿全程，尿色呈鲜红色，混有少量血凝块，伴有尿频、尿急、尿痛等不适。遂在外院就诊，行CT检查提示：膀胱腔内占位，建议活检。CD4$^+$ T淋巴细胞计数328/μl，CD4$^+$/CD8$^+$ 0.56。行经尿道膀胱肿瘤电切术，组织病理诊断：高级别尿路上皮癌。临床诊断为AIDS合并膀胱癌。

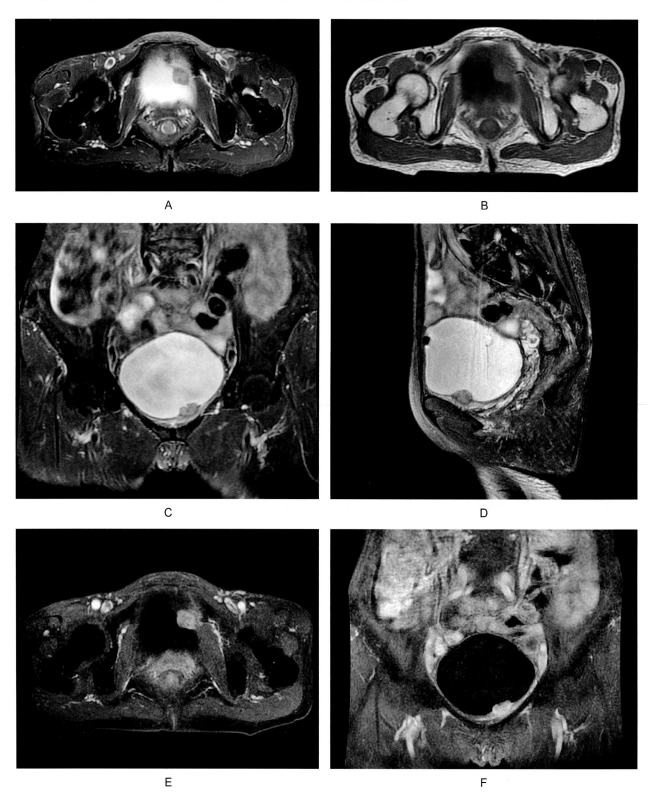

A

B

C

D

E

F

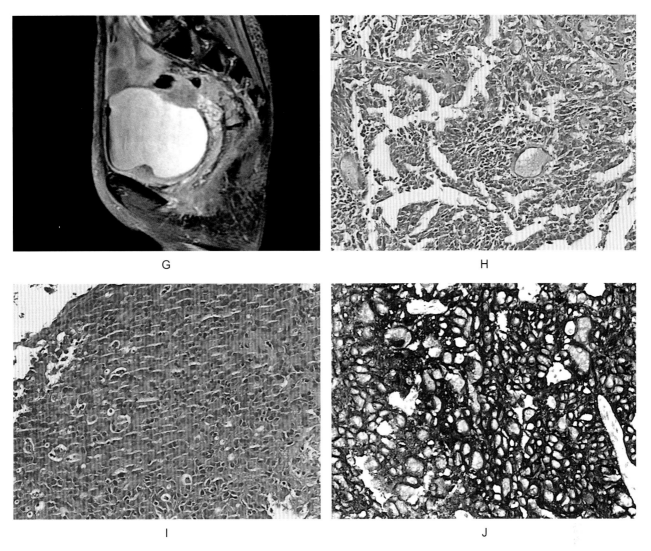

图 20-22　AIDS 合并膀胱癌

　　膀胱左后壁 MR 示一团块状肿块，与膀胱壁肌层信号相似，T2WI 压脂稍高信号，T1WI 等信号，信号尚均匀，肿块局部突破膀胱壁向外生长，周边脂肪间隙欠清（A～D），增强扫描病灶明显强化（E～G）。肌层及间质内可见广泛浸润有大量呈巢团状及乳头状排列的癌细胞，癌细胞呈多边形，胞质淡红染，核大、卵圆形或不规则形，部分可见核仁，病理性核分裂象可见，部分癌细胞核明显增大、深染（H、I）。免疫组织化学标记 CK7 阳性（J）。

病例20-23（图20-23 A～I）

　　患者，男，50岁。既往明确诊断艾滋病，此次因睾丸疼痛查因入院。查体左侧睾丸肿大，触痛，质软，无皮温升高。CD4$^+$ T淋巴细胞计数295/μl，CD4$^+$/CD8$^+$ 0.48。行左侧睾丸切除术，组织病理诊断：睾丸混合性生殖瘤。临床诊断为AIDS合并睾丸混合性生殖瘤。

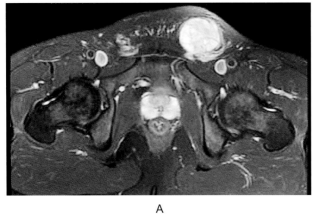
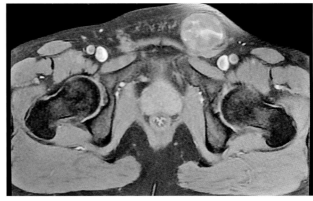

A

B

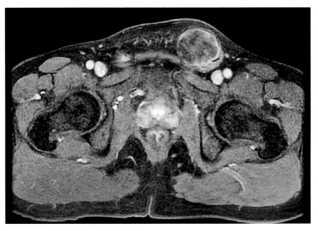

C

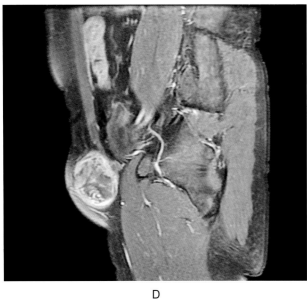
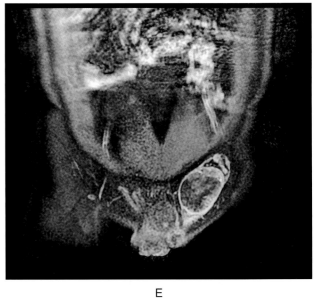

D

E

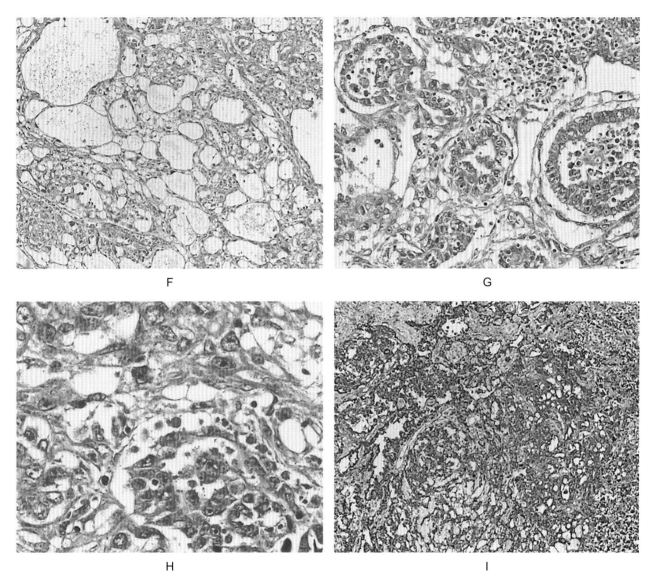

图 20-23　AIDS 合并睾丸混合性生殖瘤

　　左侧睾丸 MR 示位于左侧腹股沟管耻骨联合水平，左侧睾丸体积增大，T2WI 呈高信号，T1WI 呈等或稍低信号，可见条片状 T1WI 高信号（A、B），增强扫描病灶不规则强化，中央囊状低信号区可见索条状分隔强化影（C~E）。镜下见肿瘤组织与曲细精管分界尚清，其内可见不同的组织学构像（F），一部分肿瘤细胞排列成疏网状结构，间质疏松，含较多黏液样基质及长梭形细胞，胞质丰富，可见少许由肿瘤细胞和纤维血管构成的 S-D 小体，部分瘤细胞内可见透明小体；另一种呈腺管状结构（G、H）；免疫组织化学标记 AFP 阳性（I）。

三、影像特点

　　艾滋病相关性肿瘤的影像学特点：

　　（1）肺卡波西肉瘤的影像表现倾向在支气管周围和血管周围间隙生长，影像表现有一定特征性。艾滋病相关性卡波西肉瘤累及肺部的影像表现，可见小叶间隔增厚，沿支气管血管周围分布的边界不清的结节灶（火焰状病变、火焰征）、结节周围可以看到磨玻璃影（晕征），并可见淋巴结肿大（腋下、纵隔、肺门）、胸腔积液等；另外卡波西肉瘤亦可累及肝实质呈多发低密度占位表现，可见病灶沿肝血管走行；卡波西肉瘤口腔受累常侵及硬腭，卡波西肉瘤亦可累及骨组织造成骨质破坏，并形成周围软组织肿块。

（2）非霍奇金淋巴瘤广泛累及淋巴结及淋巴结以外器官，淋巴结外病变发生率高且常多脏器受累是其影像学特点。

（3）浸润性宫颈癌主要影像学表现为宫颈肿块。

目前非艾滋病相关性肿瘤的发病率在逐年增加，其影像学特点与正常免疫力人群所患肿瘤的影像学表现基本一致，特别注意艾滋病相关性肿瘤同时合并机会性感染，常需要加以鉴别。

阿合力·那斯肉拉, 李小文, 穆亚斯尔·吐尔干. 宫颈癌合并HIV感染11例临床诊治分析 [J]. 新疆医科大学学报, 2014 (10): 1407-1408.

蔡卫平, 唐小平, 黄宝浩, 等. AIDS合并细菌与真菌感染分析 [J]. 中国抗感染化疗杂志, 2002, 2 (4): 225-228.

曹泽毅. 中华妇产科学 [M]. 北京: 人民卫生出版社, 2014.

陈正标, 罗中元, 陈卫国. AIDS肺炎的影像学表现 [J]. 现代医用影像学, 2007, 16 (4): 173-174.

程增辉, 施裕新, 袁敏, 等. 艾滋病合并肺癌的CT表现 [J]. 放射学实践, 2015 (9): 901-904.

崔剑, 雷志丹, 贾武林, 等. AIDS胸部影像学表现分析 [J]. 实用放射学杂志, 2007, 23 (2): 199-200.

顾伟中, 樊树峰. AIDS的影像学表现 (上) [J]. 临床放射学杂志, 2001, 20 (3): 231-234.

胡天丽, 刘晋新, 张烈光, 等. 艾滋病相关淋巴瘤的CT影像表现及病理结果 [J]. 首都医科大学学报, 2016, 34 (4): 472-476.

江松峰, 刘晋新, 唐小平, 等. 艾滋病相关淋巴瘤的CT表现 [J]. 临床放射学杂志, 2010, 29 (3): 381-383.

赖英荣, 胡荣欣, 卢斯汉, 等. 12例中国汉族人艾滋病相关型皮肤Kaposi肉瘤临床病理特征及治疗分析 [J]. 中国病理生理杂志, 2013, 29 (11): 2092-2096.

李宏军. AIDS肺部合并症CT表现与病理对照 [J]. 医学影像学杂志, 2008, 18 (1): 21-24.

李跃明, 杨凤娥, 陈正挺, 等. 389例成人HIV/AIDS肺部感染的临床和影像学分析 [J]. 医学影像学杂志, 2003, 13 (12): 930-933.

刘丽杰, 罗治文, 朱樑. 合并感染人类免疫缺陷病毒的肝癌患者的治疗 [J]. 胃肠病学和肝病学杂志, 2006, 15 (6): 630-633.

刘明恒, 陈旭. 艾滋病相关性恶性肿瘤8例临床特点分析 [J]. 实用预防医学, 2008, 15 (3): 930-931.

牟爱平. AIDS患者肺部感染的临床分析 [J]. 中华结核和呼吸杂志, 1998, 21 (9): 526-527.

潘莲花, 蒙春莲. HIV/AIDS合并宫颈癌22例临床分析 [J]. 广西医学, 2013 (7): 860-861.

裴园丽. 25例卡波西肉瘤临床分析 [D]. 乌鲁木齐: 新疆医科大学, 2008.

彭米林. HCV与HIV混合感染研究进展 [J]. 国际病毒学杂志, 2010, 17 (5): 139-142.

史东立, 李莉, 宋文艳, 等. 艾滋病相关肿瘤的影像诊断 [J]. 放射学实践, 2015 (9): 896-900.

史东立, 汪习成, 赵大伟, 等. 艾滋病合并消化道恶性肿瘤的CT表现 [J]. 放射学实践, 2015 (11): 1126-1129.

塔瓦索利. 乳腺及女性生殖器官肿瘤病理学和遗传学 [M]. 北京: 人民卫生出版社, 2006.

汪伟庆, 单西云, 解绍春, 等. AIDS患者肺部机遇性感染的影像学表现分析 [J]. 实用医学影像杂志, 2007, 8 (4): 225-226.

韦淑珍. 子宫颈癌合并人类免疫缺陷病毒感染5例 [J]. 医学信息, 2014 (22): 531.

邬焱, 冯秀岭, 赵瑞银. 艾滋病合并肿瘤66例临床分析 [J]. 中国基层医药, 2014 (16): 067.

谢丽珠. 综述HIV阳性/AIDS病人的肺部机遇性感染的影像学表现 [J]. 国外医学临床放射学分册, 2007, 30 (5): 313-316.

张可, 董培玲, 徐斌, 等. AIDS合并肺部感染90例分析 [J]. 中国AIDS性病, 2003, 9 (4): 202-204.

张永喜, 桂希恩, 荣玉萍. 艾滋病合并霍奇金淋巴瘤3例临床分析 [J]. 中国艾滋病性病, 2014 (1): 56-56.

张永喜, 桂希恩, 钟亚华, 等. 艾滋病病毒感染人群中恶性肿瘤的常见类型及其生存分析 [J]. 肿瘤研究与临床, 2010, 22 (11): 764-766.

赵大伟, 张可, 马大庆, 等. HIV/AIDS肺部感染的影像学表现 [J]. 中国医学影像技术, 2001, 17 (5): 439-441.

中国抗癌协会肝癌专业委员会. 原发性肝癌诊断标准 [J]. 中华肝脏病杂志, 2000, 8 (3): 135-135.

中华医学会感染病学分会艾滋病学组. 艾滋病诊疗指南 (第三版) [J]. 中华传染病杂志, 2015, 33 (10): 577-593.

ARORA A, KAPOOR A, SHARMA A. Correspondence re: MRI findings of primary CNS lymphoma in 26 immunocompetent patients. [J]. Korean Journal of Radiology Official Journal of the Korean Radiological Society, 1900, 11 (6): 702-703.

BARBARO G, BARBARINI G. HIV infection and cancer in the era of highly active antiretroviral therapy (Review) [J]. Oncology Reports, 2007, 17 (5): 1121-1126.

BIGGAR R J, JAFFE E S, GOEDERT J J, et al. Hodgkin lymphoma and immunodeficiency in persons with HIV/AIDS.[J]. Blood, 2006, 108 (12): 3786-3791.

C HOFFMANN , M HENTRICH, GILLOR D, et al. Hodgkin lymphoma is as common as non-Hodgkin lymphoma in HIV-positive patients with sustained viral suppression and limited immune deficiency: a prospective cohort study [J]. Hiv Medicine, 2014, 16 (4): 261-264.

CHANG S T, MENIAS C O. Imaging of Primary Gastrointestinal Lymphoma [J]. Seminars in Ultrasound Ct & Mr, 2013, 34 (6): 558-565.

CHOU S H, PRABHU S J, CROTHERS K, et al. Thoracic diseases associated with HIV infection in the era of antiretroviral therapy: clinical and imaging findings. [J]. Radiographics A Review Publication of the Radiological Society of North America Inc, 2011, 34 (4): 895-911.

DAL M L, SERRAINO D, Frannceschi S. Epidemiology of AIDS-related tumors in developed and developing countries [J]. Eur Cancer, 2001, 37: 1188-1201.

DIKA I E, HARDING J J, ABOU-ALFA G K. Hepatocellular carcinoma in patients with HIV. [J]. Current Opinion in Hiv & Aids, 2016.

ENGELS E A, BROCK M V, CHEN J, et al. Elevated incidence of lung cancer among HIV-infected individuals. [J]. Journal of Clinical Oncology Official Journal of the American Society of Clinical Oncology, 2006, 24 (9): 1383-1388.

FELLER L, LEMMER J. Insights into pathogenic events of HIV-associated Kaposi sarcoma and immune reconstitution syndrome related Kaposi sarcoma. [J]. Infectious Agents and Cancer, 2008, 3 (1): 1-1.

FERRO H, PARINO E. Salvage therapy for refractory AIDS-related primary central nervous system lymphoma. [J]. Case Reports in Oncological Medicine, 2012, 2012 (5, article e12): 343491.

FRANCESCHI S, MASO L D, RICKENBACH M, et al. Non-Hodgkin lymphoma incidence in the Swiss HIV Cohort Study before and after highly active antiretroviral therapy. AIDS [J]. Infectious Agents & Cancer, 2009, 99 (5): 800-804.

GRULICH A E, VAN LEEUWEN M T, FALSTER M O, et al. Incidence of cancers in people with HIV/AIDS compared with immunosuppressed transplant recipients: a meta-analysis [J]. Lancet, 2007, 370 (9581): 59-67.

IURCHENKO A V, MARTYNCHUK N A, VIKHTIUK N V. AIDS-associated sarcoma Kaposi: features of clinical manifestations, dynamics on a background of antiretroviral therapy. [J]. Likarska Sprava, 2011 (7-8): 81-85.

KHALIDOVA K H, ISMAILOVA G A. Pathomorphosis of the classical Caposi's sarcoma: anamnesis, catamnesis, clinics [J]. Likarska Sprava, 2011 (3-4): 87-91.

LLOVET J M, BURROUGHS A, BRUIX J. Hepatocellular carcinoma [J]. Lancet, 2003, 362 (9399): 1907-1917.

MACDONALD D C, NELSON M, BOWER M, et al. Hepatocellular carcinoma, human immunodeficiency virus and viral hepatitis in the HAART era [J]. World Journal of Gastroenterology, 2008, 14 (11): 1657-1663.

MITCHELL D M. Human immunodeficiency virus and lung cancer. [J]. British Journal of Surgery, 1997, 84 (8): 1043-1044.

MITSUYASU R T. Non-AIDS-defining cancers [J]. Topics in Antiviral Medicine, 2014, 22 (3): 660-665.

MOUNIER N, SPINA M, SPANO J P. Hodgkin lymphoma in HIV positive patients. [J]. Current Hiv Research, 2010, 8 (2): 141-146.

NAZAC A, FRIDMANN S, BOUFASSA F. Is the level of proof of the North American multicohort collaboration prospective study sufficient to conclude that incidence of invasive cervical cancer is higher in HIV-infected women? [J]. Jaids Journal of Acquired Immune Deficiency Syndromes, 2013, 63 (5): 393-393.

POWLES T, ROBINSON D, STEBBING J, et al. Highly active antiretroviral therapy and the incidence of non-AIDS-defining cancers in people with HIV infection. [J]. Journal of Clinical Oncology Official Journal of the American Society of Clinical Oncology, 2009, 27 (6): 884-890.

PUOTI M, ROSSOTTI R, GARLASCHELLI A, et al. Hepatocellular carcinoma in HIV hepatitis C virus. [J]. Current Opinion in Hiv & Aids, 2011, 6 (6): 534-538.

REBECCA S, DEEPA N, AHMEDIN J, et al. Global Cancer Statistics, 2013 [J]. Cacancer J Clin, 2013, 63: 11-30.

RUAN G R, WANG H L, GE Y, et al. [A clinical analysis of AIDS-related non-Hodgkin lymphoma in 5 patients and review of literature]. [J]. Zhonghua nei ke za zhi [Chinese journal of internal medicine], 2012, 51 (3): 184-187.

WINSTONE T A, MAN S F, HULL M, et al. Epidemic of lung cancer in patients with HIV infection. [J]. Chest, 2013, 143 (2): 305-314.

Y CHANG, E CESARMAN, M S PESSIN, et al. Identification of herpesvirus-like DNA sequences in AIDS-associated Kaposi's sarcoma. [J]. Science, 1994, 266 (5192): 1865-1869.

YANG J, WANG P, LV Z B, et al. AIDS-related non-Hodgkin lymphoma: imaging feature analysis of 27 cases and correlation with pathologic findings. [J]. Asian Pacific Journal of Cancer Prevention Apjcp, 2014, 15 (18): 7769-7773.

ZHANG D, HU L B, HENNING T D, et al. MRI Findings of Primary CNS Lymphoma in 26 Immunocompetent Patients [J]. Korean Journal of Radiology Official Journal of the Korean Radiological Society, 2010, 11 (3): 269-277.